Streßechokardiographie

Günter Haug
Herausgeber

Streß-echokardiographie

Praktischer Leitfaden
für die Klinik,
Praxis und Rehabilitation

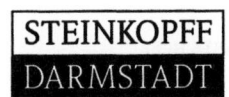
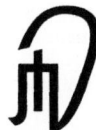

Anschrift des Herausgebers:

Dr. med. Günter Haug
Rehabilitationsklinik Hochstaufen der BfA
Herkommer Straße 2
83455 Bayerisch Gmain
Tel.: 0 86 51 / 77 10
Fax: 0 86 51 / 77 13 77

Die Deutsche Bibliothek – CIP-Einheitsaufnahme

Stressechokardiographie : praktischer Leitfaden für die Klinik,
Praxis und Rehabilitation / Günter Haug, Hrsg. – Darmstadt : Steinkopff, 1994
  ISBN-13: 978-3-642-97795-4   e-ISBN-13: 978-3-642-97794-7
  DOI: 10.1007/978-3-642-97794-7
NE: Haug, Günter [Hrsg.]

Dieses Werk ist urheberrechtlich geschützt. Die dadurch begründeten Rechte, insbesondere die der Übersetzung, des Nachdrucks, des Vortrages, der Entnahme von Abbildungen und Tabellen, der Funksendung, der Mikroverfilmung oder der Vervielfältigung auf anderen Wegen und der Speicherung in Datenverarbeitungsanlagen, bleiben, auch bei nur auszugsweiser Verwertung, vorbehalten. Eine Vervielfältigung dieses Werkes oder von Teilen dieses Werkes ist auch im Einzelfall nur in den Grenzen der gesetzlichen Bestimmungen des Urheberrechtsgesetzes der Bundesrepublik Deutschland vom 9. September 1965 in der Fassung vom 24. Juni 1985 zulässig. Sie ist grundsätzlich vergütungspflichtig. Zuwiderhandlungen unterliegen den Strafbestimmungen des Urheberrechtsgesetzes.

Copyright © 1994 by Dr. Dietrich Steinkopff Verlag, GmbH & Co. KG, Darmstadt
Softcover reprint of the hardcover 1st edition 1994

Verlagsredaktion: Sabine Ibkendanz - Herstellung: Heinz J. Schäfer
Umschlaggestaltung: Erich Kirchner, Heidelberg

Die Wiedergabe von Gebrauchsnamen, Handelsnamen, Warenbezeichnungen usw. in dieser Veröffentlichung berechtigt auch ohne besondere Kennzeichnung nicht zu der Annahme, daß solche Namen im Sinne der Warenzeichen- und Markenschutz-Gesetzgebung als frei zu betrachten wären und daher von jedermann benutzt werden dürften.

Gesamtherstellung: Konkordia Druck GmbH, 77815 Bühl

Gedruckt auf säurefreiem Papier

Foreword

A volume on stress echo today is like the sun in summer it must be there. The cardiology community is, indeed, anxions for a systematic approach to this emerging methodology. Large and bulky is already the evidence that stress echocardiography will induce major changes in the currently adopted diagnostic algorhythms for coronary artery disease.

This book is very appropriate in that it provides some basic elements of this "hot" issue of modern cardiology. It has been written as the result of a basic clinical need as well as to provide some guidelines in daily practice of stress echo methodology. It is a handbook for stress echo courses which easily, will be "popular" titles in the near future and worldwide. The book reflects the experience of Dr. Günter Haug, the leading author, as well as the expertise of other cardiologists in Germany, either in or outside academic institutions.

A book (and this one makes no exception) cannot completely cover the state of the art of different echo techniques. For this reason, we may be sure that other monographs on stress echo will be coming to our attention in the next future which will focus the several facets of this new "tool".

Rather than to promote competition among stress echo tests, we will, in support of both individual workers and working groups, the non-invasive and inexpensive diagnosis of coronary artery disease, which has been, for many years, afflicted with several problems and poorly defined "physiologic criteria".

Todays, it is not so important to state that exercise echo is somewhat less feasible than pharmacological stress echo, but rather that stress echo – both with exercise and with drug agents – is far better than traditional non-invasive methods such as exercise ECG and even the nuclear scintigraphic scan.

I recommend this book both for beginners of echo methods, in general, and for those echocardiographists or cardiologists who want to enrich their clinical and pathophysiologic background for a better approach to coronary artery disease; in other words, this work represents a necessary step towards the practice of modern clinical cardiology.

Furthermore, books like this one will help health care administrators to focus and to enhance – in this time of cost containments – those diagnostic procedures which let doctors obtain the same results (respective patient care) with less expense and less invasiveness. On such specific aspects, some biomedical projects (e.g., BIOMED 1318) of the European Union will help for further advancements in our expertise regarding the use of ultrasound in the diagnosis of coronary artery disease.

Prof. Alessandro Distante, M.D., FESC

Institute of Clinical Physiology
CNR and University of Pisa, Italy

Chairman, Working Group of Echocardiography
European Society of Cardiology

Zum Geleit

Ein Buch über Streßechokardiographie ist heute so notwendig wie die Sonne im Sommer. Tatsächlich wartet man in der Kardiologie auf eine systematische Einführung in diese Methode, die sich mehr und mehr ausbreitet. Es wird immer offensichtlicher, daß die Streßechokardiographie zu einschneidenden Veränderungen des derzeit üblichen diagnostischen Vorgehens bei der koronaren Herzkrankheit führen wird.

Das vorliegende Buch ist bestens geeignet, Grundlagen dieses brennenden Themas der modernen Kardiologie aufzuzeigen. Entstanden aus einer grundlegenden klinischen Notwendigkeit heraus möchte es Richtlinien für die routinemäßige Durchführung streßechokardiographischer Techniken vermitteln. Es ist auch als Leitfaden für Streßechokardiographie-Kurse zu verstehen, die, wie man sich leicht vorstellen kann, im Laufe der nächsten Jahre sicher weltweit zu „Rennern" werden. In diesem Buch spiegeln sich die Erfahrungen und Fachkenntnisse des Herausgebers Dr. Günter Haug und weiterer deutscher Kardiologen in inner- und außeruniversitären Institutionen wider.

Ein einzelnes Buch, und auch dieses macht keine Ausnahme, kann den derzeitigen Kenntnisstand unterschiedlicher echokardiographischer Techniken nicht umfassend darstellen. In nächster Zeit werden daher sicherlich weitere Monographien zum Thema Streßechokardiographie erscheinen und die unterschiedlichen Aspekte dieses neuen diagnostischen Verfahrens beleuchten.

Es ist keinesfalls unsere Absicht zum wilden Wettstreit unter verschiedenen Streßechokardiographie-Techniken beizutragen, sondern wir wollen ganz im Gegenteil einzelne Kollegen sowie Arbeitsgruppen in ihrem Bemühen unterstützen, eine nichtinvasive und kostengünstige Diagnostik der koronaren Herzkrankheit voranzutreiben. Dieser Aspekt wurde über viele Jahre hinweg weder genügend beachtet noch unter genau definierten pathophysiologischen Gesichtspunkten gewertet.

Aus heutiger Sicht muß man nicht besonders betonen, daß die dynamische Streßechokardiographie weniger leicht durchführbar ist als die pharmakologische, sondern daß die Streßechokardiographie sowohl unter körperlicher Belastung als auch mit pharmakologischen Substanzen wesentlich bessere Ergebnisse liefert als die herkömmlichen nichtinvasiven Methoden wie das Belastungs-EKG und selbst die Szintigraphie.

Ich kann dieses Buch nur empfehlen, sowohl dem Anfänger als auch dem Erfahrenen in der Echokardiographie und allen Kardiologen, die ihre klinischen und pathophysiologischen Kenntnisse zu einem besseren Verständnis der koronaren Herzkrankheit erweitern wollen, mit anderen Worten, dieses Buch ist ein notwendiger Schritt hin zu einer angewandten modernen klinischen Kardiologie.

Bücher wie dieses werden auch dazu beitragen, in Zeiten der Kostendämpfung im Gesundheitswesen diejenigen diagnostischen Methoden bevorzugt einzusetzen und zu fördern, die es dem Arzt erlauben, kostengünstiger und weniger invasiv die gleichen Ergebnisse zum Wohle des Patienten zu erzielen. Ganz in diesem Sinne werden einige biomedizinischen Projekte der Europäischen Union (BIOMED 1318) zu weiteren Fortschritten unserer Ultraschall-Kenntnisse bei der Diagnostik der koronaren Herzkrankheiten beitragen.

Prof. Alessandro Distante, M.D., FESC

Institut für Klinische Physiologie
Nationales Forschungszentrum und Universität von Pisa

Vorsitzender der Arbeitsgruppe Echokardiographie
der Europäischen Gesellschaft für Kardiologie

Vorwort

Die Streßechokardiographie ist eine relativ neue und faszinierende Methode zur funktionellen Diagnostik der koronaren Herzkrankheit und zur Beurteilung der kardialen Belastbarkeit. Mit ihr gelingt es, Ischämiephänomene über belastungs- bzw. streßinduzierte Störungen myokardialer Wandbewegungen echokardiographisch nachzuweisen, vitales Myokard zu identifizieren und mit Hilfe der Dopplertechnik intrakardiale Flüsse und Gradienten auch unter Belastungsbedingungen zu untersuchen. Schon um das Jahr 1980 eingeführt, erlebte sie in der zweiten Hälfte der 80er Jahre eine gewisse Renaissance, aber erst seit wenigen Jahren einen breiten Aufschwung. Dazu trugen in erster Linie die bahnbrechenden Arbeiten zur Dipyridamol-Technik der Arbeitsgruppe in Pisa, verbesserte 2-D-Techniken und schließlich Computersysteme zur digitalisierten Archivierung und Auswertung streßechokardiographischer Untersuchungen bei. Bereits heute läßt sich feststellen, daß die Streßechokardiographie in ihren verschiedenen Modifikationen eine Fülle differenzierter Fragestellungen des kardiologischen Alltags zu beantworten vermag und eine wesentliche Bereicherung im Spektrum der nichtinvasiven kardiologischen Funktionsdiagnostik darstellt.

Im Laufe des Jahres 1989 wurden in Deutschland Streßechokardiographie-Auswertungssysteme auf breiter Basis kommerziell verfügbar. Zunächst überwog große Skepsis an der Sensitivität und Spezifität derartiger echokardiographischer Wandbewegungsanalysen, zumal unter Belastungsbedingungen. Unsere Skepsis wich aber bald einer starken Motivation, den funktionsdiagnostischen Stellenwert dieser Methode zu evaluieren. Im Mittelpunkt unseres Interesses standen Untersuchungen zur funktionellen Diagnostik der koronaren Herzkrankheit, insbesondere zur Bedeutung der Methode bei der Objektivierung der Ischämieschwelle und der ischämiefreien Belastbarkeit, zur Steuerung von Trainingsprogrammen in der kardiologischen Bewegungstherapie und zur umfassenden sozialmedizinischen Beurteilung der Belastbarkeit in Beruf, Familie und Freizeit. Anfänglich waren mehrfach Rückschläge und Frustrationen zu überwinden. Inzwischen ist die Streßechokardiographie in unserer Klinik fest etabliert, die Begeisterung machte einer realistischen Einschätzung der Möglichkeiten und Grenzen der Methode Platz.

Die Weitergabe der zunehmenden Erfahrung an hospitierende Kollegen war schließlich nur durch die Einrichtung von Seminaren und Intensivkursen möglich. Wir erarbeiteten Qualifikationskriterien zu Konzeption, Durchführung und Wissensinhalten von Streßechokardiographie-Kursen und führen seit Anfang 1993 solche Kurse in Zusammenarbeit mit der Akademie für Ärztliche Fortbildung der Landesärztekammer Bayern durch. In diesem Zusammenhang kamen wir gerne der Anregung des Steinkopff Verlages Darmstadt nach, unsere im Routineeinsatz gewonnenen und bei der Durchführung von Streßechokardiographie-Kursen gemachten Erfahrungen in Buchform herauszugeben. Zur Mitarbeit konnten Kollegen aus unterschiedlichen kardiologischen Arbeitsbereichen gewonnen werden. Sie vertreten diese neue Methode an akutkardiologischen Abteilungen in Universitätskliniken und im Kreiskrankenhaus, in herzchirurgischen Zentren, kardiologischen Rehabilitationskliniken und in der niedergelassenen kardiologischen Praxis und verfügen über große praktische Erfahrung in den jeweiligen streßechokardiographischen Techniken. Sie alle waren spontan bereit, nicht nur wissenschaftlich fundierte Sachinhalte beizutragen, sondern dem aufgeschlossenen Leser auch eine Fülle von Tips und Tricks weiterzugeben, wie sie sonst in keiner Studie und in keiner Abhandlung zur Sprache kommen.

Frau Sabine Ibkendanz im Verlagslektorat hat mich bei der Realisierung des vorliegenden Buches in vorbildlicher Weise unterstützt und beraten. Zu besonderem Dank verpflichtet bin ich Herrn Dr. med. N. Tretter, der die umfangreiche Streßechokardiographie-Literatur bearbeitete, und Frau Dr. med. G. Lang, die die Manuskripte zu diesem

Buch am PC geschrieben und vor allem die gesamte Aufbauarbeit in den vergangenen Jahren mitgetragen hat. Allen Mitarbeitern der nuklearmedizinischen Abteilung des Kreiskrankenhauses Traunstein möchte ich für die ausgezeichnete Zusammenarbeit bei den SPECT-Untersuchungen herzlich danken. Von Herrn Prof. Dr. med. A. Distante erhielt ich unschätzbare wissenschaftliche Anregungen u.a. während eines Gastaufenthaltes am CNR in Pisa. Er hat Konzeption und Inhalt der streßechokardiographischen Kurse und das daraus entstandene Buch ideell und praktisch in einer sehr persönlichen Weise unterstützt.

Bayerisch Gmain, im Sommer 1994 G. Haug

Inhaltsverzeichnis

Foreword V

Zum Geleit VI

Vorwort VII

Autorenverzeichnis XV

1	**Streß(-Doppler-)echokardiographie: Begriffsdefinition**	1
	G. Haug	
1.1	Streß und Belastung	1
1.2	Streßechokardiographie	1
1.3	Streß(-Doppler-)echokardiographie	2
2	**Pathophysiologische Basis streßechokardiographischer Techniken**	3
	G. Haug mit einem Beitrag von Th. Bartel und S. Müller	
2.1	Belastungs- und Streßmodalitäten (G. Haug)	4
2.1.1	Psychophysische Streßmodi	5
2.1.1.1	Dynamische Belastung	5
2.1.1.2	Isometrische Belastung	6
2.1.1.3	Psychomentaler Streß	6
2.1.2	Pharmakologische Streßmodi	6
2.1.2.1	Dipyridamol-Typ	6
2.1.2.2	Dobutamin-Typ	7
2.1.2.3	Atropin-Addition	8
2.1.2.4	Kombinationen	8
2.1.3	Sonstige Streßmodi	8
2.2	Normale und pathologische Myokardkinetik (G. Haug)	9
2.2.1	Normale Myokardkinetik	9
2.2.2	Myokardkinetik und myokardiale Ischämie	9
2.2.2.1	Ischämiekaskade	9
2.2.2.2	Ischämie und Störungen der Myokardkinetik	11
2.2.2.3	Stellung der Streßechokardiographie in der Ischämie-Kaskade	13
2.3	Streß(-Doppler-)echokardiographie und Hämodynamik	
	(Th. Bartel und S. Müller)	14
2.3.1	Zentrale Flußdynamik und normale LV-(RV-)Funktion	14
2.3.1.1	Systolische Funktion	14
2.3.1.2	Diastolische Funktion	18
2.3.2	Zentrale Flußdynamik und LV-(RV-)Dysfunktion	21
2.3.2.1	Systolische Funktion	21
2.3.2.2	Diastolische Funktion	21

3	**Streßechokardiographie-Methoden**	25
	G. Haug und U. Wilkenshoff	
3.1	Dynamische Streßechokardiographie (G. Haug)	25
3.1.1	Belastungsmodifikationen	26
3.1.1.1	Fahrradergometrie im Sitzen	26
3.1.1.2	Fahrradergometrie im Liegen	26
3.1.1.3	Fahrradergometrie halbsitzend	26
3.1.1.4	Fahrradergometrie kombiniert liegend-halbsitzend	27
3.1.1.5	Laufbandergometrie	29
3.1.2	Belastungsprotokolle	29
3.1.2.1	Ischämiediagnostik	31
3.1.2.2	Beurteilung der Belastbarkeit	31
3.1.3	Gerätetechnische Voraussetzungen	31
3.1.4	Personelle Voraussetzungen	34
3.1.5	Zeitbedarf	34
3.1.6	Durchführbarkeit und Verträglichkeit	35
3.1.7	Auswertungsraten, Sensitivität und Spezifität	35
3.2	Pharmakologische Streßechokardiographie (U. Wilkenshoff)	39
3.2.1	Streßmodifikationen und Streßprotokolle	39
3.2.1.1	Dipyridamol	39
3.2.1.2	Dipyridamol und Atropin	41
3.2.1.3	Dipyridamol-Ergometrie	42
3.2.1.4	Adenosin	42
3.2.1.5	Dobutamin	44
3.2.1.6	Dobutamin und Atropin	46
3.2.1.7	Kombinationen	46
3.2.1.8	Sonstige	47
3.2.2	Gerätetechnische Voraussetzungen	47
3.2.3	Personelle Voraussetzungen	50
3.2.4	Zeitbedarf	51
3.2.5	Durchführbarkeit und Verträglichkeit	53
3.2.6	Auswertungsraten, Sensitivität und Spezifität	55
3.3	Sonstige streßechokardiographische Techniken (G. Haug)	58
3.3.1	Isometrische Streßechokardiographie	58
3.3.2	Elektrophysiologische Streßechokardiographie	58
3.3.3	Psychomentale Streßechokardiographie	59
3.3.4	Transösophageale Techniken	59
4	**Streßechokardiographie-Auswertung**	61
	G. Haug mit Beiträgen von Th. Bartel, J. Gehring, S. Heinbuch, G. Lang und S. Müller	
4.1	Auswertungsmodifikationen (G. Haug)	61
4.1.1	Visuell-qualitative und -semiquantitative Auswertung	61
4.1.1.1	Visuelle Beurteilung „on line" am Echokardiographiegerät	61
4.1.1.2	Visuelle Beurteilung „off line" mittels Videobandanalyse	62
4.1.1.3	Visuelle Beurteilung „off line" mittels digitaler Cineloop-Technik	63
4.1.2	Semiautomatische (computerunterstützte) quantitative Auswertung	65

4.1.3	Automatische (computergestützte) quantitative Auswertung	66
4.1.3.1	Automatische Konturfindung und regionale Wandbewegungsanalyse	66
4.1.3.2	Gewebecharakterisierung	66
4.2	Beurteilung streßechokardiographisch gewonnener Parameter der globalen und regionalen Myokardkinetik (J. Gehring, G. Haug und S. Heinbuch)	67
4.2.1	Beurteilung mit qualitativen und semiquantitativen Auswertungsmethoden (G. Haug)	67
4.2.1.1	Visuell-qualitative Beurteilung am Segmentenmodell	67
4.2.1.2	Visuell-semiquantitative Beurteilung mittels Wandbewegungsscore	69
4.2.1.3	Beurteilung ischämieinduzierter globaler und regionaler Wandbewegungsstörungen	71
4.2.1.4	Schweregradbeurteilung	78
4.2.2	Beurteilung mit quantitativen Auswertungsmethoden (J. Gehring und S. Heinbuch)	81
4.2.2.1	LV-Diameter	82
4.2.2.2	LV-Volumina	82
4.2.2.3	Andere systolische Funktionsparameter	84
4.2.2.4	Centerline und Radial-wall-motion-Methoden	87
4.2.2.5	Globale und regionale Ventrikelfunktion in der Erholungsphase	88
4.3	Beurteilung streßdopplerechokardiographisch gewonnener hämodynamischer Parameter	91
4.3.1	LV-Funktion (Th. Bartel und S. Müller)	91
4.3.2	Klappenfunktion (G. Haug)	94

5 Indikationen und Differentialindikationen zur Streßechokardiographie 99
G. Haug

5.1	Funktionelle Ischämiediagnostik bei koronarer Herzkrankheit	99
5.1.1	Ischämiescreening: Ausschluß - Nachweis - Lokalisation - Ausmaß	100
5.1.2	Kollateralisation - „hibernating" - „stunning" - Narbe	102
5.1.3	Ischämieinduzierte LV- und Klappendysfunktion	104
5.1.4	Ischämieschwelle und ischämiefreie Belastbarkeit	104
5.1.5	Risikostratifikation und Beurteilung der Prognose	105
5.2	Perspektiven zu erweiterten Indikationen	105

6 Kontraindikationen und Nebenwirkungen streßechokardiographischer Routinetechniken 113
G. Haug und G. Lang

6.1	Dynamische Streßechokardiographie	113
6.2	Pharmakologische Streßechokardiographie	113
6.2.1	Dipyridamol-Typ	113
6.2.2	Dobutamin-Typ	116

7	**Stellenwert streßechokardiographischer Techniken im Spektrum der kardiologischen Funktionsdiagnostik** .... 121 G. Haug	

7.1 Langzeit-EKG-ST-Analyse 122

7.2 Belastungs-EKG 122

7.3 Thallium-SPECT und PET 123

7.4 Einschwemmkatheter 126

7.5 Koronarangiographie 127

8 Stellenwert streßechokardiographischer Techniken im Spektrum möglicher Anwendungsgebiete 133
A. Berghoff, G. Haug, R. Körfer, H. Körtke, I. Kruck und U. Wilkenshoff

8.1 Akutkrankenhaus 133
8.1.1 Kardiologische Klinik (U. Wilkenshoff) 133
8.1.2 Kardiochirurgische Klinik (R. Körfer und H. Körtke) 138
8.1.2.1 Peri- und postoperativ nach Herztransplantation 138
8.1.2.2 Peri- und postoperativ nach Herzklappenrekonstruktion bzw. -ersatzoperation 143

8.2 Kardiologisch ausgerichtete Praxis (I. Kruck) 145
8.2.1 Indikationen 146
8.2.2 Gerätetechnische und personelle Voraussetzungen 146
8.2.3 Patientenselektion 147
8.2.4 Dynamische Streßechokardiographie 147
8.2.5 Pharmakologische Streßechokardiographie 147
8.2.6 Nebenwirkungen 148
8.2.7 Probleme 148

8.3 Kardiologische Rehabilitation (A. Berghoff und G. Haug) 149
8.3.1 Ziele und Aufgaben der Funktionsdiagnostik in der kardiologischen Rehabilitation 149
8.3.2 Streßechokardiographie und Belastbarkeit 150
8.3.2.1 Arrhythmiefaktor 150
8.3.2.2 Klappenfunktion 150
8.3.2.3 Rechts- und linksventrikuläre Funktion und zentrale Hämodynamik 151
8.3.2.4 Ischämiefaktor 152
8.3.3 Streßechokardiographiemethoden unter rehabilitationsspezifischen Gesichtspunkten 155
8.3.3.1 Dynamische Streßechokardiographie 155
8.3.3.2 Pharmakologische Streßechokardiographie 156

9	**Dynamische Streßechokardiographie: Praktische Durchführung** 159	
	G. Haug	

9.1	Anmeldung zur Untersuchung	159
9.2	Einbestellung zur Untersuchung	160
9.3	Durchführung der Untersuchung	161
9.3.1	Vorbereitende Maßnahmen	161
9.3.1.1	Streßecholabor	161
9.3.1.2	Patientenvorbereitung	165
9.3.2	Testdurchführung	165
9.3.2.1	Ruhephase	165
9.3.2.2	Belastungsphase	168
9.3.2.3	Abbruchkriterien	170
9.3.3	Nachsorgemaßnahmen	172
9.4	Befunderstellung	175

10	**Pharmakologische Streßechokardiographie mit Dipyridamol und Dobutamin: Praktische Durchführung**	175
	S. H. Nguyen und B. R. Schwartz	

10.1	Anmeldung zur Untersuchung	175
10.2	Einbestellung zur Untersuchung	175
10.3	Durchführung der Untersuchung	175
10.3.1	Vorbereitende Maßnahmen	175
10.3.1.1	Streßecholabor	175
10.3.1.2	Patientenvorbereitung	178
10.3.2	Testdurchführung	182
10.3.2.1	Ruhephase	182
10.3.2.2	Pharmakologische Streßphase	182
10.3.2.3	Abbruchkriterien	185
10.3.3	Nachsorgemaßnahmen	186
10.4	Befunderstellung	188

11	**Streßechokardiographie-Kurse**	191
	G. Haug	

11.1	Konzeption und Durchführung	191
11.2	Qualifikationskriterien zur eigenverantwortlichen Durchführung streßechokardiographischer Untersuchungen	192

Stichwortverzeichnis 195

Autorenverzeichnis

Dr. med. Thomas Bartel
I. Medizinische Klinik
Med. Fakultät (Charité) der
Humboldt-Universität zu Berlin
Schumannstr. 20-21
10117 Berlin

Dr. med. Alfred Berghoff
Rehabilitationsklinik Hochstaufen der BfA
-AHB-Klinik-
Herkommerstr. 2
83455 Bayerisch Gmain

Dr. med. Jürgen Gehring
Klinische Abteilung I
Klinik Höhenried für
Herz- und Kreislaufkrankheiten
der LVA Oberbayern
82347 Bernried/Obb.

Dr. med. Günter Haug (Hrsg.)
Rehabilitationsklinik Hochstaufen der BfA
-AHB-Klinik-
Herkommerstr. 2
83455 Bayerisch Gmain

Dr. med. Sabine Heinbuch
Herzchirurgische Abteilung des
Klinikums der Universität Regensburg
Franz-Josef-Strauß-Allee 11
93042 Regensburg

Prof. Dr. med. Reiner Körfer
Klinik für Thorax- und Kardiovaskular-
chirurgie
Herz- und Diabeteszentrum NRW
Universitätsklinik der Ruhr-Universität
Bochum
Georgstr. 11
32545 Bad Oeynhausen

Dr. med. Heinrich Körtke
Klinik für Thorax- und Kardiovaskular-
chirurgie
Herz- und Diabeteszentrum NRW
Universitätsklinik der Ruhr-Universität
Bochum
Georgstr. 11
32545 Bad Oeynhausen

Dr. med. Irmtraut Kruck
Aspergstr. 48
71634 Ludwigsburg

Dr. med. Gabriele Lang
Rehabilitationsklinik Hochstaufen der BfA
-AHB-Klinik-
Herkommerstr. 2
83455 Bayerisch Gmain

Dr. med. Silvana Müller
I. Medizinische Klinik
Med. Fakultät (Charité) der
Humboldt-Universität zu Berlin
Schumannstr. 20-21
10117 Berlin

Dr. med. Si Huyen Nguyen
Med. Klinik II / Kardiologie
Kreiskrankenhaus St. Marienberg
Akad. Lehrkrankenhaus der
Medizinischen Hochschule Hannover
Conringstr. 26
38350 Helmstedt

Dr. med. Benno Rolf Schwartz
Med. Klinik II / Kardiologie
Kreiskrankenhaus St. Marienberg
Akademisches Lehrkrankenhaus der
Medizinischen Hochschule Hannover
Conringstr. 26
38350 Helmstedt

Dr. med. Ursula Wilkenshoff
Universitäts-Klinikum Steglitz
der Freien Universität Berlin
Abteilung für Kardio-Pulmologie
Hindenburgdamm 30
12203 Berlin

1 Streß(-Doppler-)echokardiographie: Begriffsdefinition

1.1 Streß und Belastung

Streß bedeutet in der Übersetzung aus dem Englischen Druck, Belastung oder Spannung. Im medizinischen Sinne verstehen wir unter „Streß" ein spezifisches Anpassungssyndrom des Organismus, das in Form einer Alarmreaktion unter anderem zu erhöhter Sympathikus-Aktivität und Katecholamin-Ausschüttung sowie zu einem Anstieg von Herzfrequenz und Blutdruck führt. Diese Streßreaktion kann durch eine Vielzahl unspezifischer Reize, den sogenannten *Stressoren*, ausgelöst werden: psychomentale Reize wie Ärger, Freude, Leistungsdruck, aber auch Medikamente, elektrische Einwirkungen oder psychophysische Be- und Überlastungen können solche Streßfaktoren darstellen.

Belastung bezeichnet physikomechanisch die Summe aller einwirkenden Kräfte oder der zu überwindenden Widerstände. Im medizinischen Sinne verstehen wir unter Belastung eine Anforderung an den Organismus, eine bestimmte Reaktion oder Leistung zu erbringen, im allgemeinen eine körperlich-muskuläre Leistung. Eine körperliche Belastung ist einer von vielen denkbaren Streßfaktoren. Die individuell höchste erreichbare Belastung kennzeichnet die Leistungsfähigkeit bzw. das Leistungsvermögen eines Individuums, eine ohne Risiko und Gesundheitsgefährdung erreichbare Belastung die sog. Belastbarkeit.

„Streß" ist daher der übergeordnete Begriff für eine Anpassungsreaktion des Organismus auf unterschiedliche Reize, auch auf eine physische Belastung.

1.2 Streßechokardiographie

> Nach der oben genannten Definition verstehen wir unter Streßechokardiographie die Durchführung einer echokardiographischen Untersuchung in m-mode- oder 2-D-Technik während und nach einer körperlichen Belastung bzw. einer pharmakologisch, elektrophysiologisch, psychomental, hyperventilatorisch oder psychophysisch ausgelösten Streßreaktion.

Die übergeordnete Bezeichnung Streßechokardiographie für alle diese Untersuchungstechniken hat sich nicht nur auf internationaler Ebene durchgesetzt, sondern auch im deutschen Sprachraum. Lediglich für eine echokardiographische Untersuchung unter körperlicher Belastung ist auch die Bezeichnung *„Belastungsechokardiographie"* bzw. im anglo-amerikanischen Sprachraum der Begriff „exercise echocardiography" gebräuchlich. Meist wird jedoch auch bei der physischen Belastungsform der übergeordnete Begriff Streßechokardiographie verwendet und durch ein diese Technik beschreibendes Adjektiv ergänzt. Wir sprechen dann von *„aktiver Streßechokardiographie"* und bei den Untersuchungstechniken ohne körperliche Belastung von *„passiver Streßechokardiographie"*.

1.3 Streß(-Doppler-)echokardiographie

> Mit dem Begriff Streß(-Doppler-)echokardiographie bezeichnen wir eine echokardiographische Untersuchung intrakardialer Flüsse mittels cw-, pw- oder farbkodierter Doppler-Technik während und nach einer wie auch immer ausgelösten Streßreaktion.

Wird eine solche Untersuchung unter körperlicher Belastung durchgeführt, sprechen wir auch von *Belastungs(-Doppler-)echokardiographie* oder synonym von *aktiver Streß(-Doppler-)echokardiographie*. Im Gegensatz dazu ist der Begriff „passive Streß(-Doppler-)echokardiographie" für intrakardiale Flußanalysen ohne körperliche Belastung, z.B. unter medikamentöser Stimulation, weniger gebräuchlich. Wir sprechen dann eher von „pharmakologischer Streß(-Doppler-)echokardiographie".

2 Pathophysiologische Basis streßechokardiographischer Techniken

Nach der in Kapitel 1 gegebenen Begriffsdefinition verstehen wir unter Streßechokardiographie eine echokardiographische Untersuchung in m-mode- oder 2-D-Technik während und nach einer körperlichen Belastung bzw. einer pharmakologischen, psychomentalen, hyperventilatorischen oder elektrophysiologischen Streßreaktion. Ziel dieser Methode ist es, die Auswirkungen der gewählten Streßreaktion auf die Myokardkinetik zu untersuchen.

> Eine der häufigsten Ursachen belastungs- bzw. streßinduzierter Störungen der Myokardkinetik ist die myokardiale Ischämie.

Ischämie kann durch einen erhöhten Vasomotorentonus und damit überwiegend funktionell bedingt sein. Sie kann aber auch durch eine fixierte und reduzierte Koronarreserve auf dem Boden organischer Faktoren wie Stenosen der epikardialen Koronararterien oder strukturellen Veränderungen des Myokards und seiner Mikrozirkulation entstehen.

> Zwischen einer funktionell bedingten und organisch verursachten Ischämie bestehen fließende Übergänge. Entsprechend ihrem pathophysiologischen Wirkmechanismus führen die verschiedenen Belastungs- und Streßmodalitäten mehr über die funktionelle oder die organische Komponente zur Ischämie (Abb. 2.1).

Ischämie führt aber nicht nur zu Störungen der normalen Myokardkinetik, sondern hat auch hämodynamische Auswirkungen, die wir zum Teil über charakteristische Veränderungen intrakardialer Flüsse erfassen können.

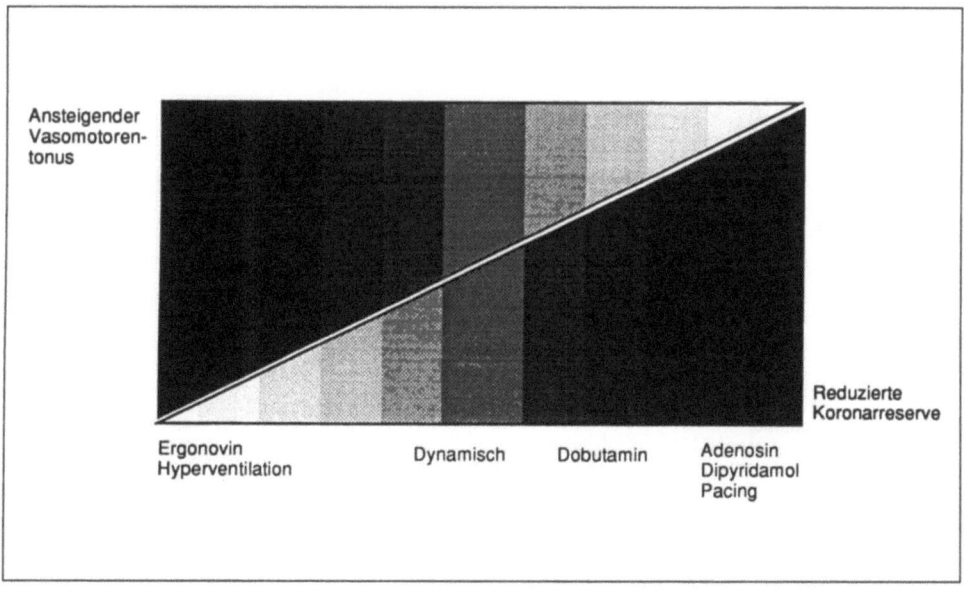

Abb. 2.1. Belastungs- und Streßmodalitäten und ihr Bezug zur funktionellen und organischen Komponente bei der Ischämieentstehung (modifiziert nach 8)

Pathophysiologische Basis

Mit der Streß(-Doppler-)echokardiographie sind wir in der Lage, diese intrakardialen Flüsse und damit auch Gradienten während und nach einer körperlichen Belastung bzw. unterschiedlich ausgelösten Streßreaktion zu untersuchen. Diese Methode ermöglicht es unter Einsatz der Doppler-Techniken, belastungsbedingte und damit auch ischämieinduzierte Veränderungen der normalen Flußprofile zu erfassen.

In den folgenden Abschnitten sollen die verschiedenen Belastungs- und Streßmodalitäten mit ihrem unterschiedlichen pathophysiologischen Wirkmechanismus näher beschrieben und ihre Auswirkungen auf die Myokardkinetik und Flußdynamik besprochen werden.

2.1 Belastungs- und Streßmodalitäten

Die streßechokardiographische Ischämieprovokation basiert im wesentlichen auf zwei pathophysiologischen Mechanismen, einem gesteigerten Sauerstoffbedarf und bzw. oder einer koronararteriolären Flußinhomogenität.

> In unterschiedlichem Ausmaß führen die verschiedenen Belastungs- und Streßmodifikationen auf dem Boden funktioneller oder organischer Faktoren entweder über einen gesteigerten Sauerstoffverbrauch und eine inadäquate Zunahme des koronaren Blutflusses im poststenotischen Versorgungsgebiet zu einem Mißverhältnis zwischen Sauerstoffangebot und -bedarf (Abb. 2.2) oder bei weitgehend gleichbleibendem Sauerstoffbedarf direkt über koronararterioläre Flußverteilungsstörungen zur Ischämie (Abb. 2.3).

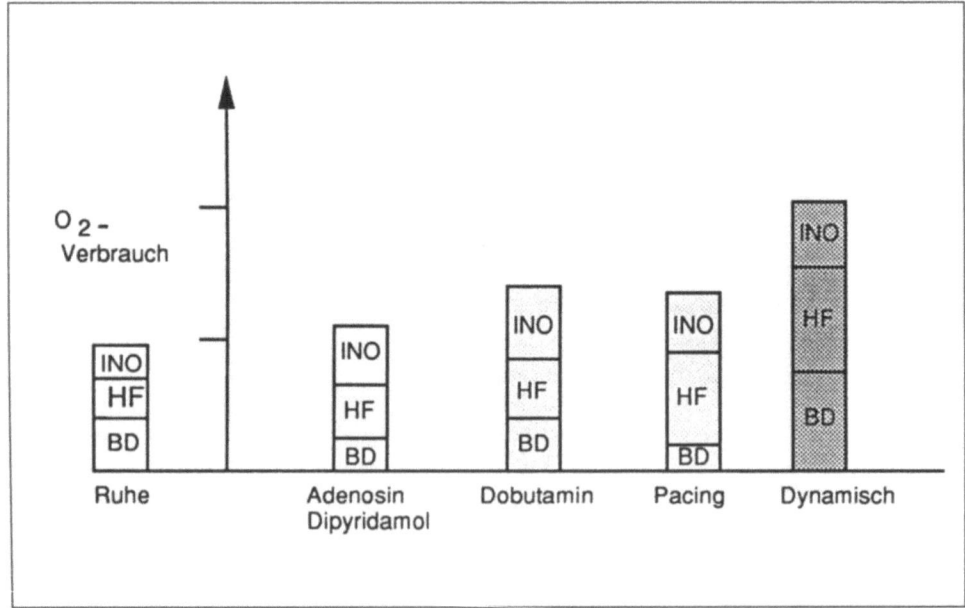

Abb. 2.2. Belastungs- und Streßmodalitäten und myokardialer Sauerstoffverbrauch (modifiziert nach 8).
INO: Inotropie   HF: Herzfrequenz   BD: Blutdruck

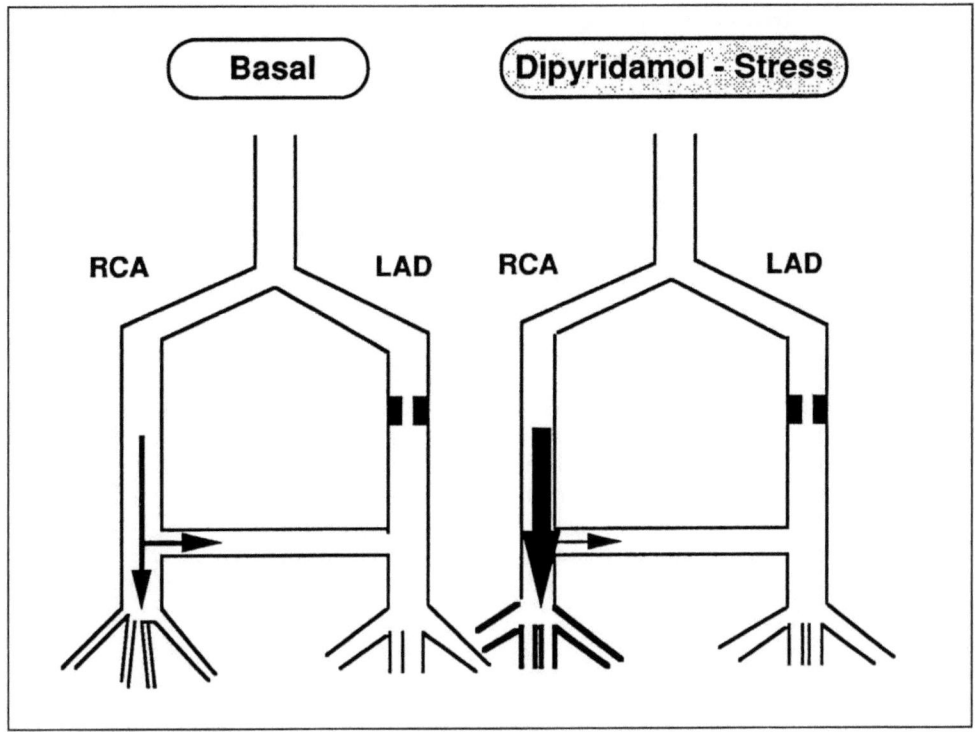

Abb. 2.3. Belastungs- und Streßmodalitäten und koronararterioläre Flußinhomogenität (modifiziert nach 8)

2.1.1 Psychophysische Streßmodi

2.1.1.1 Dynamische Belastung

Die verbreitetste Art, Patienten einem standardisierten physischen Streß zu unterziehen, stellt sicherlich die dynamische Belastung auf dem Fahrradergometer in sitzender, liegender oder halbsitzender Position oder auf dem Laufband (siehe auch Kapitel 3.1) dar. Bei dieser Art der körperlichen Belastung werden relativ große Muskelgruppen eingesetzt.

Herzfrequenz und Blutdruck und damit das Druck-Frequenz-Produkt steigen an, die Inotropie nimmt zu. Die körperliche Belastung erlaubt in alltagsnaher Form eine Steigerung des myokardialen Sauerstoffverbrauchs, die weder in dieser Form noch mit den anderen Tests zu erreichen ist. Mit der körperlichen Belastung einher geht eine Steigerung des koronaren Blutflusses in normalen Koronargefäßen auf das 1,5- bis 3fache seines Ausgangswertes, in Abhängigkeit vom koronarangiographischen Stenosegrad entsprechend weniger im poststenotischen Gefäßbett (8, 14, 17).

Sobald in einem koronararteriolären Versorgungsareal die Koronarreserve ausgeschöpft ist und belastungsinduziert ein Mißverhältnis zwischen Substratangebot und -bedarf eintritt, wird dieses Myokardareal ischämisch und kann über die im nächsten Abschnitt beschriebenen Veränderungen der Myokardkinetik streßechokardiographisch erkannt werden.

2.1.1.2 Isometrische Belastung

Isometrische Belastungsformen spielen für den klinischen Alltag keine große Rolle. Mit Handdynamometern werden nur kleine Muskelgruppen aktiviert. Lediglich Modifikationen, bei denen größere Muskelgruppen belastet werden, erreichen eine den dynamischen Belastungsformen vergleichbare Steigerung des Druck-Frequenz-Produktes, vorwiegend über einen Anstieg des arteriellen Blutdruckes (siehe auch Kapitel 3.3.1). Der pathophysiologische Mechanismus der Ischämieentstehung ist dann der gleiche wie bei der dynamischen Belastung (1, 2).

2.1.1.3 Psychomentaler Streß

Die Konfrontation mit kognitiven, psychomotorischen und affektiven Problemlösungsaufgaben führt über einen frequenzbetonten Anstieg des Druck-Frequenz-Produktes zu einer Steigerung des myokardialen Sauerstoffverbrauchs. Zusätzlich können noch funktionelle koronarspastische Komponenten zu einem Mißverhältnis zwischen Sauerstoffangebot und -bedarf beitragen. Auswirkungen auf Myokardkinetik und Flußdynamik sind bisher aber noch kaum untersucht, möglicherweise auch aufgrund fehlender Standardisierung und Validierung solcher Tests für streßechokardiographische Zwecke (siehe auch Kapitel 3.3.3).

2.1.2 Pharmakologische Streßmodi

Die pharmakologische Streßechokardiographie bedient sich einer ganzen Palette von Medikamenten und Testsubstanzen, die im wesentlichen in zwei Kategorien mit ganz unterschiedlichen pathophysiologischen Wirkmechanismen unterteilt werden können. Für Routinezwecke haben sich als Prototyp dieser Kategorien die Substanzen Dipyridamol und Dobutamin durchgesetzt.

2.1.2.1 Dipyridamol-Typ

Dipyridamol inhibiert die Wiederaufnahme von Adenosin in die Myokard-, Endothel- und Blutzellen, indem es das Enzym Adenosindeaminase und Phosphodiesterase blockiert. Beide Substanzen sind potente Vasodilatatoren. Die so ausgelöste Vasodilatation führt zu einer 4-5fachen Steigerung des koronaren Blutflusses. Distal einer Koronararterienstenose ist die Koronarreserve, also die Steigerungsmöglichkeit des koronaren Blutflusses, in Abhängigkeit vom Stenosegrad eingeschränkt und bei hochgradigen Stenosen ausgeschöpft (8-10).

> Dipyridamol induziert in Abhängigkeit vom koronararteriellen Stenosegrad verglichen mit subendokardialen Arteriolen eine relativ und signifikant ausgeprägtere Vasodilatation und Flußzunahme in subepikardialen Arteriolen und führt über diesen sogenannten *intra*koronariellen Steal-Effekt zur Ischämie.
> Liegt eine hochgradige Koronararterienstenose oder gar ein kollateralisierter Koronararterienverschluß ohne Narbe im entsprechenden Versorgungsgebiet vor, so kann die Vasodilatation im Ursprungsgebiet der Kollateralen zu einem Abfall des Kollateralflusses und dieser sogenannte *inter*koronarielle Steal-Effekt zur Ischämie im kollateralenabhängigen Gebiet führen.

Dipyridamol ist eine relativ koronarselektive vasodilatatorische Substanz. Systemisch kann es zu einem gering ausgeprägten Abfall des systolischen und diastolischen Blutdruckes kommen, reflektorisch kann die Herzfrequenz leicht ansteigen. Der myokardiale Sauerstoffverbrauch steigt nicht signifikant an. Dipyridamol wird über die Leber metabolisiert und über die Galle nach enterohepatischer Rezirkulation ausgeschieden.

Adenosin vermittelt die koronardilatatorischen Effekte der Substanz Dipyridamol, wie oben näher beschrieben. Daher wird Adenosin selbst als pharmakologischer Stressor eingesetzt (4, 8, 11).

Adenosin kann extra- wie intrazellulär aus AMP (Adenosinmonophosphat) und intrazellulär aus SAH (S-Adenosyl-Homozystein) gebildet werden. Es induziert die arterioläre Vasodilatation über Rezeptoren an der glatten Gefäßmuskelzelle und an Endothelzellen. Nach seiner Freisetzung in das Interstitium wird es extrem schnell durch „wash out" und enzymatische Prozesse bzw. eine zelluläre Wiederaufnahme inaktiviert (11).

Dipyridamol steigert indirekt, Adenosin direkt den Koronarfluß auf das 4- bis 5fache des Ruhewertes. Adenosin hat aber mehr systemische Wirkungen, erhöht in geringerem Maße den zerebralen Blutfluß, und senkt leicht die Nierenarteriendurchblutung. Der systolische und diastolische Blutdruck sinkt, reflektorisch steigt die Herzfrequenz an. Höhere Dosen üben einen negativ chronotropen Effekt aus, sie führen zur Depression der Sinusknotenaktivität und der AV-Überleitung mit Verlängerung des A-H-Intervalls. Eines der klinisch bedeutsamsten Charakteristika ist die extrem kurze Halbwertszeit von 10 bis 30 Sekunden, die die Substanz gut steuerbar macht.

2.1.2.2 Dobutamin-Typ

Ein völlig anderer pathophysiologischer Wirkmechanismus liegt der Ischämieentstehung bei der Anwendung der synthetischen Substanz Dobutamin und analogen Pharmaka zugrunde. Dobutamin stimuliert bevorzugt Beta-1-Rezeptoren, aber auch Beta-2- und in geringerem Maße auch Alpha-Rezeptoren. Es besitzt über seine Angriffspunkte an Beta-1-Rezeptoren einen ausgeprägt positiv inotropen Effekt, über die Rezeptoren am Sinusknoten führt es zum Anstieg der Herzfrequenz und am AV-Knoten zur Beschleunigung der AV-Überleitung. Beta-2-Rezeptoren vermitteln eine peripherarterielle Vasodilatation und Bronchodilatation. Die Effekte an Alpha-Rezeptoren mit peripherer Vasokonstriktion und myokardialer Kontraktilitätszunahme sind von untergeordneter Bedeutung (3, 4, 8, 12).

Dobutamin erhöht den myokardialen Sauerstoffverbrauch vorwiegend über seine positiv inotropen Effekte, zu einem geringeren Teil über eine Steigerung des Druck-Frequenz-Produktes und führt zu einer leichten Zunahme des koronaren Blutflusses. Im poststenotischen Versorgungsgebiet führt die eingeschränkte Koronarreserve mit inadäquater Steigerungsmöglichkeit des Koronarflusses zu einem Mißverhältnis zwischen erhöhtem myokardialen Sauerstoffverbrauch und -angebot und folglich zur Ischämie (6, 7, 8, 13).

Beim Einsatz der Substanz in der Therapie der Herzinsuffizienz steigert Dobutamin die Kontraktilität, reduziert den linksventrikulären Füllungsdruck und verbessert so den diastolischen Koronarfluß. Verkleinerte enddiastolische und endsystolische Ventrikelvolumina sind die Folge und kompensieren über eine abnehmende Wandspannung den durch die Kontraktilitätszunahme bedingten erhöhten myokardialen Sauerstoffverbrauch.

Ganz anders liegen die Verhältnisse, wenn eine koronare Herzerkrankung vorliegt und die Ventrikelfunktion weitgehend normal ist. Der gesteigerte Sauerstoffverbrauch wird dann nicht durch eine Reduktion erhöhter Füllungsdrucke kompensiert, sondern das Mißverhältnis zwischen erhöhtem Bedarf und Angebot im poststenotischen Versorgungsgebiet wird durch die inadäquate Steigerungsmöglichkeit des koronaren Blutflusses noch verschlechtert (15, 16). Dobutamin wird vorwiegend über die Niere ausgeschieden. Die Plasmahalbwertszeit beträgt etwa 2 Minuten.

2.1.2.3 Atropin-Addition

Atropin trägt als Parasympathikolytikum zu einem erhöhten myokardialen Sauerstoffverbrauch über seinen frequenzsteigernden Effekt bei. Passend zum pathophysiologischen Konzept einer gesteigerten Kontraktilität und vor allem eines erhöhten Druck-Frequenz-Produktes wird Atropin häufig als Ergänzung zum Dobutamin-Testprotokoll (siehe Kapitel 3.2.1.6) eingesetzt (5).

In der Kombination mit dem Dipyridamol-Protokoll (siehe Kapitel 3.2.1.2) kann Atropin über eine weitere Frequenzsteigerung und damit Zunahme des myokardialen Sauerstoffverbrauchs die Auswirkungen einer durch Dipyridamol induzierten Perfusionsinhomogenität verstärken und zur Ischämieentstehung beitragen. Diese Mechanismen könnten eine Erklärung für die verbesserte Sensitivität des Dipyridamoltests unter Atropin-Addition sein.

2.1.2.4 Kombinationen

Unter der Kombination pharmakologischer Streßtests verstehen wir den aufeinanderfolgenden Einsatz von Substanzen vom Dipyridamol- und Dobutamin-Typ. Diese Vorgehensweise versucht, die pathophysiologischen Wirkmechanismen beider Substanzkategorien zusammenzuführen.

Theoretisch ist eine verbesserte Ischämiedetektion zu erwarten, wenn die Dipyridamol-induzierte maximale Koronardilatation über inter- und intrakoronare Stealmechanismen zur Flußreduktion im Versorgungsgebiet einer stenosierten Koronararterie führt, und dann mit Dobutamin der myokardiale Sauerstoffverbrauch durch eine Steigerung des Druck-Frequenz-Produktes und vor allem der Inotropie deutlich erhöht wird.

Tatsächlich wird von einer erhöhten Sensitivität beim funktionellen Ischämienachweis durch dieses kombinierte Vorgehen berichtet (siehe auch Kapitel 3.2.1.7). Die Untersuchungszeit wird dadurch natürlich entsprechend verlängert, was dieses Vorgehen nicht praktikabler und Patienten-freundlicher gestaltet. Größere Erfahrungen zur kombinierten Anwendung dieser oder analoger Substanzen liegen aber derzeit noch nicht vor.

2.1.3 Sonstige Streßmodi

Der *Hyperventilationstest* ist in Deutschland nicht gebräuchlich, wird im europäischen Ausland aber nicht selten eingesetzt. Ein häufig angewandtes Testprotokoll verlangt eine 5 Minuten anhaltende tiefe und schnelle Atmung von etwa 30 Atemzügen pro Minute, die über eine systemische Alkalose vasospastisch vermittelte Ischämiephänomene provozieren kann. Die Ischämie setzt meist in der Erholungsphase ein, so daß die echokardiographische Beurteilung der Myokardkinetik noch etwa 10 Minuten nach Abbruch der Hyperventilation fortgesetzt werden muß.

Der *Ergonovin-Test* kann wie die Hyperventilation zur funktionellen Diagnostik einer vasospastisch ausgelösten Ischämie eingesetzt werden. Er ist in Deutschland kaum verbreitet.

Elektrophysiologische Stimulationstests erhöhen den myokardialen O_2-Verbrauch vorwiegend über einen Anstieg der Herzfrequenz und eine leichte Inotropiezunahme.

Alle diese Tests, auch die elektrophysiologischen, werden nur selten durchgeführt und sollen daher in diesem Buch, das schwerpunktmäßig Routinetechniken beschreibt, nicht näher erläutert werden.

2.2 Normale und pathologische Myokardkinetik

Die oben beschriebenen Belastungs- und Streßmodalitäten führen in der Regel auf dem Boden funktioneller oder organisch-struktureller Veränderungen des Myokards oder seiner Mikrozirkulation zu einem Mißverhältnis zwischen Sauerstoffangebot und -bedarf und folglich zur Ischämie, die früher und verstärkt einsetzt, wenn im entsprechenden Myokardareal durch vorgeschaltete Koronarstenosen eine Steigerung des koronaren Blutflusses und damit der Substratzufuhr nicht adäquat möglich ist. Die einsetzende Ischämie führt zu Funktionsstörungen des Myokard, die wir echokardiographisch über die in Kapitel 2.3 beschriebenen Veränderungen der zentralen Flußdynamik oder über Störungen der normalen Myokardkinetik erfassen können.

2.2.1 Normale Myokardkinetik

> Die echokardiographische Beurteilung der Myokardkinetik stützt sich im wesentlichen auf die zwei Parameter *Wanddickenzunahme* und *Wandbewegung*.
> Im gesunden und gut durchbluteten Myokard kommt es während einer Streßreaktion, die mit einem erhöhten Koronarfluß einhergeht, zur *Hyperkinesie*, das heißt zu einer deutlichen systolischen Wanddickenzunahme und konzentrischen Wandeinwärtsbewegung zum Zentrum der Ventrikel.

Zwischen transmuralem Blutfluß und regionaler Wanddickenzunahme bzw. Wandbewegung besteht eine enge Beziehung. Kommt es unter Streßeinfluß zur Steigerung des koronaren Blutflusses etwa bis zum Vierfachen der Ruhewerte, so nimmt die Wanddicke stetig zu und erreicht schließlich ein Plateau, wobei die Gesamtdickenzunahme etwa 50% des Ruhewertes ausmacht. In Abb. 2.4 sind die Zusammenhänge zwischen transmuralem Blutfluß und regionaler Myokardkinetik graphisch dargestellt.

Die Wanddickenzunahme vollzieht sich zu etwa zwei Dritteln in den subendokardialen Wandabschnitten. Sie ist in den apikalen Myokardsegmenten ausgeprägter als in den basalen Segmenten. Diese sogenannte physiologische Heterogenität (siehe auch Kapitel 4.2.3) tritt unter Streßeinfluß verstärkt in Erscheinung und ist zur streßechokardiographischen Beurteilung von großer Bedeutung.

2.2.2 Myokardkinetik und myokardiale Ischämie

2.2.2.1 Ischämiekaskade

Wie oben erläutert, entsteht Ischämie, wenn es auf dem Boden funktioneller Faktoren oder organischer Ursachen in Form struktureller Veränderungen des Myokards und seiner Makro- und Mikrozirkulation zu einem Mißverhältnis zwischen Substratbedarf- und -angebot kommt.

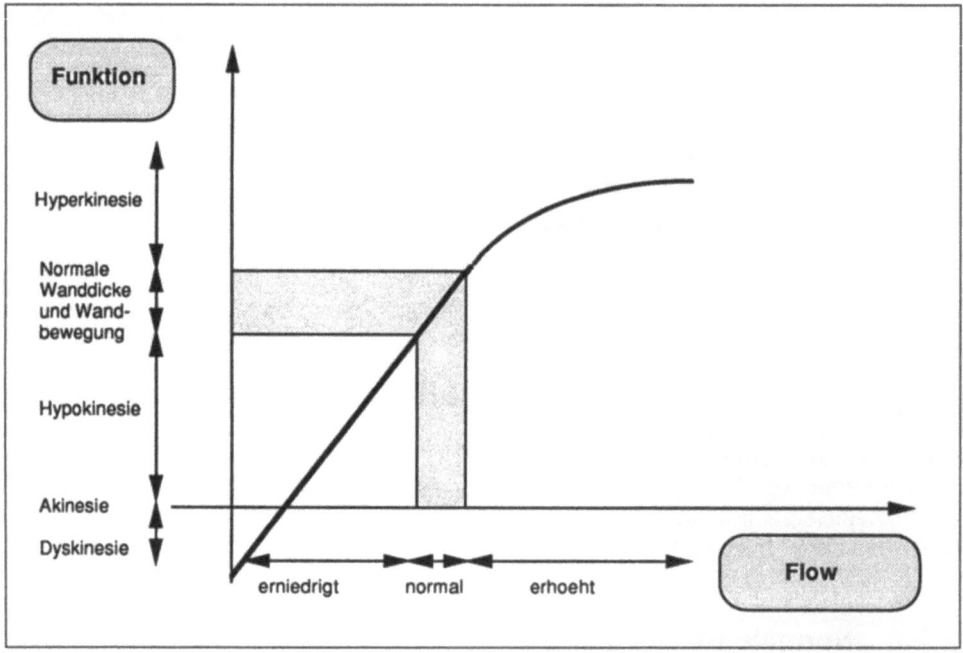

Abb. 2.4. Zusammenhang zwischen koronarem transmuralem Blutfluß und regionaler Myokardkinetik (modifiziert nach 8)

> Eine der häufigsten Ursachen für ein Mißverhältnis zwischen Substratbedarf und -angebot besteht in der inadäquaten Steigerungsmöglichkeit des koronaren Blutflusses infolge einer stenosierenden koronaren Herzkrankheit. Die zunehmende poststenotische Flußreduktion setzt eine Kaskade pathophysiologischer Vorgänge in Gang, die sogenannte Ischämiekaskade (Abb. 2.5).

Am Beginn der Ischämiekaskade steht die morphologische Einengung einer Koronararterie. Überschreitet sie einen gewissen Stenosegrad, entsteht eine Perfusionsinhomogenität zuungunsten des poststenotischen Versorgungsgebietes. Der reduzierte Blutfluß führt zur stetigen Abnahme der subendokardialen Wanddickenzunahme, die mit den derzeit verfügbaren echokardiographischen Techniken erst ab einer Flußreduktion erkannt werden kann, bei der auch Kontraktionsstörungen einsetzen. Die reduzierte Wanddickenzunahme überlagert sich dann mit der abnehmenden Wandbewegung zur beide Phänomene einschließenden Wandbewegungsstörung. In Abhängigkeit vom Substratbedarf, d.h. im klinischen Alltag meist in Abhängigkeit von der Höhe einer körperlichen Belastung bzw. dem Ausmaß einer wie auch immer gewählten Streßreaktion, kommt es mit zunehmender Perfusionsstörung zu metabolischen Veränderungen auf zellulärer Ebene, die schließlich zur Wandbewegungsstörung führen.

> Die ischämisch bedingten Wandbewegungsstörungen manifestieren sich zunächst in Form von Relaxationsstörungen und gehen dann über in systolische Kontraktionsstörungen, den klassischen Wandbewegungsstörungen, die wir streßechokardiographisch erfassen können.

Wenn sich diese regionalen Wandbewegungsstörungen auf die globale linksventrikuläre Funktion auswirken, stellen sich hämodynamische Veränderungen ein, dann End-

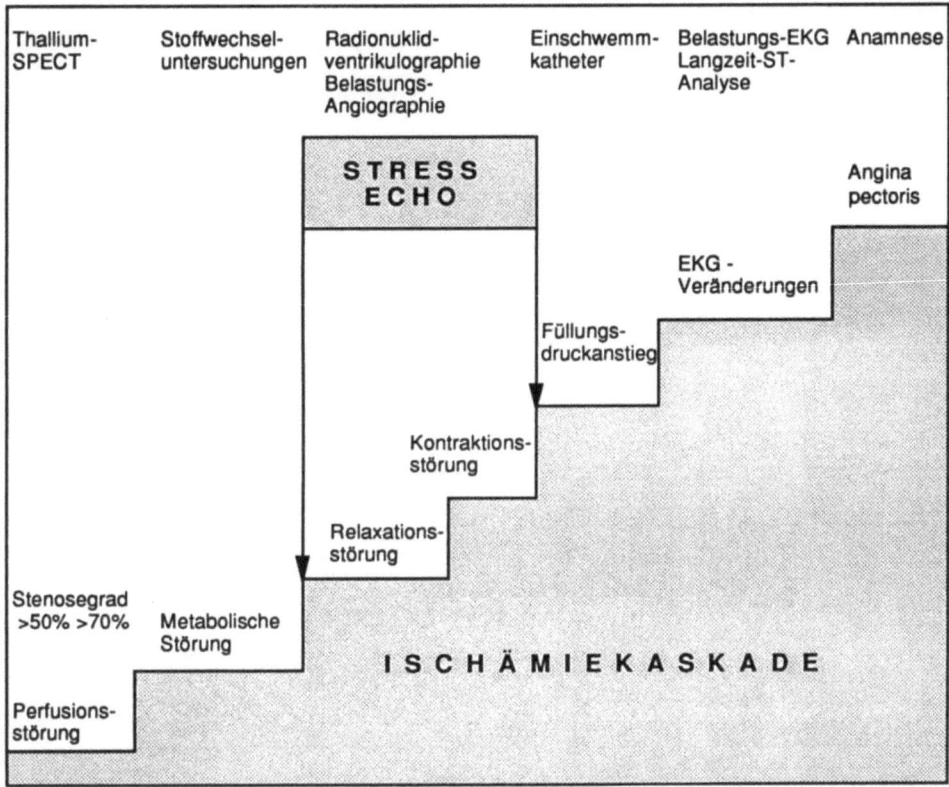

Abb. 2.5. Ischämiekaskade

streckenveränderungen, und zuletzt kommt es zu subjektiven Beschwerden des Patienten. Diese Abfolge ist nicht nur ein theoretisches Konstrukt oder anschauliches pathophysiologisches Konzept, sondern klinisch-experimentell gut belegt und im Streßecholabor regelhaft zu beobachten (siehe auch Kapitel 9.3.2.2).

2.2.2.2 Ischämie und Störungen der Myokardkinetik

Der Zusammenhang zwischen transmuralem koronaren Blutfluß und regionaler Myokardkinetik ist bei eingeschränkter Koronarperfusion fast linear. Eine 20%ige Reduktion führt zu einer ebenso großen Abnahme der Wandverdickung, eine 50%ige Einschränkung des transmuralen Blutflusses halbiert annähernd die normalerweise erfolgende Wanddickenzunahme, eine 80%ige Abnahme der Perfusion führt zur Akinesie und ein Sistieren des Blutflusses zur Dyskinesie im betreffenden Perfusionsgebiet (siehe Abb. 2.4). Mittelgradige Einschränkungen des Blutflusses überlagern sich mit einsetzenden systolischen Kontraktionsstörungen zu jener verminderten Myokardkinetik, die wir echokardiographisch als klassische Wandbewegungsstörung diagnostisch beurteilen.

> Es besteht eine fast lineare Beziehung zwischen eingeschränkter transmuraler Perfusion und verminderter regionaler Myokardkinetik in Form einer zunehmenden Hypokinesie bis zur A- und Dyskinesie (siehe Abb. 2.4 und 2.6).

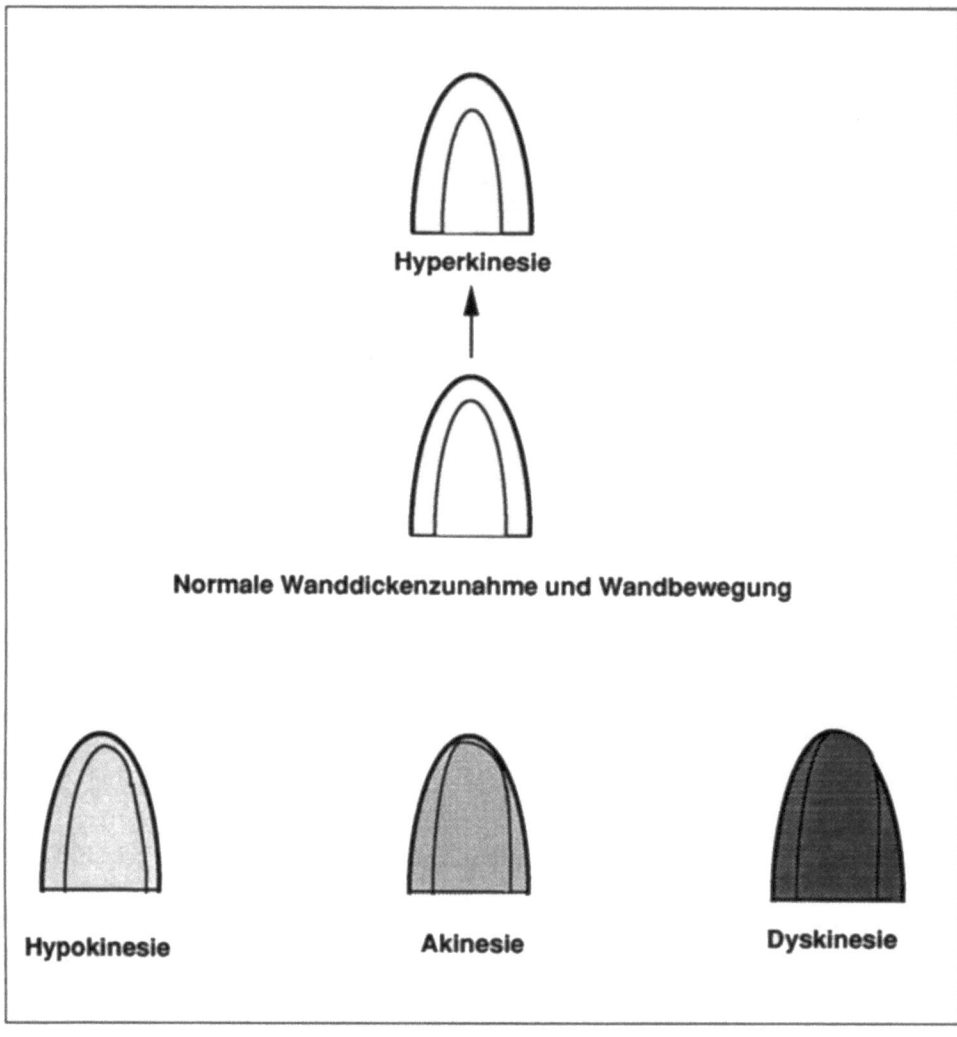

Abb. 2.6. Wanddickenzunahme und Wandbewegung als Parameter einer normalen und gestörten Myokardkinetik
Hyperkinesie: Verstärkte Wanddickenzunahme (WDZ) und Wandbewegung (WB)
Normokinesie: Normale WDZ und WB
Hypokinesie: Verminderte WDZ und WB
Akinesie: Aufgehobene WBZ und WB
Dyskinesie: Aufgehobene WDZ und paradoxe systolische Wandauswärtsbewegung

2.2.2.3 Stellung der Streßechokardiographie in der Ischämiekaskade

> Streßechokardiographische Techniken decken Ischämie über regionale Wandbewegungsstörungen auf. Die eingeschränkte Wanddickenzunahme ist sichtbarer Ausdruck eines reduzierten transmuralen Flusses mit subendokardial verminderter Blutfüllung. Hinzukommende regionale Wandbewegungsstörungen in Form einer vorzeitig einsetzenden Relaxation und schließlich unterschiedlicher Grade einer eingeschränkten systolischen Kontraktion von der Hypo-, A- bis zur Dyskinesie sind unmittelbare Folge eines Mißverhältnisses zwischen Substratbedarf und -angebot bei inadäquater Perfusion.

Perfusionstracer wie Thallium und andere Substanzen werden eingesetzt, Perfusionsinhomogenitäten aufzudecken. Der Nachweis einer inhomogenen Koronarflußverteilung im Myokard ist die erste Stufe der Ischämiekaskade, die wir beispielsweise mit der Thallium-SPECT-Untersuchung erfassen können. Der Nachweis allein gibt jedoch noch keinen Aufschluß darüber, ob diese inhomogene Blutflußverteilung schon zur myokardialen Ischämie geführt hat oder unter bestimmten Belastungs- oder Streßintensitäten zur Ischämie führen wird. Erst der nuklearkardiologische Nachweis ischämisch-metabolischer Störungen ist in der Lage, Ischämie nichtinvasiv sichtbar zu machen (siehe auch Kapitel 7.3).

Mit der Streßechokardiographie verfügen wir jetzt über eine elegante Ultraschallmethode, die Ischämiephänomene auf einer sehr frühen Stufe in der kaskadenartig ablaufenden Ischämieentstehung sichtbar machen kann. Erst danach werden die hämodynamischen Auswirkungen regionaler Relaxations- und Kontraktionsstörungen Streß(-Doppler-)echokardiographisch über Veränderungen der zentralen Flußdynamik (siehe nächster Abschnitt) oder semiinvasiv mit der Einschwemmkatheteruntersuchung erfaßbar. Am Ende der Ischämiekaskade stehen ST-Streckenveränderungen und schließlich Angina pectoris- und Dyspnoe-Beschwerden des Patienten.

Diese pathophysiologischen Abläufe sind eine mögliche Erklärung für die überzeugende Sensitivität streßechokardiographischer Techniken beim funktionellen Ischämienachweis, gemessen an nuklearkardiologischen PET-Stoffwechseluntersuchungen. Ihre Sensitivität übertrifft die des Belastungs-EKG deutlich.

> Im kardiologischen Alltag ist mit nichtinvasiven Herz-Kreislauf-Belastungsuntersuchungen und Streßtests häufiger nicht die Intensität zu erreichen, die für das Auftreten von ST-Streckenveränderungen und Beschwerden notwendig wäre. Sie reicht aber oft aus, Wandbewegungsstörungen zu induzieren, die wir streßechokardiographisch nachweisen können.

Literatur zu den Kapiteln 2.1 und 2.2

1. Fisman EZ, Ben-Ari E, Pines A, Drory Y, Motro M, Kellermann JJ (1992) Usefulness of Heavy Isometric Exercise Echocardiography for Assessing Left Ventricular Wall Motion Patterns Late (> 6 Months) After Acute Myocardial Infarction. Am J Cardiol 70: 1123-1128
2. Fisman EZ, Ben-Ari E, Pines A, Drory Y, Shiner RJ, Motro M, Kellermann JJ (1991) Pronounced Reduction of Aortic Flow Velocity and Acceleration During Heavy Isometric Exercise in Coronary Artery Disease. Am J Cardiol 68: 485-491
3. Fung AY, Gallagher KP, Buda A J (1987) The physiologic basis of dobutamine as compared with dipyridamole stress interventions in the assessment of critical coronary stenosis. Circulation 76: 943-951
4. Martin TW, Seaworth JF, Johns JP, Pupa LE, Condos WR (1992) Comparison of Adenosine, Dipyridamole, and Dobutamine in Stress Echocardiography. Ann Int Med 116: 190-196

5. Mc Neill AJ, Fioretti PM, El-Said EM, Salustri A, Forster T, Roelandt JRTC (1992) Enhanced Sensitivity for Detection of Coronary Artery Disease by Addition of Atropine to Dobutamine Stress Echocardiography. Am J Cardiol 70: 41-46
6. McGillem MJ, DeBoe SF, Friedman HZ, Mancini GBJ (1988) The effects of dopamine and dobutamine on regional function in the presence of rigid coronary stenoses and subcritical impairments of reactive hyperemia. Am Heart J 115: 970-977
7. Meyer SL, Curry GC, Donsky MS, Twieg DB, Parkey RW, Willerson JT (1976) Influence of Dobutamine on Hemodynamics and Coronary Blood Flow in Patients With and Without Coronary Artery Disease. Am J Cardiol 38: 103-108
8. Picano E (1992) Stress Echocardiography. Springer Berlin, Heidelberg, New York, London, Paris, Tokyo, Hong Kong, Barcelona, Budapest, pp 1-58
9. Picano E (1989) Dipyridamole-echocardiography test: historical background and physiologic basis. European Heart J 10: 365-376
10. Picano E (1992) Stress Echocardiography. From Pathophysiological Toy to Diagnostic Tool. Circulation 85: 1605-1612
11. Van Rugge FP, van der Wall EE, Bruschke AVG (1992) New developments in pharmacologic stress imaging. Am Heart J 124: 468-485
12. Salustri A, Fioretti PM, McNeill AJ, Pozzoli MMA, Roelandt JRTC (1992) Pharmacological stress echocardiography in the diagnosis of coronary artery disease and myocardial ischemia: a comparison between dobutamine and dipyridamole. European Heart Journal 13: 1356-1362
13. Salustri A, Pozzoli MMA, Hermans W, Ilmer B, Cornel JH, Reijs AEM, Roelandt JRTC, Fioretti PM (1992) Relationship between exercise echocardiography and perfusion single-photon emission computed tomography in patients with single-vessel coronary artery disease. Am Heart J 124: 75-83
14. Salustri A, Pozzoli MMA, Reijs AEM, Fioretti PM, Roelandt JRTC (1991) Comparison of exercise echocardiography with myocardial perfusion scintigraphy for the diagnosis of coronary artery disease. Herz 16: 388-394
15. Segar DS, Brown SE, Sawada SG, Ryan T, Feigenbaum H (1992) Dobutamine Stress Echocardiography: Correlation With Coronary Lesion Severity as Determined by Quantitative Angiography. J Am Coll Cardiol 19: 1197-1202
16. Segar DS, Sawada SG, Brown SE, Ryan T, Armstrong WF, Feigenbaum H (1990) Dobutamine Stress Echocardiography: Correlation of Dose Responsiveness and Quantitative Angiography (Abstract). J Am Coll Cardiol 15: 234A
17. Sheikh KH, Bengtson JR, Helmy Sherif, Juarez C, Burgess R, Bashore TM, Kisslo J (1990) Relation of Quantitative Coronary Lesion Measurements to the Development of Exercise-Induced Ischemia Assessed by Exercise Echocardiography. J Am Coll Cardiol 15: 1043-1051

2.3 Streß(-Doppler-)echokardiographie und Hämodynamik

2.3.1 Zentrale Flußdynamik und normale links- und rechtsventrikuläre Funktion

2.3.1.1 Systolische Funktion

Im Rahmen der streßechokardiographischen Bewertung der systolischen linksventrikulären Funktion über die Analyse der myokardialen Wandbewegung sind die Ejektionsfraktion (EF) sowie Parameter der regionalen Myokardkinetik in der Praxis häufig genutzte Größen. Die Bestimmung des Schlagvolumens (SV) und hiervon abgeleiteter hämodynamischer Parameter wie Herzminutenvolumen (HMV) und Herzindex (HI) mittels zweidimensionaler Echokardiographie konnte sich bereits unter Ruhebedingungen wegen der zu großen Fehlerbreite nicht durchsetzen.

Ein neuer Lösungsansatz zeichnet sich diesbezüglich mit der dynamischen dreidimensionalen Echokardiographie, einem neuen echo-computertomographischen Verfahren auf der Grundlage der transösophagealen Echokardiographie (15) ab. Hierbei werden von einem vertikal beweglichen Transducer etwa 100 zweidimensionale Schichtbilder aufgenommen und digitalisiert (Abb. 2.7a, b), aus denen sich sehr genau alle Strukturen des Herzens und somit auch die intrakavitären Volumina rekonstruieren lassen. Ob dieses Verfahren auch unter Belastung, beispielsweise medikamentös induziertem Streß, eingesetzt werden kann, wurde bislang noch nicht untersucht. Zur Zeit wird eine transthorakale Technik zur dreidimensionalen Rekonstruktion und Volumetrie erprobt. Bei diesem Verfahren werden rotierende Schallköpfe über eines der bekannten transthorakalen Schallfenster („transthoracic rotational scanning") geführt, um einen dreidimensionalen Datensatz zu erhalten. Ob diese Methode eine dynamische Streßinduktion zuläßt, wird Gegenstand zukünftiger Untersuchungen sein. Eine weitere Entwicklung beschäftigt sich mit der dreidimensionalen Rekonstruktion von Farb-Doppler-Signalen. Dabei zeichnet sich ab, daß mittels dreidimensionaler Rekonstruktion in absehbarer Zeit nicht nur aus der Wandbewegung abgeleitete Volumenparameter, sondern auch Doppler-technisch gewonnene Fluß- und Volumendaten analysierbar sein werden.

Im Gegensatz zu diesen streßechokardiographisch gewonnenen Parametern stellt die orientierende Bestimmung von Volumenparametern mittels Doppler-Technik über die Messung der maximalen systolischen Flußgeschwindigkeit an der Aortenwurzel eine anerkannte, jedoch wenig verbreitete Methode zur Beurteilung der systolischen linksventrikulären Funktion dar (4, 7, 12). Hierbei kommen folgende CW-Doppler-Meßverfahren zur Anwendung (Normwerte siehe Tabelle 2.1):

1. Die Bestimmung der Ejektionsfraktion (EF) aus der maximalen Flußgeschwindigkeit an der Aortenwurzel (Vm in cm/s) (Abb. 2.8) (8):

$$EF\ (\%) = (V_m - 25)/1{,}62 \qquad r = 0{,}73$$

2. Die Bestimmung der Ejektionsfraktion (EF) über die mittlere aortale Flußgeschwindigkeitsbeschleunigung (ACC in cm/s^2) (Abb. 2.9) (16):

$$EF\ (\%) = (ACC \cdot t_{(V=0 - V_m)} - 25)/1{,}62 \qquad r < 0{,}70$$

3. Die Bestimmung des Herzminutenvolumens (HMV) aus der Herzfrequenz (HF), dem Aortenwurzeldiameter (d) und dem Geschwindigkeit-Zeitintegral des aortalen Flusses (Int. (v)) (18):

$$HMV\ (l/min.) = HF \cdot \pi \cdot (d/2)^2 \cdot Int\ (v) \qquad r = 0{,}93$$

Die Angaben zur Korrelation zwischen Doppler- und zweidimensionalen Volumenparametern beziehen sich auf Ruheuntersuchungen. Hier besteht die Möglichkeit der suprasternalen Flußgeschwindigkeitsmessung in der Aorta, die bei dynamischer Belastung nicht gegeben ist. Alternativ kann die Registrierung des Geschwindigkeitssignals auch von apikal erfolgen. Dies ist bei der Mehrzahl der Patienten auch unter dynamischer Belastung möglich. Allerdings kommt es häufig zu Ungenauigkeiten infolge von Winkelfehlern und eines unzureichend intensiven Strömungsprofils. Bei der Bestimmung des HMV ergibt sich eine zusätzliche Fehlerquelle, die aus einer ungenauen Messung des Aortenwurzeldiameters, der im Quadrat in die Berechnung eingeht, resultiert. Eine weitere Methode zur Berechnung des HMV ist durch die Bestimmung der maximalen diastolischen Flußgeschwindigkeit an der Mitralklappe gegeben. Dies setzt jedoch die Messung der Mitralöffnungsfläche voraus, die infolge der großen zyklischen Variabilität des diastolischen Mitralringdiameters mit einem sehr hohen Fehler verbunden ist. Die Mitralismethode findet deshalb kaum Anwendung.

Prinzipiell sind die angegebenen Korrelationen auch für die Flußgeschwindigkeit im rechtsventrikulären Ausflußtrakt bzw. an der Pulmonalklappe gültig. Da jedoch wegen der vergleichsweise niedrigeren Flußgeschwindigkeiten im rechten Herzen schwächere Doppler-Signale resultieren und das rechtsventrikuläre Schlagvolumen außer bei Vorliegen von Shuntvitien dem linksventrikulären entspricht, empfiehlt sich eine belastungsechokardiographische Bewertung der systolischen Funktion anhand von Doppler-Mes-

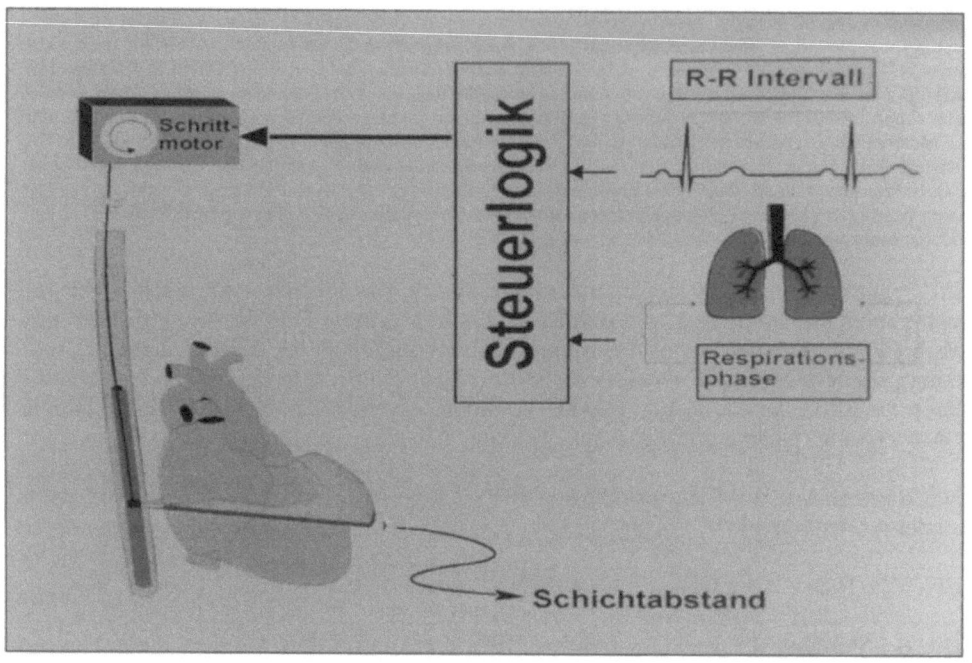

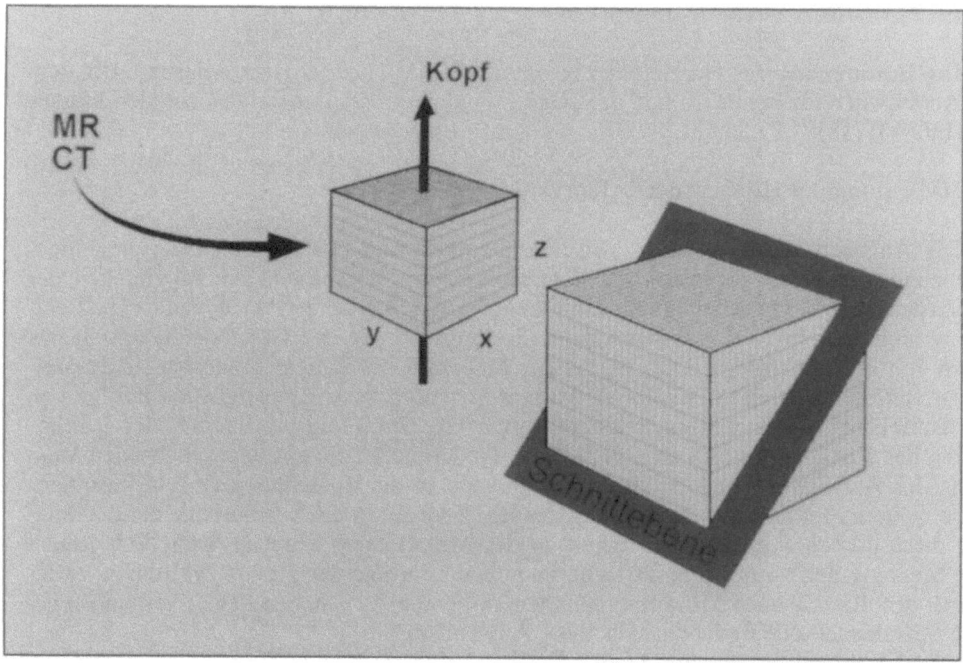

Abb. 2.7 Prinzip der dynamischen dreidimensionalen Echokardiographie. **a.** Bilddatenerfassung, **b.** Berechnung „synthetischer" Schnittbilder

Pathophysiologische Basis 17

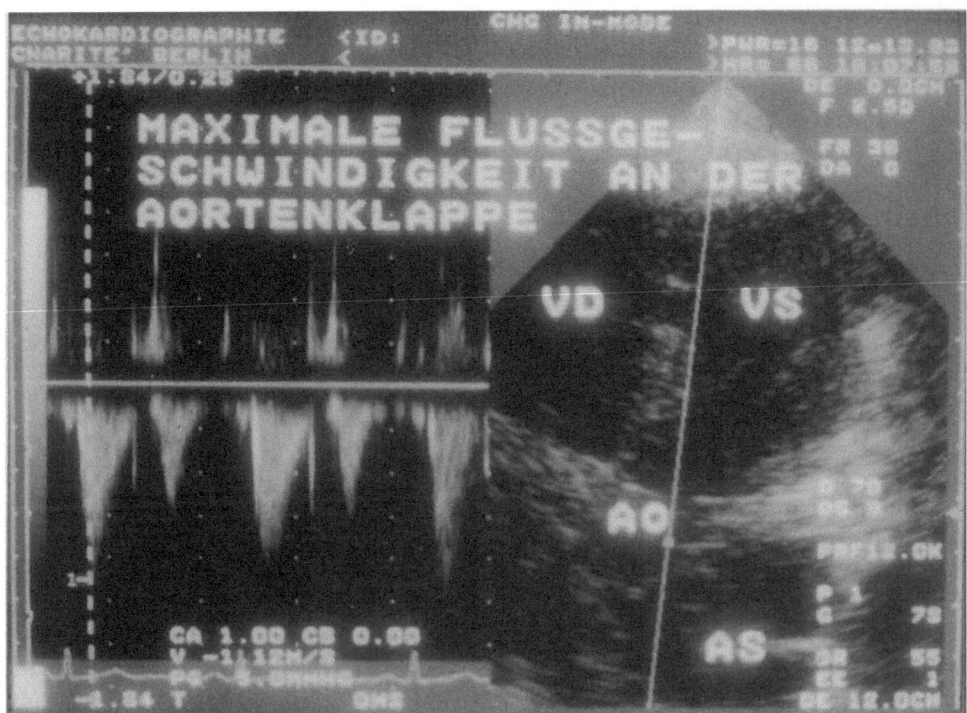

Abb. 2.8. Maximale Flußgeschwindigkeit an der Aortenklappe

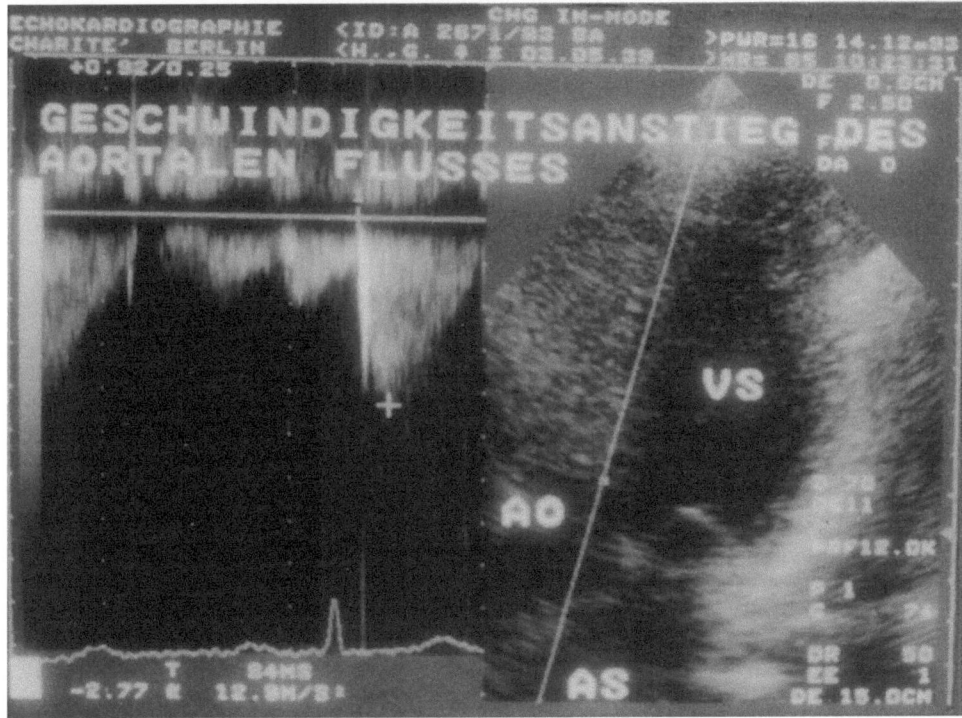

Abb. 2.9. Geschwindigkeitsanstieg des aortalen Flusses

Tabelle 2.1. Systolische hämodynamische Funktionsparameter

Funktionsparameter	Normwerte in Ruhe	
Vm	135 (100 -170) cm/s	(18)
ACC	955 (735 - 1318) cm/s^2	(19)
Int. (v)	15,7 (12,6 - 22,5) cm	(19)

Vm - maximale systolische Flußgeschwindigkeit an der Aortenwurzel; ACC - mittlere aortale Flußgeschwindigkeitsbeschleunigung; Int. (v) - Geschwindigkeit-Zeitintegral des aortalen Flusses

sungen nicht. Die Doppler-Methoden zur Bestimmung von Volumenparametern werden durch Rhythmusstörungen maßgeblich limitiert.

2.3.1.2 Diastolische Funktion

Echokardiographische Untersuchungen unter Belastung dienten bislang vorzugsweise zur Erhöhung der Sensitivität bezüglich einer Einschränkung der myokardialen Pumpfunktion. Eine neue und noch wenig etablierte belastungsechokardiographische Methode dient der Bewertung der diastolischen Funktion beider Ventrikel (2, 3, 14). Die Diastole kann in vier Phasen unterteilt werden: isovolumetrische Relaxation, frühe schnelle Füllungsphase, Diastase und Vorhofsystole. In der frühen, schnellen Füllungsphase gelangen 60 bis 80% des Schlagvolumens passiv in den linken Ventrikel. In der Diastase fließt das aus den Lungen kommende Blut durch den Vorhof in den linken Ventrikel. Die Vorhofkontraktion führt zu einem verstärkten Bluteinstrom in den linken Ventrikel mit Anstieg des linksventrikulären Drucks und Volumens (5).

Mit Hilfe des gepulsten (PW) Dopplers wird ein transmitrales bzw. transtrikuspidales Flußprofil registriert (Abb. 2.10a-c). Zu diesem Zweck wird das Doppler-sample-volume (2–3 mm) zwischen die Enden der diastolisch separierten Mitral- bzw. Trikuspidalklappensegel positioniert. Aus dem diastolischen Doppler-Flußprofil können planimetrisch eine Vielzahl von Parametern ermittelt werden. Letztlich haben sich aus der großen Zahl der Parameter nur sehr wenige als praktisch relevant erwiesen, die zunehmend auch im Rahmen der Belastungsechokardiographie Bedeutung erlangen (Normwerte siehe Tabelle 2.2):
- die frühdiastolische maximale Einstromgeschwindigkeit (V_E),
- die spätdiastolische maximale Einstromgeschwindigkeit (V_A),
- die frühdiastolische mittlere Einstromgeschwindigkeit (E),
- die spätdiastolische mittlere Einstromgeschwindigkeit (A),
- das Verhältnis V_E/V_A,
- das Verhältnis E/A.

Für eine Belastung bis 75 W konnten lediglich geringe Normwertveränderungen bei gesunden Probanden nachgewiesen werden, wobei sich der Anteil der Vorhofkontraktion unter Belastung etwas erhöht (1). Erst nach maximaler dynamischer Belastung kommt es bei untrainierten Gesunden zu Veränderungen des Flußprofils (17).

Belastungstest

Für die Beurteilung der diastolischen Funktion unter Belastung wird die fahrradergometrische Streßprovokation favorisiert. Die elektrische Vorhofstimulation sowie die phar-

Pathophysiologische Basis 19

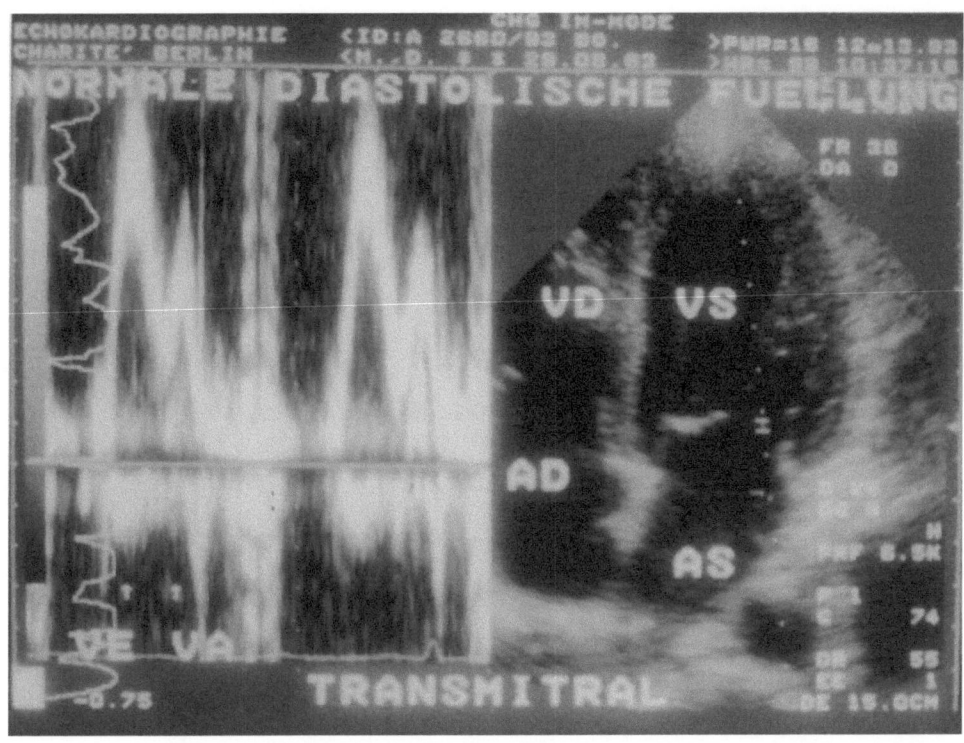

2.10a

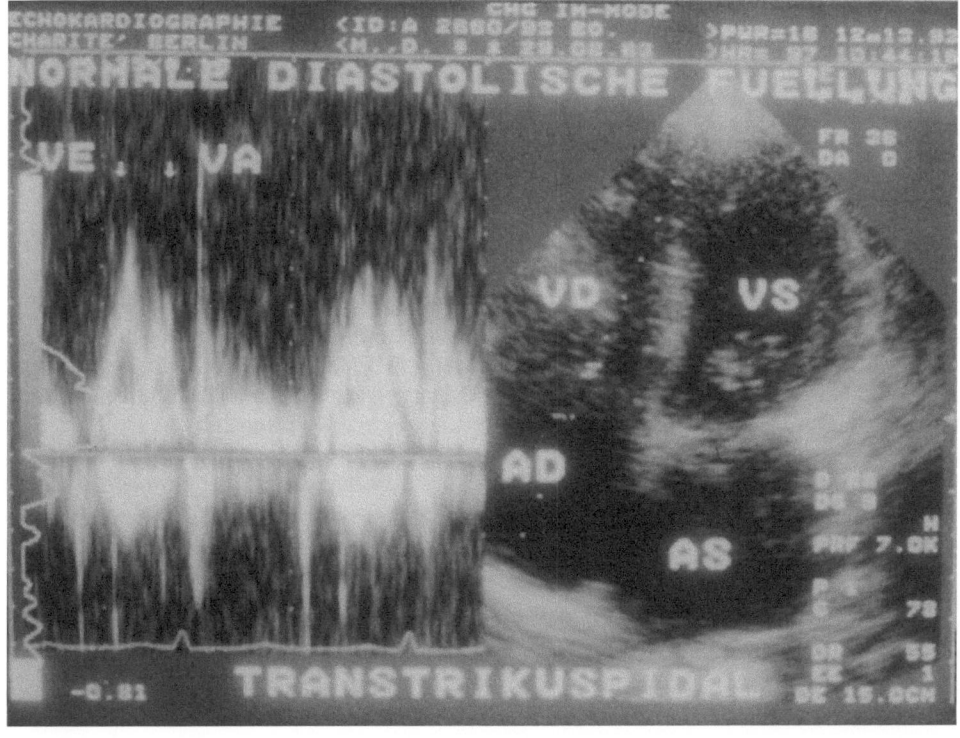

2.10b

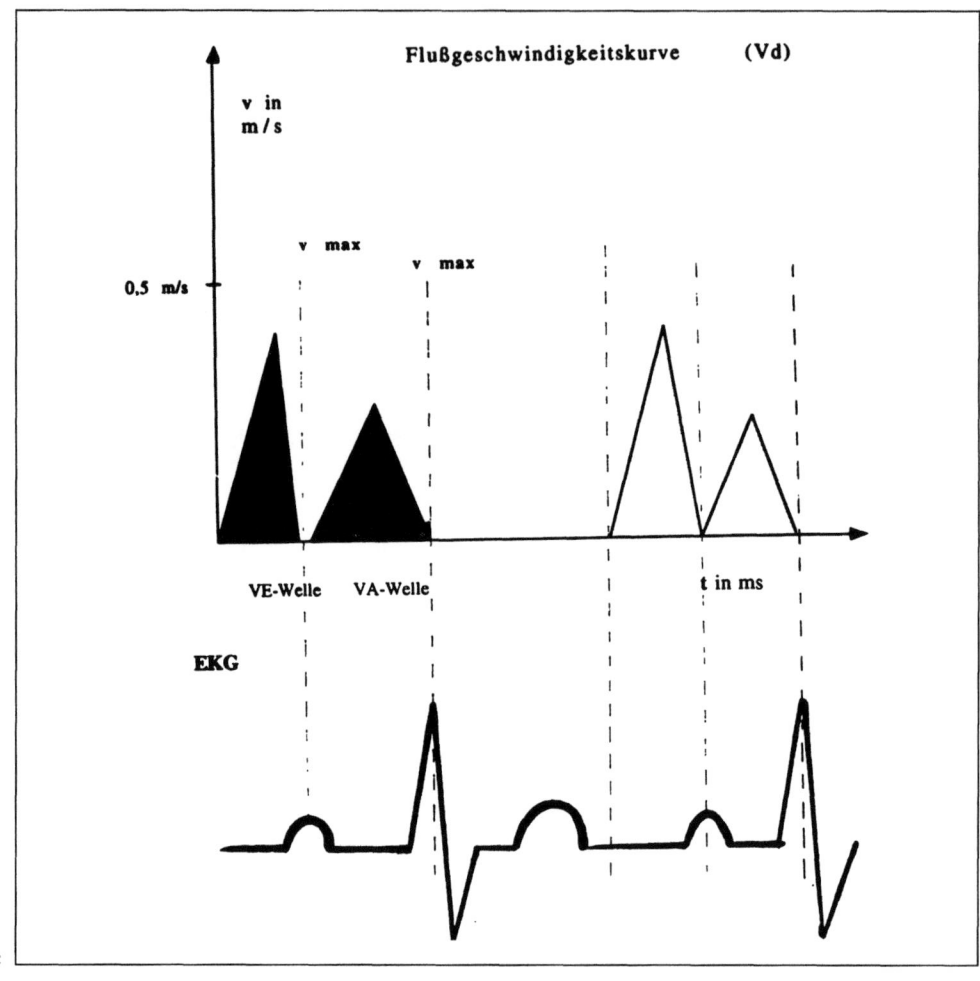

Abb. 2.10a-c. Normales diastolisches Einstromprofil an den atrioventrikulären Klappen

makologische Streßinduktion führen zu einem primären Herzfrequenzanstieg, der eine Verschmelzung der früh- und spätdiastolischen Anteile des Einstromprofils zur Folge hat. Dies tritt prinzipiell auch bei der dynamischen Belastung auf, hier jedoch später und auf einer höheren Belastungsstufe. Zur Anschallung während der Belastung hat sich die apikale Vierkammerdarstellung bewährt. Bei unzureichender Intensität des Doppler-Signals an der Trikuspidalklappe kann zur Beurteilung der Rechtsherzfunktion auch die parasternale kurze Achse gewählt werden. Eine Abhängigkeit der atrioventrikulären Flußparameter vom systolischen und diastolischen arteriellen Blutdruck sowie vom Geschlecht konnte nicht nachgewiesen werden (19, 20). Die transmitralen, insbesondere jedoch die transtrikuspidalen Doppler-Parameter weisen eine Atemabhängigkeit auf. Deshalb erfolgt die Bestimmung der diastolischen Funktionsparameter in Atemmittellage. Nach vorheriger In- und Expiration unterbricht der Patient unter der Belastung für 2 bis 3 s die Atmung. Das Atemregime wird dem Patienten vor Beginn des Belastungstests erläutert. Der Belastungstest erfolgt beginnend mit 25 W in Steigerungsstufen zu 5 min und 25 W bis zu 75 W.

Tabelle 2.2. Diastolische hämodynamische Funktionsparameter

	Mitralklappe		Trikuspidalklappe	
	Ruhe	Belastung bis 75 W	Ruhe	Belastung bis 75 W
V_E (cm/s)	59+/-12	84+/-34	52+/-11	67+/-22
V_A (cm/s)	42+/-7	74+/-22	38+/-10	46+/-12
E (cm/s)	33+/-9	53+/-23	28+/-6	38+/-12
A (cm/s)	24+/-6	43+/-15	21+/-7	25+/-7
V_E/V_A	1,34+/-0,17	1,17+/-0,28	1,30+/-0,30	1,45+/-0,18
E/A	1,41+/-0,22	1,29+/-0,40	1,43+/-0,36	1,50+/-0,26

V_E - frühdiastolische Maximalgeschwindigkeit; V_A - atriale Maximalgeschwindigkeit; E - mittlere frühdiastolische Geschwindigkeit, A - mittlere spätdiastolische Geschwindigkeit; Alle Angaben als Normwert +/- Standardabweichung

2.3.2 Zentrale Flußdynamik und links- sowie rechtsventrikuläre Dysfunktion

2.3.2.1 Systolische Funktion

Aufgrund des linearen Zusammenhangs zwischen der maximalen Flußgeschwindigkeit bzw. der Flußgeschwindigkeitsbeschleunigung an der Aortenwurzel und den hämodynamischen Volumenparametern kommt es bei Beeinträchtigung der Pumpfunktion zu einer Abnahme der Flußgeschwindigkeit und zu einem verzögerten Flußgeschwindigkeitsanstieg.

2.3.2.2 Diastolische Funktion

Die diastolische Dysfunktion tritt im Ergebnis einer Kalziumüberladung der Zelle auf, die im Zuge eines intrazellulären ATP-Mangels entsteht und eine verzögerte Relaxation des Myokards nachsichzieht (11). Kompensatorisch kommt es zu einer Verstärkung der atrialen Kontraktion.

Das Verhältnis von V_E/V_A fällt auf Werte unter 1 ab (14). Die aktive, spätdiastolische Füllung gleicht somit den zu geringen frühdiastolischen und relaxationsabhängigen Einstrom aus (Abb. 2.11a, b). Kommt es bei fortgeschrittener Kongestion zum Anstieg des pulmonal-kapillären Verschlußdruckes (PCWP) und damit des mittleren linksatrialen Druckes, so gleicht sich die Druckdifferenz zwischen linkem Vorhof und Ventrikel wieder etwa den physiologischen Bedingungen an, jedoch auf höherem Druckniveau (2). Dies hat eine erneute Umkehr des Verhältnisses von V_E/V_A auf Werte > 1 zur Folge. Das Flußprofil kann dann nicht von dem eines gesunden Probanden unterschieden werden. An der Trikuspidalklappe kommt es unter der Voraussetzung, daß pulmonale Erkrankungen ausgeschlossen werden können, erst bei fortgeschrittener Links-Rechtsherzinsuffizienz zum Abfall der frühdiastolischen und zum Anstieg der spätdiastolischen maximalen Einstromgeschwindigkeit ($V_E/V_A<1$). Eine erneute Umkehr der Einstromanteile wie an der Mitralklappe wurde auch bei schwerer Herzinsuffizienz nicht beobachtet (1). Durch fahrradergometrische Belastung lassen sich die genannten Veränderungen der Einstromprofile am kompensiert insuffizienten Herz induzieren (6). Durch die kombinierte Untersuchung der transmitralen und transtrikuspidalen Einstromprofile in Ruhe und unter Belastung ist es möglich, die bei einer isolierten Bewertung des Flußprofils an der Mitralklappe begrenzte Sensitivität der Doppler-Parameter bei Herzinsuffizienz erheb-

22 Pathophysiologische Basis

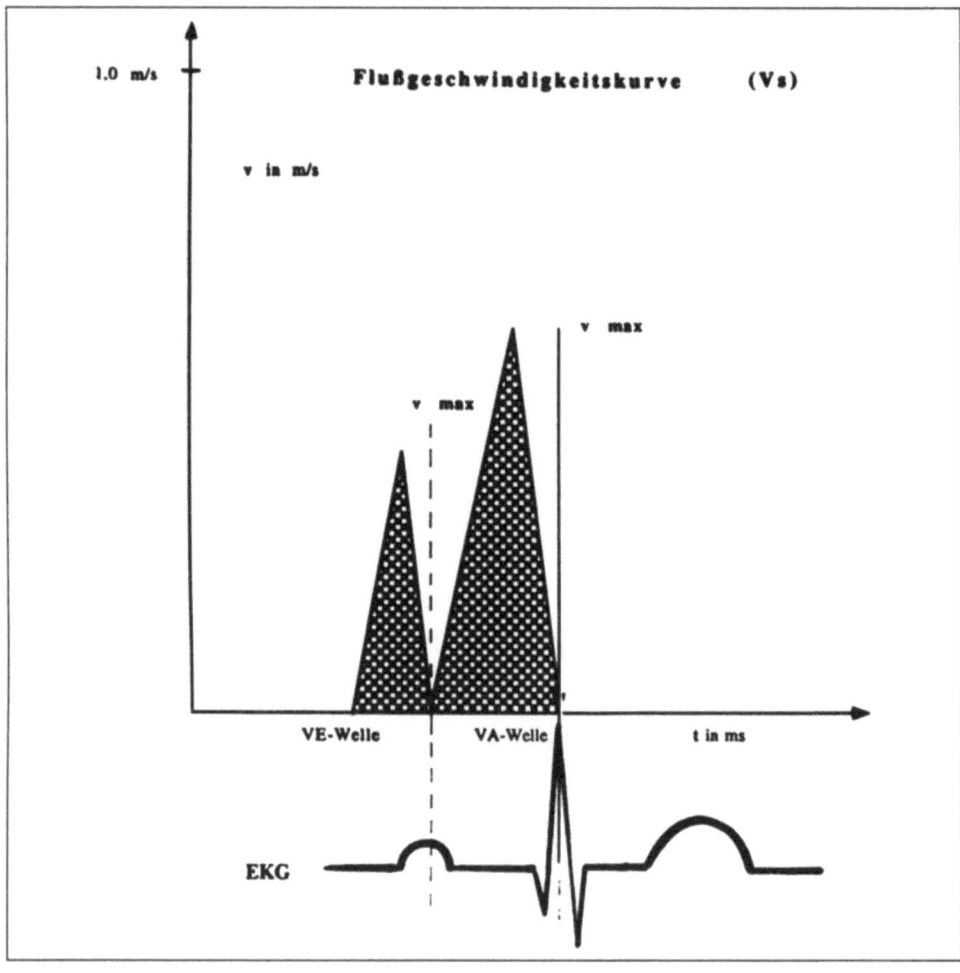

2.11.a

Abb. 2.11a, b. Einstromprofil bei diastolischer Füllungsbehinderung

lich zu verbessern. Veränderte Einstromprofile können jedoch nur unterhalb des 60. Lebensjahres als pathologisch angesehen werden (9, 13). Bei älteren Probanden wurden veränderte Doppler-Parameter auch ohne Vorliegen einer Herzkrankheit nachgewiesen (10, 21). Die mittleren diastolischen Einstromgeschwindigkeiten sowie der E/A-Quotient verhalten sich in der Tendenz ebenso wie die maximalen Geschwindigkeiten, sind jedoch weniger sensitiv als die maximalen Flußgeschwindigkeiten. Den mittleren Flußgeschwindigkeitsparametern kommt daher eine ergänzende Funktion zu.

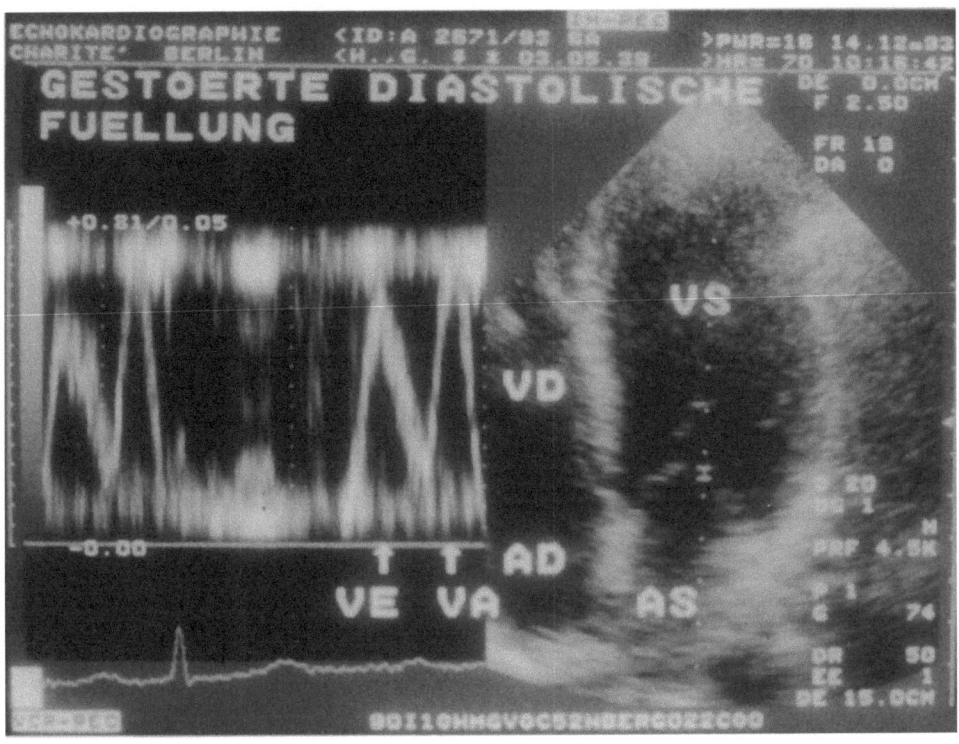

2.11b

Literatur zu Kapitel 2.3

1. Bartel T, Müller S, Borges AC, Baumann G (1994) Left and right heart Doppler stress echo in congestive heart failure. Int J Cardiac Imaging 10 (2)
2. Bartel T, Müller S, Borges AC, Förster A (1993) Doppler stress echocardiography of the left and right ventricle: A new echo device to quantify left ventricular backward failure. Eur J Med 2: 135-142
3. Bartel T, Müller S, Förster A, Borges AC (1993) Doppler-Belastungsechokardiographie des rechten Ventrikels: Einbeziehung der links-rechtsventrikulären Interaktion zur Beurteilung der Linksherzinsuffizienz. Herz/Kreisl 25: 195-199
4. Bennett ED, Barclay SA, Davis AL, Mannering D, Mehta N (1984) Ascending aortic blood velocity and acceleration using Doppler ultrasound in the assessment of left ventricular function. Cardiovasc Res 18: 632-636
5. Borges AC, Müller S, Bartel T (1993) Diagnostischer Wert der Belastungsechokardiographie - Teil I und II. Herz/Kreisl 25: 124-127 und 140-146
6. Borges AC, Müller S, Bartel T (1993) Linksventrikuläre diastolische Dysfunktion nach Myokarditis-Doppler-echokardiographische Untersuchungen unter Belastung. Herz/Kreisl 25: 330-334
7. Chandraratna PAN, Silveira B, Aronow WS (1980) Assessment of left ventricular function by determination of maximum acceleration of blood flow in the aorta using continuous Doppler ultrasound. Am J Cardiol 45: 398-403
8. Gardin JM, Lloyd IT, Elkayan U, Tobis J, Childs J, Burr CS, Henry WL (1983) Evaluation of dilated cardiomyopathy by pulsed Doppler echocardiography. Am Heart J 106: 1057-1065
9. Hatle L (1984) Maximal blood flow velocities - hemodynamic data obtained noninvasively with CW-Doppler ultrasound. Med Biol 10: 225-228
10. Iwase M, Sotobata I, Takagi S, Miyaguchi K, Jing AX, Yokota M (1987) Effects of diltiazem on left ventricular diastolic behavior in patients with hypertrophic cardiomyopathy: evaluation with exercise pulsed Doppler echocardiography. J Am Coll Cardiol 9: 1099-1105
11. Kihara Y, Morgan JP (1991) Intracellular calcium and ventricular fibrillation. Studies in the aequorin-loaded isovolumetric ferret heart. Circ Res 68: 1378-1389

12. Levy B, Targett RC, Bardou A, McLlroy MB (1985) Quantitative ascending aortic Doppler blood velocity in normal human subjects. Cardiovasc Res 19: 383-386
13. Missri J (1990) Clinical Doppler echocardiography. Mcgraw-Hill Service Information Company, New York, pp 161-162
14. Müller S, Bartel T, Förster A, Borges AC (1993) Die Bewertung der linksventrikulären diastolischen Dysfunktion mittels Doppler-Belastungsechokardiographie: Klinische Anwendung bei Patienten mit Herzinsuffizienz. Herz/Kreisl 25: 255-259
15. Pandian NG, Nanda NC, Schwartz SL, Fan P, Cao Q, Sanyal R, Hsu T, Mumm B, Wollschläger H, Weintraub A (1992) Three-dimensional and four-dimensional transesophageal echocardiographic imaging of the heart and aorta in humans using a computer tomographic imaging probe. Echocardiography 9: 677-687
16. Sabbah HN, Khja F, Brymer JF, McFarland TM, Albert DE, Sneider JE, Goldstein S, Stein PD (1986) Noninvasive evaluation of left ventricular performance based on peak aortic blood acceleration measured with a continouos-wave Doppler velocity meter. Circulation 74: 323-329
17. Störk TV, Möckel M, Eichstädt H, Müller RM, Hochrein H (1991) Noninvasive assessment by pulsed Doppler ultrasound of left ventricular filling behavior in long distance runners during marathon race. Am J Cardiol 68: 1237-1241
18. Trompler AT, Sold G, Vogt A, Kreuzer H (1985) Nichtinvasive Bestimmung des Herzzeitvolumens mit spektraler Doppler-Echokardiographie. Z Kardiol 74: 322-326
19. Van Dam I, Fast J, De Boo T (1988) Normal diastolic filling patterns of the left ventricle. Eur Heart J 9: 165-171
20. Vincent WCS, Gardin JM, Knoll ML, Weber MA (1990) Assessment of left ventricular systolic and diastolic function with Doppler echocardiography in hypertensive patients receiving intravenous medoxatol. Am Heart J 120: 87-95
21. Younis LT, Melin JA, Robert AR, Detry JMR (1990) Influence of age and sex on left ventricular volumes and ejection fraction during upright exercise in normal subjects. Eur Heart J 11: 916-924

3 Streßechokardiographie-Methoden

In kardiologischen Akut- und Rehabilitationskliniken und in kardiologischen Fachpraxen haben sich aus methodischen und praktischen Gründen die dynamischen Streßechokardiographiemethoden, insbesondere die Fahrrad-Ergometrie in sitzender oder halbsitzender Position, und unter den pharmakologischen Techniken die Dipyridamol- und Dobutamin-Streßechokardiographie durchgesetzt. In diesem Buch werden daher schwerpunktmäßig diese Routinetechniken eingehender vorgestellt und diskutiert. In Tabelle 3.1 sind die gängigsten Belastungs- bzw. Streßmodifikationen aufgeführt. Isometrische, elektrophysiologische und psychomentale Streßverfahren und alle transösophagealen Methoden kommen überwiegend bei wissenschaftlichen Fragestellungen zum Einsatz und sollen nur kurz besprochen werden.

Tabelle 3.1. Belastungs- und Streßmodifikationen

Aktive Streßechokardiographie	
▶ dynamisch	1. sitzend 2. liegend 3. halbsitzend 4. kombiniert liegend – halbsitzend 5. Laufband
▶ isometrisch*	„handgrip" bzw. Expander-Belastung
Passive Streßechokardiographie	
▶ pharmakologisch	1. Dipyridamol ± Atropin ± Ergometrie 2. Adenosin 3. Dobutamin ± Atropin 4. Kombinationen 5. Sonstige (z.B. Arbutamin, Enoximon, Ergonovin)
▶ hyperventilatorisch	
▶ elektrophysiologisch*	
▶ psychomental*	

* auch transösophageal möglich

3.1 Dynamische Streßechokardiographie

> Die dynamische Streßechokardiographie ist die gebräuchlichste der aktiven Techniken (1-11). Diese Art der Belastung liefert Ergebnisse, die am ehesten auf die Anforderungen des Alltags in Beruf und Freizeit übertragbar sind.

Sie kann in verschiedenen Modifikationen durchgeführt werden. In den USA ist die Laufbandergometrie sehr verbreitet. In Europa und auch bei uns in Deutschland kommt überwiegend die Ergometrie auf dem Standfahrrad zum Einsatz. Die Fahrradergometrie im Sitzen ist in der Kardiologie die mit Abstand verbreitetste Form der Belastung, gefolgt von der Liegendergometrie. Seit einigen Jahren findet in Deutschland die Ergometrie in halbsitzender Position zunehmend Verwendung. Im folgenden wollen wir die Besonderheiten der einzelnen Belastungsmodifikationen näher erläutern.

3.1.1 Belastungsmodifikationen

3.1.1.1 Fahrradergometrie im Sitzen

Diese Belastungsform hat den großen Vorteil, in fast jeder Institution vorhanden und fast allen Patienten vertraut zu sein. Sie besitzt infolgedessen eine annähernd uneingeschränkte Akzeptanz. Nur selten fühlen sich ältere Patienten oder auch solche aus anderen Kulturkreisen auf dem Fahrrad unsicher. Die Belastung auf dem Fahrrad in sitzender Position ist auf Alltagssituationen sehr gut übertragbar. Diesen Vorteilen steht der Nachteil gegenüber, für streßechokardiographische Untersuchungen nur bedingt geeignet zu sein. Der gewichtigste Grund liegt in der nicht stabilisierten Oberkörperposition, die das Anschallen erschwert. Zudem kann bei eingeschränktem Schallfenster im Sitzen allenfalls auf subkostale Schnitte ausgewichen werden (siehe Kapitel 9.3.2.2). Die meist recht gut zugänglichen apikalen Fenster in optimierter Linksseitenlage in Ruhe und vor allem unmittelbar nach Abbruch der Belastung stehen nicht zur Verfügung. Der Patient müßte dann schon vom Fahrrad steigen und - wie es beim Laufbandtest üblich ist - sich auf eine Liege legen. Diese Manöver kosten Zeit und verschlechtern die Sensitivität, da Ischämiephänomene schon wenige Sekunden nach Belastungsabbruch zurückgehen und sich folglich bei diesem Vorgehen der Registrierung entziehen können.

Die Fahrradergometrie im Sitzen ist bei entsprechender Patientenselektion und -instruktion und in geübter Hand aber durchaus eine auch für streßechokardiographische Untersuchungen geeignete Belastungsform. Keinesfalls sollten fehlende räumliche oder finanzielle Möglichkeiten zur Anschaffung eines Liegend/Halbsitzendergometers, wie es weiter unten beschrieben ist, dazu führen, mit der dynamischen Streßechokardiographie nicht zu beginnen. Sie bietet so viele Vorteile gegenüber dem Belastungs-EKG, daß es sich auf jeden Fall lohnt, die Methode zu erlernen und zu versuchen, mit den vorhandenen Möglichkeiten zurecht zu kommen.

3.1.1.2 Fahrradergometrie im Liegen

Ergometrische Belastungen in liegender Position sind weit verbreitet und kommen bei Belastungs-EKG- und Rechtsherzkatheteruntersuchungen zum Einsatz. Ruheschnitte können in liegender Position wie auf der normalen Echoliege gewonnen werden, besonders günstig in einer optimierten Linksseitenlage. Streßechokardiographische Untersuchungen in Rückenlage im Liegen sind allerdings aufgrund meist schlechter Echofenster bei parasternaler, apikaler wie subkostaler Anlotung unpraktikabel. Ist ein Liegendergometer vorhanden, so sollte daher die Belastung in halbsitzender Position (siehe unten) erfolgen, die wesentlich bessere Schallbedingungen verspricht.

3.1.1.3 Fahrradergometrie halbsitzend

In dieser Position sind wesentlich bessere Schallbedingungen für die Streßechokardiographie zu erwarten als bei liegenden Patienten. In den meisten aktiven Streßechokardiographielabors in Deutschland hat sich daher diese Belastungsmodifikation durchgesetzt. Wird allerdings ein herkömmliches Liegendergometer verwandt und der Patient im Halbsitzen belastet, verändert sich beim Aufrichten des Rückenteils die Oberkörper- zur Beinposition. Der Winkel zwischen Oberkörper und den Beinen wird kleiner und von Patienten gelegentlich als ungewohnt und unphysiologisch empfunden, aber so gut wie immer toleriert. Etwa 5-10% aller Patienten verfügen in halbsitzender Position bei parasternaler und apikaler Anlotung über kein ausreichendes Echofenster. In diesem Fall empfiehlt es sich, auf subkostale Schnitte auszuweichen (s. Kap. 9.3.2.2) oder besser von vorneherein eine Kombination aus liegender und halbsitzender Ergometrie anzustreben. Diese Vorgehensweise wird im folgenden Abschnitt näher beschrieben.

3.1.1.4 Fahrradergometrie kombiniert liegend und halbsitzend

In vielen Institutionen wird ein Liegendergometer für Belastungs-EKG- oder Einschwemmkatheteruntersuchungen vorhanden sein. Mit diesen Liegen sind Cineloops in optimierter Linksseitenlage und in halbsitzender Position in Ruhe wie unter Belastung möglich. Ein Ausschnitt in der Liegenauflagefläche, von jeder Polsterei leicht und kostengünstig anzufertigen, erleichtert das Anschallen wesentlich. Das Anheben in die halbsitzende Position und das Absenken nach Belastung in die liegende Stellung erfordern allerdings einen gewissen Kraftaufwand (Abb. 3.1a). Die neuen elektrisch verstellbaren Ergometer führen diese Manöver auf Knopfdruck aus, lassen sich als Ganzes in eine halbsitzende Position von 45 Grad fahren und vermeiden so ein Abknicken des Oberkörpers im Hüftgelenk (Abb. 3.1b).

> Die Kombination aus liegender und halbsitzender Fahrradergometrie vereint die Vorteile eines guten Echofensters in optimierter Linksseitenlage mit den Vorzügen einer stabileren Oberkörperposition im Vergleich zur Sitzendergometrie und deutlich besserer Schallfenster gegenüber der Rückenlage bei der Liegendergometrie. Diese Vorteile tragen zusätzlich zu einer höheren Auswertungsrate (siehe Kapitel 3.1.1.7) streßechokardiographischer Untersuchungen (13) bei.

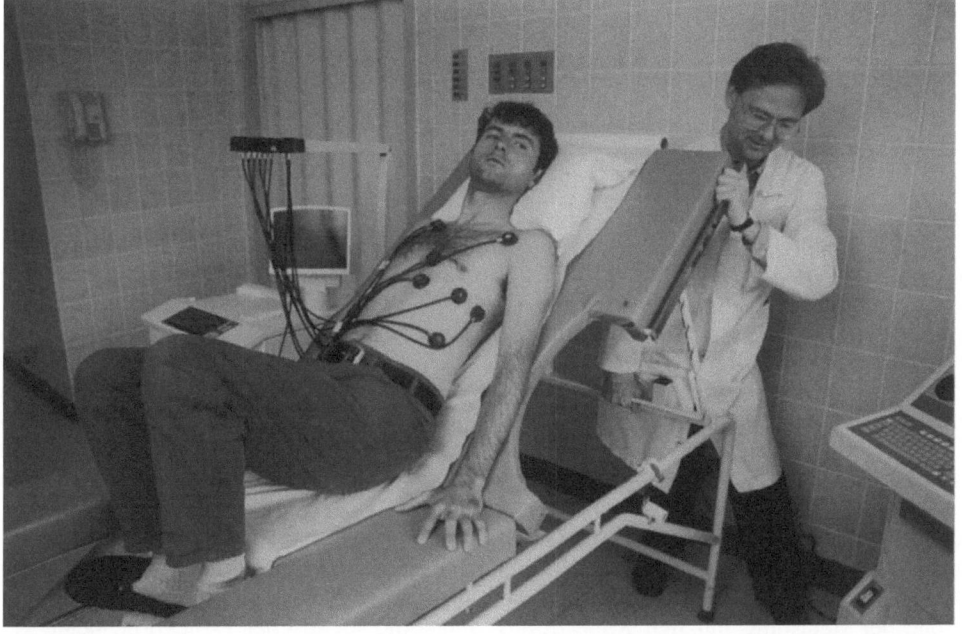

Abb. 3.1a. Älteres Liegendergometer mit Ausschnitt in der Auflagefläche und manueller Verstellung des Rückenteils

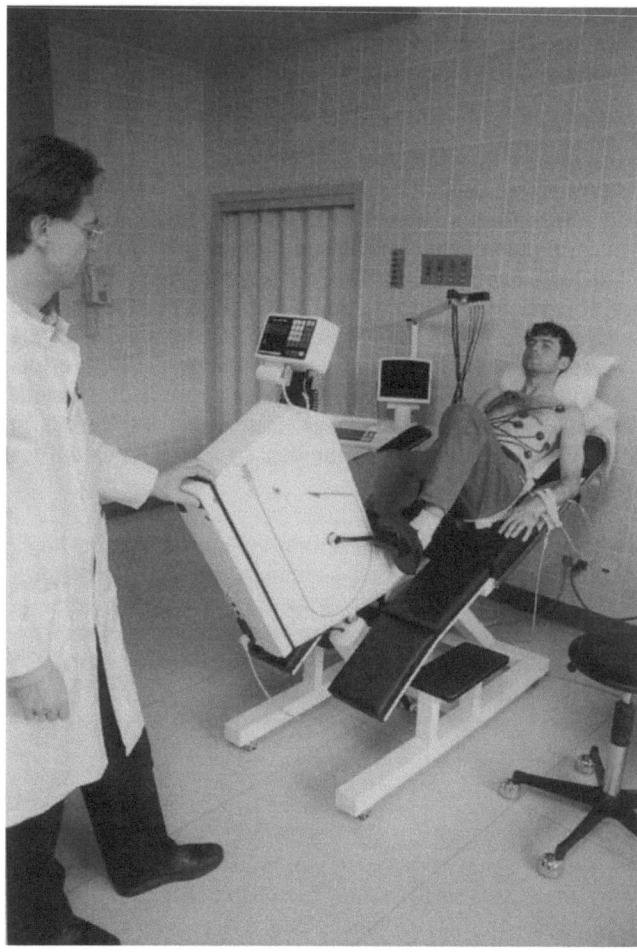

Abb. 3.1b. Modernes Liegend/Halbsitzendergometer mit Ausschnitt in der Auflagefläche und elektrischer Verstellmöglichkeit des gesamten Systems

Das kombinierte Schema (siehe Abb. 3.2) sieht vor, unter Ruhebedingungen repräsentative Echoschnitte, das heißt den Vier- (4CV) und Zweikammerblick (2CV), die apikale lange Achse (apLAX), die parasternale kurze Achse in Höhe der Papillarmuskeln (SAX mid) und ergänzende Schnitte zunächst in optimierter Linksseitenlage im Liegen zu gewinnen und abzuspeichern. Unmittelbar nach der Belastung, die in halbsitzender Position erfolgt, werden die Patienten wiederum in diese Linksseitenlage gebracht und die oben genannten Schnitte registriert. Dieses Vorgehen ermöglicht den Vergleich von Ruhe- und Post-exercise-Loops unter weitgehend identischen Anschallbedingungen. Wie schon erwähnt, werden die Patienten zur Belastung in eine halbsitzende Position gefahren. Zunächst erfolgt wiederum die Abspeicherung der oben genannten Standardschnitte unter Ruhebedingungen. Dann werden diese Schnitte während der Belastung kontinuierlich beobachtet, gegebenenfalls auf Videoband dokumentiert und zusätzlich auf jeder Belastungsstufe digital abgespeichert. Wir können dann Peak-exercise-Loops auf der Höhe der Belastung mit den Ruhe-Loops annähernd identischer Projektion, beide gewonnen in halbsitzender Position, vergleichen. Die kombinierte Belastungsform wird in Kapitel 9 nochmals Schritt für Schritt beschrieben.

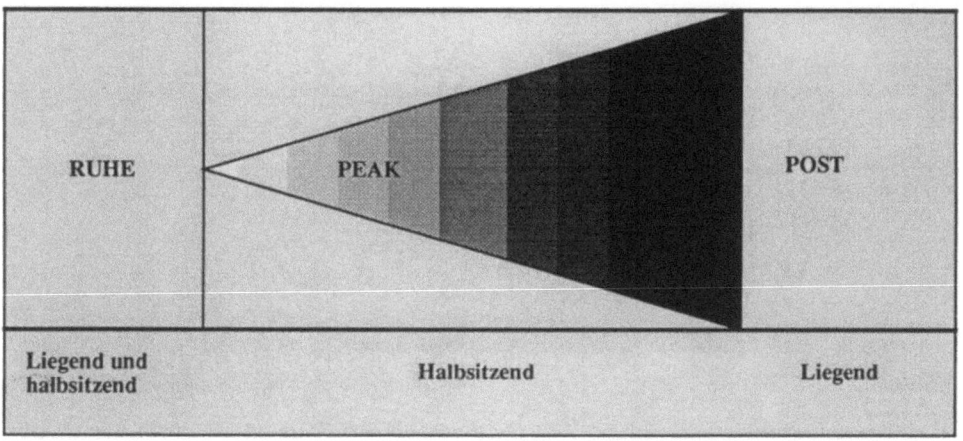

Abb. 3.2. Belastungsschema einer Kombination aus liegender und halbsitzender Fahrradergometrie

Weltweit arbeiten derzeit nur wenige Labors mit einem modifizierten Liegendergometer, bei dem sich das gesamte Ergometer in einer Linksschräglage befindet (14-17). Wir erproben derzeit den modifizierten Prototyp des in Abb. 3.1b gezeigten Systems, der sich stufenlos elektrisch maximal 20 Grad zur linken Seite neigen läßt und dadurch optimierte Anschallbedingungen verspricht.

3.1.1.5 Laufbandergometrie

Die Laufbandergometrie hat den Vorteil, die physiologischste der dynamischen Techniken zu sein, da sie das Gehen bzw. Laufen als Belastung einsetzt. Diese Belastungsform ist vor allem in den USA weit verbreitet, in Deutschland allerdings nur an vergleichsweise wenigen Institutionen gebräuchlich. Allerdings kann bei dieser Belastungsart der Beginn einer ischämischen Wandbewegungsstörung, also die Ischämieschwelle, nicht bestimmt und folglich ein großer Vorteil der aktiven streßechokardiographischen Methode nicht genutzt werden. Die für eine hohe Sensitivität so wichtigen Peak-Registrierungen sind nicht zu erhalten. Diese Ergometrieform zwingt dazu, sich auf Post-exercise-Aufnahmen zu beschränken. Die Patienten müssen dazu das Laufband sofort nach Beendigung der Belastung verlassen und sich auf eine Echoliege legen. Wertvolle Zeit geht verloren, während der Ischämiephänomene schon abgeklungen sein können. Aus diesem Grunde beginnt sich neuerdings auch in den USA die halbsitzende Fahrradergometrie durchzusetzen.

3.1.2 Belastungsprotokolle

> Eine dynamische Streßechokardiographie ist im Grunde genommen nichts anderes als eine echokardiographische Untersuchung während einer Ergometrie, im allgemeinen einer Fahrradergometrie. Je nach Fragestellung verwenden wir daher auch für die dynamische Streßechokardiographie die bekannten Ergometrieprotokolle.

Streßechokardiographie-Methoden

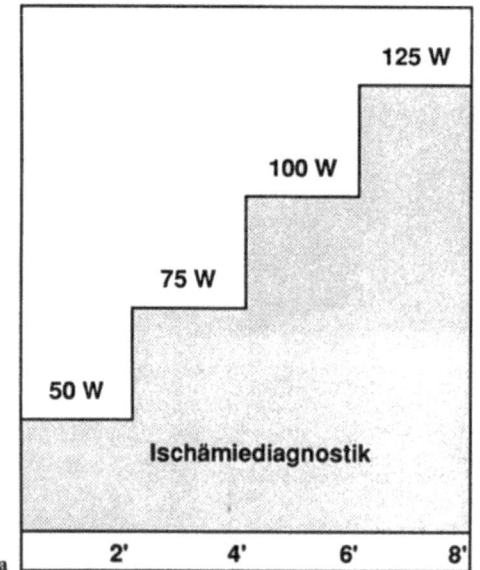
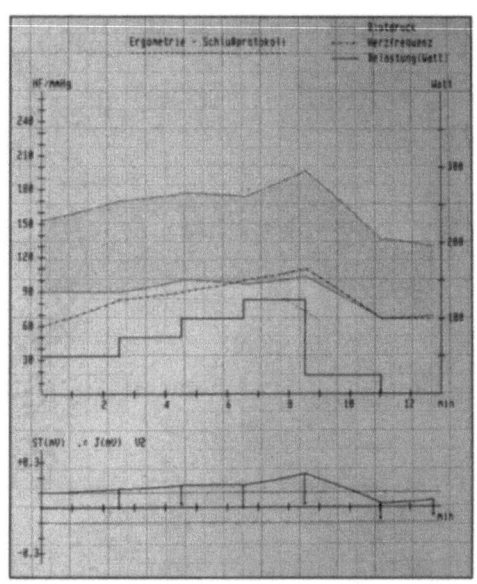
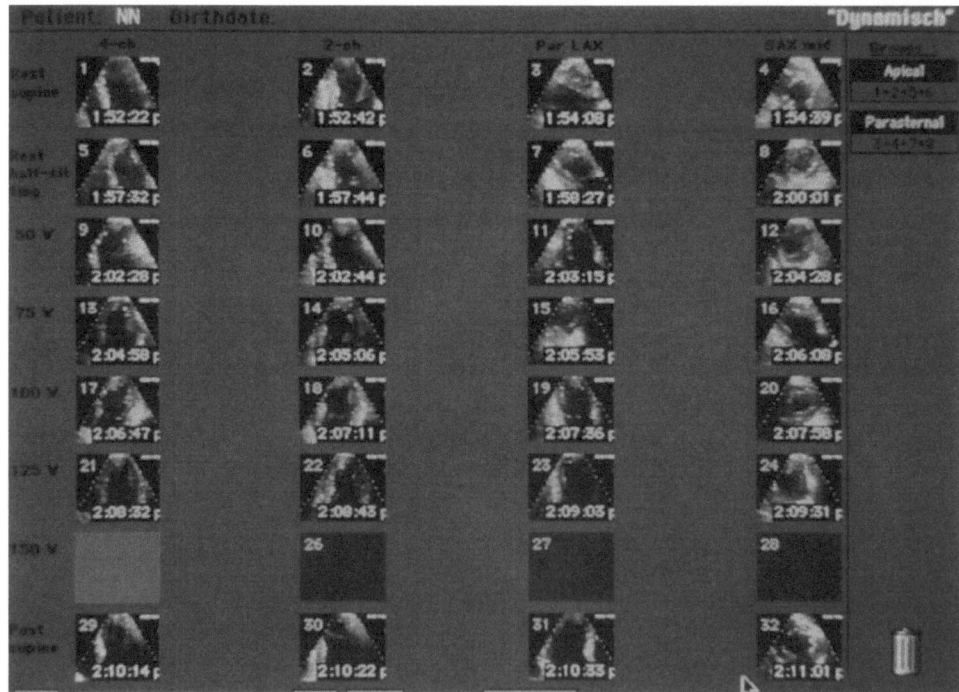

Abb. 3.3. Dynamische Streßechokardiographie und Protokoll zur Ischämiediagnostik. **3.3a.** Schema des diagnostischen Belastungsprotokolls. **3.3b.** EKG-Schlußprotokoll. **3.3c.** Streßechokardiographieprotokoll am Bildschirm der Auswertungseinheit

3.1.2.1 Ischämiediagnostik

Zur Ischämiediagnostik bedienen wir uns des weitgehend standardisierten Ergometrieprotokolls mit Beginn bei 25- bzw. 50 W, Steigerung um 25 W in 2minütigen Abständen bis zur Maximalbelastung und einer 4- bis 5minütigen Nachbeobachtungsphase. In Abb. 3.3a-c ist dieses Vorgehen als Schema, EKG-Schlußprotokoll und Streßechoprotokoll am Bildschirm der Auswertungseinheit dargestellt.

3.1.2.2 Beurteilung der Belastbarkeit

Wir setzen dieses Protokoll überwiegend für streßdopplerechokardiographische Beurteilungen der Gradientendynamik bei nativen und operierten Herzklappenerkrankungen ein. Üblicherweise wählen wir ein 4minütiges Steigerungsintervall und beginnen mit 25 W. Bei 6minütiger Steigerung wird die Gesamtbelastungszeit meist zu lang, Steady-state-Bedingungen werden auch bei 4minütigen Intervallen annähernd erreicht. In Abb. 3.4a-c ist dieses Belastungsprotokoll wiederum als Schema und EKG-Schlußbericht gezeigt.

3.1.3 Gerätetechnische Voraussetzungen

In jedem Streßechokardiographielabor ist eine *Notfallausrüstung* zur kardiopulmonalen Reanimation erforderlich. Dazu gehören alle für eine Wiederbelebung notwendigen Medikamente und Hilfsmittel einschließlich eines Defibrillators.

Das *Echokardiographiegerät* sollte für streßechokardiographische Untersuchungen über eine gut auflösende 2-D-Technologie verfügen. Sind auch Streßdopplerechokardiographien geplant, ist eine pw- und cw-Einrichtung notwendig, der Farbdoppler zur schnelleren und genaueren Plazierung des „sample volume" wünschenswert.

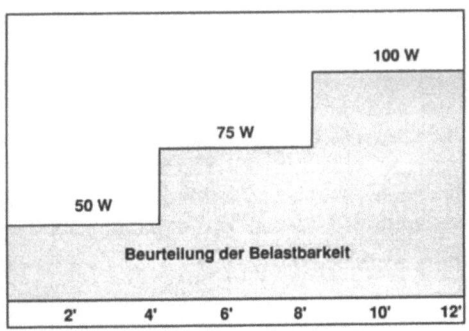
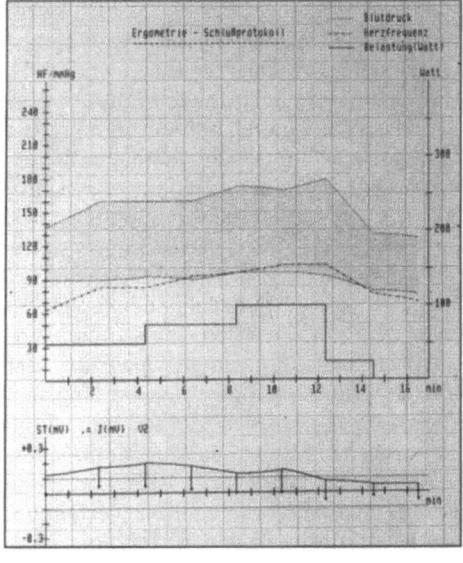

Abb. 3.4. Dynamische Streßechokardiographie und Protokoll zur Beurteilung der Belastbarkeit. **a.** Schema des Belastbarkeitsprotokolls. **b.** EKG-Schlußprotokoll

32   Streßechokardiographie-Methoden

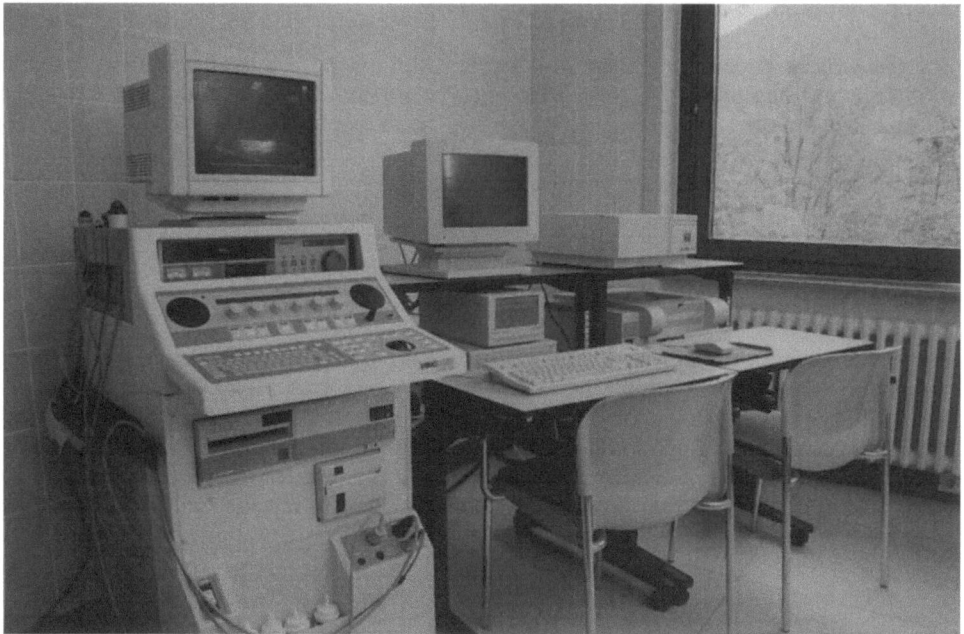

Abb. 3.5. Streßechokardiographieausrüstung unseres Labors: Farb-Doppler-Echokardiographiegerät und Streßechokardiographieauswertungseinheit

Ein *Videogerät* in VHS oder besser S-VHS-Qualität dient zur kontinuierlichen echokardiographischen Aufzeichnung und ermöglicht durch Vor- und Zurückspulen eine vergleichende Beurteilung der Wandbewegungen in Ruhe und unter Belastung.

Zusätzlich zur Videodokumentation werden die wichtigsten Standardschnitte in eine *Streßechokardiographie-Auswertungseinheit* transferiert. Dieser Datentransfer kann auf zweierlei Weise geschehen. Häufig erfolgt die Übertragung der Bildsequenzen analog über den Videoausgang. Im Auswertungssystem, das sich intern im Echokardiographiegerät oder in einer externen „work-station" befinden kann, werden die ankommenden Bildsequenzen nachträglich digital konvertiert und stehen dann zu vergleichenden Analysen in Videoqualität zur Verfügung. Andere Systeme (Abb. 3.5) erlauben den digitalen Transfer von Ultraschall-*Roh*daten. Diese können am Auswertungsgerät in gleicher Weise wie am Echokardiographiegerät bearbeitet werden, stehen sogar für Zusatzoptionen wie z.B. der radiofrequenzanalytischen Gewebecharakterisierung zur Verfügung und ermöglichen es, Bildsequenzen in originaler Echoqualität zu archivieren.

Hard- und Software der Streßechokardiographieauswertungseinheit hängen natürlich eng mit der vorhandenen oder anzuschaffenden Echokardiographieausrüstung zusammen. Da sich die Ultraschall- und Computertechnik enorm schnell weiterentwickelt, wäre es sinnlos, in einem Buch die derzeit verfügbaren Echokardiographiegeräte und Streßechokardiographie-Auswertungscomputer und Softwareprogramme vorzustellen. Wir möchten in diesem Zusammenhang jedoch generelle Anmerkungen zu diesen Systemen machen, die uns für den Routineeinsatz wichtig erscheinen.

Prinzipiell halten wir es für vorteilhaft, über eine vom Echokardiographiegerät getrennte Auswertungseinheit zu verfügen. Dieser Vorteil kommt zumindest in Institutionen zum Tragen, in denen mehrere Untersucher ein Echogerät benutzen, unter Umständen aber zur gleichen Zeit Bilddaten analysieren oder mit optionaler Zusatzsoftware an Graphik-, Meß- oder Textprogrammen arbeiten wollen. Wünschenswert ist eine Streßechokardiographiesoftware, die frei konfigurierbare Belastungsprotokolle (sogenannte „templates") anbietet. Insbesondere für die dynamische Streßechokardiographie ist es wichtig, über „templates" mit genügend Belastungsphasen zu verfügen. So sollten Bildspeicherungen in zwei Ruhe- (liegend und halbsitzend) und in mindestens acht Belastungslevels (50-225 W) sowie einer Nachbelastungsphase möglich sein. Dies ist bzw. war nicht bei allen Systemen der Fall, deren Softwarekonfiguration sich am pharmakologischen Streßprotokoll vom Dipyridamol-Typ orientiert, bei dem nur an wenigen definierten Zeitpunkten eine Bildabspeicherung erfolgt. Wichtig ist auch, darauf zu achten, daß die Streßechokardiographieprogramme nicht nur eine Abspeicherung auf der Höhe der Belastung zulassen, was bei allen Systemen möglich ist, sondern unmittelbar nach Abbruch der Belastung eine erneute Post-exercise-Abspeicherung gestatten und nicht durch den Speichervorgang der Peak-Bilder vom Rechner her noch blockiert sind.

> Zur ergometrischen Belastung empfehlen wir ein *Liegend/Halbsitzendergometer* (Abb. 3.6). Es vereint die Vorzüge eines Liegendergometers, indem es Echoschnitte in optimaler Linksseitenlage in Ruhe und unmittelbar nach der Belastung ermöglicht, mit den Vorteilen einer stabilen Oberkörperposition in nahezu sitzender Stellung während der Belastung. Ein Ausschnitt in der Auflagefläche in Herzhöhe erleichtert das Anschallen wesentlich.

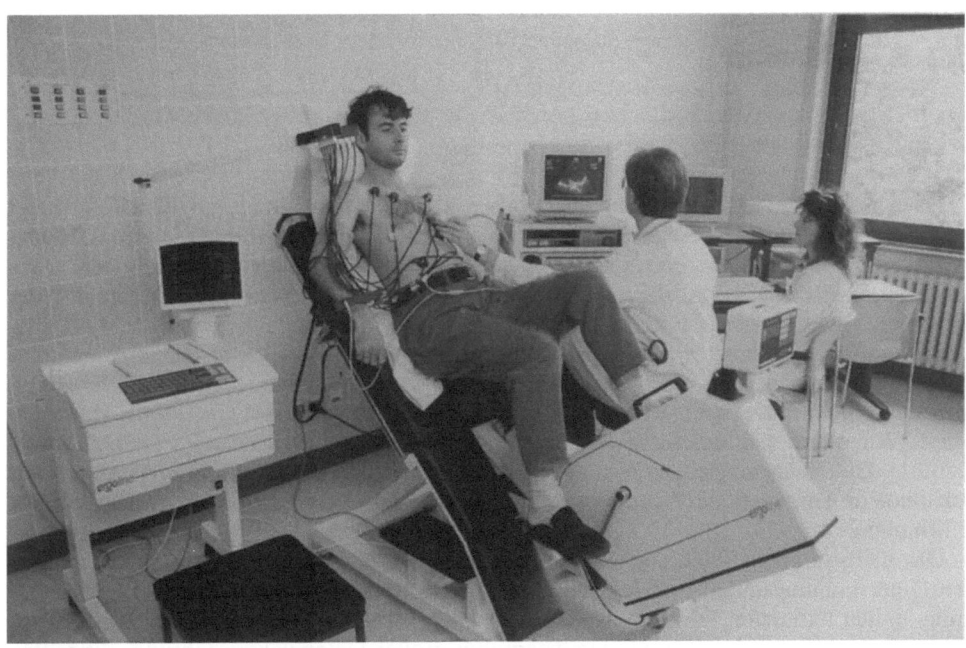

Abb. 3.6. Elektrisch verstellbares Liegend/Halbsitzendergometer

3.1.4 Personelle Voraussetzungen

Zunächst ist der *Untersucher* selbst gefordert. Er sollte über eine internistisch-kardiologische Mindestweiterbildung und eingehende Kenntnisse und Erfahrungen in der konventionellen Echokardiographie verfügen, möglichst unter Einschluß der Dopplertechniken.

> Um eigenverantwortlich untersuchen und selbständig befunden zu können, sollte der Untersucher mindestens 100 Streßechokardiographien unter qualifizierter Anleitung durchgeführt haben (siehe Kapitel 11).

Für verläßliche Untersuchungsergebnisse sind aber nicht nur profunde Kenntnisse entscheidend. Die dynamische Technik erfordert zu Beginn ein gehöriges Maß an Frustrationstoleranz und Durchhaltevermögen und auf Dauer einen Untersucher mit Geduld und Freude, exakt zu beobachten und zu analysieren.

Eine *EKG-Assistenz* ist zusätzlich erforderlich. Ihr obliegen die vorbereitenden Maßnahmen und das Registrieren des EKG, so daß sich der Untersucher ganz auf die echokardiographische Wandbewegungsanalyse konzentrieren kann.

Wünschenswert, aber nicht zwingend ist die Anwesenheit eines *zweiten Arztes*, der das Ergometrie-EKG überwacht. Sofern kein zweiter Arzt verfügbar ist, muß der Untersucher selbst die Möglichkeit haben, das mitlaufende EKG zu beobachten.

3.1.5. Zeitbedarf

> Im klinischen Alltag hat es sich bewährt, die Patienten zur Streßechokardiographie in halbstündlichen Abständen einzubestellen.

Etwa 5-10 Minuten werden für die vorbereitenden Maßnahmen auf dem Ergometer benötigt. In dieser Zeit werden die Patienten in Linksseitenlage gebracht, die Elektroden-Armklammern des Echogerätes angelegt, ein günstiges Echofenster gesucht, die standardisierten Ruheschnitte abgespeichert, die Patienten in Rückenlage gebracht, der Ergometersattel eingestellt und die Patienten in die 45°-Stellung gefahren. Anschließend kann der Patient probetreten, dann werden die EKG-Elektroden angelegt, das Ruhe-EKG geschrieben und die Ruheblutdruckmessung ausgelöst, in dieser halbsitzenden Position erneut ein gutes Schallfenster gesucht und Cineloops abgespeichert. Wir raten, sich ausreichend Zeit für diese Ruhephase zu nehmen (siehe Kapitel 9.3.2.1). Die Belastungsphase nimmt je nach gewähltem Streßprotokoll etwa eine Viertelstunde in Anspruch, die Nachbeobachtungsphase bei unkompliziertem Verlauf weitere 5 Minuten.

Das halbstündliche Untersuchungsintervall gewährleistet einen ruhigen, nicht gehetzten Untersuchungsablauf und läßt noch genügend Raum für eine kurze Befunderläuterung an den Patienten. In der Lernphase der Methode sollten eher 40 Minuten einkalkuliert werden. In einem eingespielten Team, bei großer Untersuchererfahrung, diagnostischen Belastungsprotokollen und einem Patientengut, das keine sehr hohen Belastungen erreicht, kann theoretisch auch in 20minütigen Abständen einbestellt werden. Wie meistens, so ist auch hier der goldene Mittelweg richtig, das heißt in der Regel ist ein halbstündliches Untersuchungsintervall zu bevorzugen.

3.1.6 Durchführbarkeit und Verträglichkeit

> Für streßechokardiographische Untersuchungen in der dynamischen Form, also im allgemeinen der Fahrradergometrie, gelten die gleichen Kontraindikationen und Vorsichtsmaßregeln wie für das herkömmliche Belastungs-EKG. Die Akzeptanz seitens der Patienten ist für die Streßechokardiographie mittels Fahrradergometrie ausgezeichnet.

Einzelheiten zu den Kontraindikationen sind in Kapitel 6, die ergometrischen und methodenspezifischen streßechokardiographischen Abbruchkriterien in Kapitel 9.3.2.3 ausführlich beschrieben. Die meisten Patienten empfinden die Beobachtung des schlagenden Herzens auf dem Bildschirm des Echokardiographiegerätes als außerordentlich interessant und diese Art einer Herzkreislaufbelastung als eine ganz besonders gründliche Untersuchung. Nur sehr wenige Patienten, meist ältere oder Angehörige anderer Kulturkreise, haben Mühe mit dem Fahrradfahren zurechtzukommen. Selbstverständlich kann eine Fahrradergometrie bei Patienten mit peripher arterieller Verschlußkrankheit oder orthopädischen Erkrankungen erschwert oder unmöglich sein. In diesen Situationen bieten sich die pharmakologischen Tests als Alternative an.

3.1.7 Auswertungsraten, Sensitivität und Spezifität

Der Anteil streßechokardiographisch untersuchbarer Patienten ist von mehreren Faktoren abhängig.
Die *Patientenselektion* spielt eine gewichtige Rolle. In einem kardiologisch-kardiochirurgischen Zentrum sind beispielsweise Patienten mit ausgeprägtem Lungenemphysem oder massivem Übergewicht zur invasiven Diagnostik und interventionellen Therapie oder zur operativen Revaskularisation eher seltener, in einer kardiologischen Rehabilitationsklinik deutlich häufiger vertreten. Eine gewisse Selektion ist nicht nur durch das jeweilige Krankengut bedingt, sondern findet auch durch die Indikationsstellung und Zuweisung zur Streßechokardiographie statt.

> Patienten, die bei der konventionellen Ruheechokardiographie in Linksseitenlage als schlecht schallbar eingestuft werden, sollten grundsätzlich einer indizierten dynamischen Streßechokardiographie zugeführt werden, denn nicht selten sind unter der Belastung wider Erwarten doch Bilder ausreichender Beurteilungsqualität zu gewinnen (siehe auch Kapitel 9.3.2.2).

Die gewählte *Belastungsart* hat ebenfalls Einfluß auf die Auswertungsrate (6,12,17). Sie wird bei Untersuchungen im Liegen schlechter sein als in halbsitzender Position oder in der Kombination aus liegender und halbsitzender Ergometrie (siehe auch Kapitel 3.1.1.4). Ein wesentlicher Grund für die Steigerungsmöglichkeit der Zahl untersuchbarer Patienten durch die kombinierte Belastungsform liegt in einer interindividuell von der jeweiligen Körperposition abhängigen unterschiedlichen Schallbarkeit. In unserem Patientenkollektiv mit eher ungünstigen Schallbedingungen konnten wir zeigen, daß während der Belastung bei 86% aller Patienten Cineloops zufriedenstellender Beurteilungsqualität zu erhalten sind und bei 90% immerhin unmittelbar nach Belastungsabbruch im Liegen in optimierter Linksseitenlage. Einige Patienten sind jedoch in dieser sonst eher vorteilhaften Lage entweder in Ruhe oder „post exercise" nur schlecht zu untersuchen, aber unerwartet gut oder wenigstens ausreichend in Ruhe und während der Belastung in der 45°-Position. Seit Jahren hat sich bei uns deshalb dieses kombinierte Belastungsschema bewährt, mit dem es gelingt, 94% aller Patienten in der nicht selektierten klinischen Routine zu untersuchen und zu beurteilen (13).

> Nicht zu unterschätzen ist schließlich die besondere Abhängigkeit der Methode von der jeweiligen *Untersuchererfahrung*. Die individuelle Lernkurve erreicht bei etwa 100 Untersuchungen ein Plateau, das der Beurteilungsqualität des Erfahrenen gleichkommt. Aber auch die Einschätzung, ob ein Patient als schallbar gilt oder nicht, hängt ganz wesentlich von der Untersuchererfahrung ab (siehe Kapitel 9.3.2.1). Erfahrung meint in diesem Zusammenhang die Kenntnis und Fertigkeit, auch unter schwierigen Schallbedingungen und noch dazu während einer körperlichen Belastung ein Schallfenster auffinden und Standardprojektionen ausreichender Beurteilungsqualität in der gebotenen Zeit gewinnen zu können.

Selbstverständlich spielt aber die *individuelle Schallbarkeit* der Patienten die größte Rolle. Lungenemphysem, Thoraxdeformitäten, Adipositas und vieles andere mehr beeinflussen die Echogenität letztlich unabhängig von den oben genannten Faktoren und lassen sich auch durch Erfahrung, Wahl einer geeigneten Belastungsform und alternativer Echofenster nur bedingt überspielen.

In der neueren Literatur schwanken die Angaben zur Auswertungsrate zwischen 70% und 95%, je nachdem, ob sich diese auf verwertbare Schnitte während der Peak-Belastung oder in der Post-exercise-Phase beziehen.

Wie die Auswertungsrate, so hängt auch die *Sensitivität* und die *Spezifität* einer Methode von den oben genannten Faktoren ab. Die Angaben in der Literatur weisen bei allen drei statistischen Größen enorme Schwankungen auf (18-40).

Bei der Bewertung dieser statistischen Kenngrößen, insbesondere der Sensitivität und Spezifität, zugunsten einer bestimmten Methode ist größte Zurückhaltung angebracht.

Zunächst einmal zur Definition:

$$\text{Sensitivität} = \frac{\text{Richtig pathologische Befunde}}{\text{Richtig pathologische + falsch normale Befunde}} \times 100$$

$$\text{Spezifität} = \frac{\text{Richtig normale}}{\text{Richtig normale + falsch pathologische Befunde}} \times 100$$

Die Definition „falsch negativ bzw. normal" und „falsch positiv bzw. pathologisch" hängt jedoch davon ab, mit welcher Referenzmethode die Streßechokardiographie verglichen wird. Die echokardiographische Methode deckt neue Wandbewegungsstörungen auf, die als unmittelbare Folge einer myokardialen Ischämie entstehen. Sie gilt daher als klassischer Ischämiemarker. Diesen Wandbewegungsstörungen voraus gehen ischämiebedingte Störungen des myokardialen Stoffwechsels, die mit positronenemissionstomographischen Techniken (PET) erfaßbar sind. Für einen Vergleich mit der Streßechokardiographie scheint die PET trotz gewisser Einschränkungen am geeignetsten, da beide Methoden Ischämiephänomene nachweisen. Störungen der myokardialen Wandkinetik und - diese verursachend - Störungen des myokardialen Stoffwechsels sind bedingt durch eine kritische Reduktion des koronaren Blutflusses im Versorgungsareal einer stenosierten Koronararterie. Diese Blutflußinhomogenitäten können mit der Thallium-SPECT-Untersuchung als Perfusionstracer erfaßt und dargestellt werden. Der Nachweis einer Flußinhomogenität im koronararteriellen Gefäßbett muß zwar nicht zwangsläufig zu Ischämiephänomenen im betroffenen Myokardsegment führen, doch interpretieren wir im klinischen Alltag einen solchen SPECT-Befund meist als „Ischämie".

> Die PET und mit Einschränkung die Thallium-SPECT-Untersuchung scheinen uns die geeignetsten Referenzmethoden, um die Sensitivität und Spezifität der Streßechokardiographie abzuschätzen, die Radionuklidventrikulographie ist in Deutschland nicht flächendeckend verfügbar. Keinesfalls der Goldstandard für derartige Vergleiche ist die Koronarangiographie, die zwar das morphologische Korrelat für Flußinhomogenitäten im Koronargefäßsystem sichtbar machen, nicht aber Ischämiephänomene an sich nachweisen kann. Eine Analyse diskrepanter Befunde zwischen dynamischer Streßechokardiographie und einer Referenzmethode und insbesondere auch die Bewertung der genannten statistischen Kenngrößen hat diesen pathophysiologischen Gegebenheiten Rechnung zu tragen.

Literatur zu Kapitel 3.1

1. Agati L, Arata L, Luongo R, Iacoboni C, Renzi M, Vizza CD, Penco M, Fedele F, Dagianti A (1991) Assessment of Severity of Coronary Narrowings by Quantitative Exercise Echocardiography and Comparison with Quantitative Arteriography. Am J Cardiol 67: 1201-1207
2. Amanullah AM, Lindvall K, Bevegard S (1992) Exercise Echocardiography after Stabilization of Unstable Angina: Correlation With Exercise Thallium-201 Single Photon Emission Computed Tomography. Clin Cardiol 15: 585-589
3. Armstrong WF (1988) Echocardiography in Coronary Artery Disease. Progress in Cardiovasc Dis 15: 4, 267-271
4. Armstrong WF (1987) Effect of Prior Myocardial Infarction and Extent and Location of Coronary Disease on Accuracy of Exercise Echocardiography. J Am Coll Cardiol 10: 531-538
5. Armstrong WF (1991) Stress Echocardiography for Detection of Coronary Artery Disease. Circulation 84 (Suppl I): 3, 43
6. Blomstrand P, Engvall J, Karlsson JE, Björkholm A, Wallentin L, Wranne B (1992) Exercise echocardiography: a methodological study comparing peak-exercise and post-exercise image information. Clin Physiol 12: 553-565
7. Crouse LJ, Harbrecht JJ, Vacek JL, Rosamond TL, Kramer PH (1991) Exercise Echocardiography as a Screening Test for Coronary Artery Disease and Correlation with Coronary Arteriography. Am J Cardiol 67: 1213-1218
8. Crouse LJ, Vacek JL, Beauchamp GD, Porter CB, Rosamond TL, Kramer PH (1992) Exercise Echocardiography After Coronary Artery Bypass Grafting. Am J Cardiol 70: 572-576
9. Dohan A, Ryan T, Sawada SG, Segar DS, Smart SC, Duchak J, White E, Armstrong WF, Feigenbaum H (1990) Detection of Coronary Artery Disease Using Bicycle Stress Echocardiography. Circulation 84 (Suppl III) : 191
10. Feigenbaum H (1991) Stress echocardiography: an overview. Herz 16: 347-354
11. Feigenbaum H (1992) Evolution of stress testing. Circulation 85: 1217-1218
12. Galati G, Sciagrà R, Comeglio M, Taddei T, Bonecht F, Giusti F. Malfanti P, Bisi G (1991) Diagnostic accuracy of peak exercise echocardiography in coronary artery disease: Comparison with thallium-201 myocardial scintigraphy. Am Heart J 122: 1609-1616
13. Haug G, Lang G, Tretter N, Berghoff A (1993) Stellenwert der Streßechokardiographie in der kardiologischen Rehabilitation. In: Gehring J, von Bibra (Hrsg): Echokardiographische Diagnostik bei koronarer Herzkrankheit. Steinkopff, S. 133-146, Darmstadt
14. Hecht HS, DeBord L, Shaw R, Chin H, Dunlap R, Ryan C, Myler RK (1993) Supine Bicycle Stress Echocardiography Versus Tomographic Thallium-201 Exercise Imaging for the Detection of Coronary Artery Disease. J Am Soc Echoc 6: 177-185
15. Hecht HS, DeBord L, Shaw R, Dunlap R, Ryan C, Stertzer SH, Myler RK (1993) Usefulness of Supine Bicycle Stress Echocardiography for Detection of Restenosis After Percutaneous Transluminal Coronary Angioplasty. Am J Cardiol 71: 293-296
16. Hecht HS, DeBord L, Shaw R, Dunlap R, Ryan C, Stertzer SH, Myler RK (1993) Digital Supine Bicycle Stress Echocardiography: A New Technique for Evaluating Coronary Artery Disease. J Am Coll Cardiol 950-956
17. Hecht HS, DeBord L, Sotomayor N, Shaw R, Dunlap R, Ryan C (1993) Supine Bicycle Stress Echocardiography: Peak Exercise Imaging is Superior to Post exercise Imaging. J Am Soc Echoc 6: 265-271
18. Iliceto S, Rizzon P (1991) Stress echocardiography: ready for routine clinical use? European Heart J 12: 262-265

19. Jaarsma W, Visser CA, Funke Kupper AJ, Res JCJ, van Eenige MJ, Roos JP (1986) Usefulness of Two-Dimensional Exercise Echocardiography Shortly After Myocardial Infarction. Am J Cardiol 57: 86-90
20. Marwick TH, Nemec JJ, Pashkow FJ, Stewart WJ, Salcedo EE (1992) Accuracy and Limitations of Exercise Echocardiography in a Routine Clinical Setting. J Am Coll Cardiol 19: 74-81
21. Mertes H, Erbel R, Nixdorff U, Mohr-Kahaly S, Krüger S, Meyer J (1993) Exercise Echocardiography for the Evaluation of Patients After Nonsurgical Coronary Artery Revascularization. J Am Coll Cardiol 21: 1087-1093
22. Mertes H, Erbel R, Nixdorff U, Mohr-Kahaly S, Wölfinger D, Meyer J (1991) Belastungsechokardiographie: eine sensitive Methode in der Diagnostik der koronaren Herzkrankheit. Herz 16: 355-366
23. Mertes H, Nixdorff U, Erbel R, Meyer J (1991) Normalwerte der globalen und regionalen Myokardfunktion für die Belastungsechokardiographie. Z Kardiol 80: 529-536
24. Pines A, Fisman EZ, Ben-Ari E, Modan M, Kessler G, Drory Y (1989) Usefulness of Immediate Postexercise Two-Dimensional Echocardiography in Post-Myocardial Infarction Patients Without Ischemic ECG Changes in Stress Testing: Comparison with Radionuclide Angiography. Angiology 40: 605-612
25. Pozzoli M, Fioretti PM, Ilmer B, Salustri A, Reijs A, Roelandt J, Sutherland GR (1990) Comparative Diagnostic Value of Exercise Digital Echocardiography vs 99m-Tc-MIBI Spect for the Diagnosis of Coronary Artery Disease in Patients with Normal ECG at Rest. Circulation 82 (Suppl III): 743
26. Pozzoli MA, Fioretti PM, Salustri A, Reijs AE M, Roelandt JRTC (1991) Exercise Echocardiography and Technetium-99m MIBI Single-Photon Emission Computed Tomography in the Detection of Coronary Artery Disease. Am J Cardiol 67: 350-355
27. Pozzoli M Salustri A, Hermans W, Ilmer B, Reijs A, Reiber J, Krenning E, Fioretti P M (1990) Digital Exercise Echocardiography and 99m-Tc-MIBI SPECT 6 Months After PTCA: a Comparison with Quantitative Coronary Angiography. Circulation 82 (Suppl III): 743
28. Pozzoli M, Salustri A, Sutherland GR, Tuccillo B, Tijssen JGP, Roelandt JRTC, Fioretti PM, Bakker W, Reijs A, Vletter W (1991) The comparative value of exercise echocardiography and 99m Tc MIBI single photon emission computed tomography in the diagnosis and localization of myocardial ischaemia. European Heart J 12: 1293-1299
29. Quinones MA, Verani MS, Haichin RM, Mahmarian JJ, Suarez J, Zoghbi WA (1992) Exercise Echocardiography Versus 2o1 Tl Single-Photon Emission Computed Tomography in Evaluation of Coronary Artery Disease. Circulation 85: 1026-1031
30. Richards K L (1988) Exercise Echocardiography. J Am Coll Cardiol 11: 1000-1001
31. Ryan T, Feigenbaum H (1992) Exercise Echocardiography. Am J Cardiol 69: 82H-89H
32. Ryan T, Segar DS, Sawada SG, Berkovitz KE, Whang D, Dohan AM, Duchak J, White ET, Foltz J, O'Donnell JA, Feigenbaum H (1993) Detection of Coronary Artery Disease With Upright Bicycle Exercise Echocardiography. J Am Soc Echoc 6: 186-197
33. Ryan T, Vasey CG, Presti C F, O'Donnell JA, Feigenbaum MA, Armstrong WF (1988) Exercise Echocardiography: Detection of Coronary Artery Disease in Patients with Normal Left Ventricular Wall Motion at Rest. J Am Coll Cardiol 11: 993-999
34. Salustri A, Pozzoli MMA, Hermans W, Ilmer B, Cornel JH, Reijs AEM, Roelandt JRTC, Fioretti PM (1992) Relationship between exercise echocardiography and perfusion single-photon emission computed tomography in patients with single-vessel coronary artery disease. Am Heart J 124: 75-83
35. Salustri A, Pozzoli M, Ilmer B, Reiber J, Hermans W, Fioretti P M (1990) Relation of the Severity of Coronary Artery Lesions to the Development of Wall Motion and Perfusion Abnormalities Assessed by Exercise Echocardiography and SPECT. Circulation 84 (Suppl III): 191
36. Salustri A, Pozzoli MMA, Reijs AEM, Fioretti PM, Roelandt JRTC (1991) Comparison of exercise echocardiography with myocardial perfusion scintigraphy for the diagnosis of coronary artery disease. Herz 16: 388-394
37. Sawada SG, Ryan T, Fineberg NS, Armstrong WF, Judson WE, McHenry PL, Feigenbaum H (1989) Exercise Echocardiographic Detection of Coronary Artery Disease in Women. J Am Coll Cardiol 14: 6, 1440-1447
38. Sawada SG, Judson WE, Ryan T, Armstrong WF, Feigenbaum H (1989) Upright Bicycle Exercise Echocardiography After Coronary Artery Bypass Grafting. Am J Cardiol 64: 1123-1129
39. Visser CA, van der Wieken RL, Kan G, Lie KI, Busemann-Sokele E, Meltzer RS, Durrer D (1988) Comparison of two-dimensional echocardiography with radionuclide angiography during dynamic exercise for the detection of coronary artery disease. Am Heart J 106: 528-534
40. Wann LS, Faris JV, Childress RH, Dillon J, Weyman AE, Feigenbaum H (1979) Exercise Cross-sectional Echocardiography in Ischemic Heart Disease. Circulation 60: 1300-1308

3.2 Pharmakologische Streßechokardiographie

3.2.1 Stress-Modifikationen und Protokolle

Kann aufgrund neurologischer, orthopädischer, muskulärer oder anderer Ursachen eine körperliche Belastung nicht durchgeführt oder eine Ausbelastung nicht erreicht werden, oder ist das 2-D-Bild nach körperlicher Belastung durch vermehrte Atemarbeit nicht mehr ausreichend zu interpretieren, besteht die Möglichkeit der pharmakologischen Belastung. Dabei finden in der Streßechokardiographie überwiegend Dipyridamol, Adenosin und Dobutamin Anwendung, wie auch das speziell für diesen Einsatz entwickelte Pharmakon, Arbutamin.

In Europa findet überwiegend Dipyridamol als streßechokardiographisches Pharmakon Anwendung, während in den Vereinigten Staaten die Anwendung von Dobutamin favorisiert wird. Zu den einzelnen Streßechoformen existiert eine Vielzahl verschiedener Untersuchungsprotokolle, dieses gilt besonders für die Protokolle der Dobutamin-Streßechountersuchungen. Mehrere europäische Arbeitsgruppen haben sich daher zusammengeschlossen und versucht, auf dem ersten streßechokardiographischen Kongreß in Pisa im Januar 1993 ein einheitliches Konzept zu erarbeiten, auf dessen Grundlage gemeinsame Studien durchgeführt werden können.

Die im folgenden aufgeführten Untersuchungsprotokolle basieren auf den Empfehlungen der europäischen Arbeitsgruppe und sind mit denen in unserer Klinik und mit denen der meisten Literaturangaben übereinstimmend.

Wie bei der körperlichen Belastungsform erfolgt die echokardiographische Ableitung in der Regel von transthorakal. Bei eingeschränkten Untersuchungsbedingungen von transthorakal kann aber auch von transösophageal abgeleitet werden.

In der Regel wird die Untersuchung in Linksseitenlage mit leicht angehobenem Oberkörper durchgeführt. Die Anlotung des linken Ventrikels empfiehlt sich von parasternal (lange und kurze Achse) und von apikal (2- und 4-Kammerblick). Bei allen Verfahren erfolgt während der gesamten Untersuchung ein kontinuierliches Echomonitoring. Die Zeitpunkte der echokardiographischen Bildabspeicherung sind je nach Art der Streßprovokation unterschiedlich.

3.2.1.1 Dipyridamol

Dipyridamol ist ein Pyrimidinopyrimidin-Derivat, das primär als Vasodilatator der Koronararterien entwickelt wurde. Darüber hinaus wurde die Substanz aber auch zur Thrombozytenaggregationshemmung eingesetzt. Dipyridamol bewirkt indirekt über eine Blockade der zellulären Adenosinaufnahme eine Inaktivierung der Autoregulation der Koronardurchblutung (4) und somit eine Vasodilatation durch eine direkte dilatatorische Wirkung von Adenosin auf die Gefäßwand. Die Wirkung des Dipyridamols hängt wesentlich vom jeweiligen Aktivitätszustand der Autoregulation ab. In poststenotischen, kaum durchbluteten Myokardregionen sind die Arteriolen autoregulativ bereits bis zur Ausschöpfung dilatiert, so daß ein arteriolär angreifender Vasodilatator keine Wirkung mehr zeigen kann. Hingegen kommt es gleichzeitig an gut durchbluteten, nicht sklerotisch veränderten Arterien, insbesondere Koronararterien, zu beträchtlichen Durchblutungssteigerungen. Dabei kann es zur Stromableitung aus den bereits minderdurchbluteten Myokardarealen kommen, so daß sich Dipyridamol als Koronardilatator therapeutisch weder in der Anfallskupierung noch in der Anfallsverhinderung bewährt hat.

Diagnostisch bietet sich jedoch die Möglichkeit, über dieses sog. Steal-Phänomen eine Ischämie zu provozieren (41, 35), indem Dipyridamol bei dem Vorliegen einer koronaren

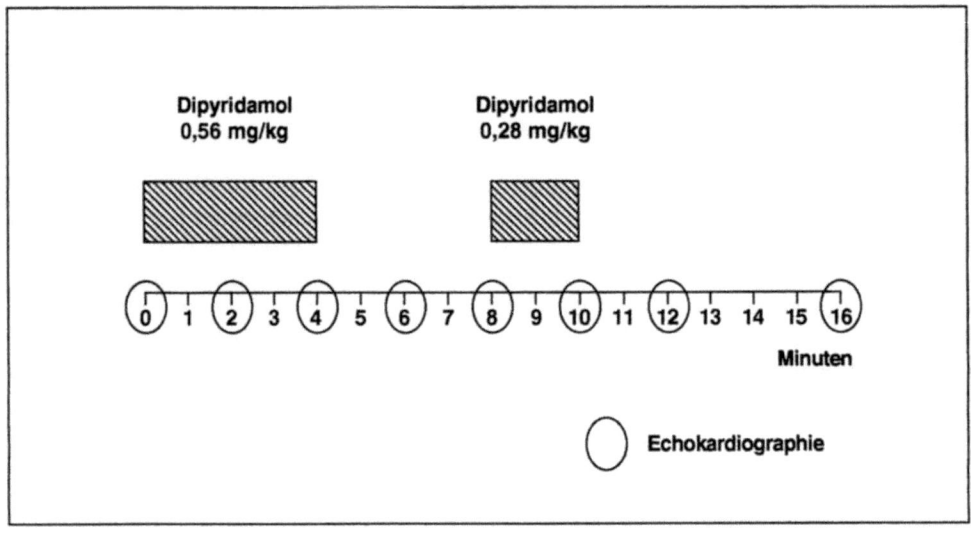

Abb. 3.7. Untersuchungsprotokoll des Dipyridamol-Streßechotests. Dipyridamol wird über 4 Minuten mit einer Dosierung von 0,56 mg/kg KG infundiert. Nach 4 Minuten Pause ohne Ischämienachweis wird Dipyridamol über weitere 2 Minuten mit einer Dosis von 0,28 mg/kg KG infundiert. Die Echokardiographie-Aufzeichnungen erfolgen vor Infusionsbeginn, während der Infusion alle 2 Minuten bis Testende bzw. unmittelbar nach Abbruch des Tests und nach 2 und 6 Minuten Erholung.

Herzerkrankung eine Blutflußumverteilung mit Dilatation der gesunden Gefäße zuungunsten poststenotischer Gefäßareale bewirkt. Es kommt hierbei nur zu einem geringen Anstieg der Herzfrequenz und der Inotropie und zu einer Senkung des Blutdrucks.

Bei der Anwendung des Dipyridamols gelten ein bekanntes Asthma bronchiale und eine chronisch obstruktive Lungenerkrankung als Kontraindikation. Auf die speziellen Indikationen und Kontraindikationen zur Dipyridamol-Streßechokardiographie wird näher in Kapitel 5 und 6 eingegangen.

Wie aus Abb. 3.7 ersichtlich wird Dipyridamol über einen Perfusor in 2 Phasen intravenös appliziert. Zunächst erfolgt eine Infusion über 4 Minuten mit einer Dosis von 0,56 mg/kg KG, nach 4 Minuten Pause und bei fehlendem Anhalt für eine Ischämiereaktion erfolgt die zweite Infusion über 2 Minuten mit einer Dosis von 0,28 mg/kg KG, so daß insgesamt maximal 0,84 mg/kg KG appliziert werden.

> Vor geplanter streßechokardiographischer Untersuchung mittels Dipyridamol sollte der Patient, wenn möglich, keine koffein-, thein- oder kakaohaltige Nahrung oder Medikamente mit Xanthinen (Theophyllin) zu sich nehmen, da diese Substanzen die Wirkung des Dipyridamols beeinträchtigen (36).

> Die Wirkung von Dipyridamol setzt mit einer gewissen Latenz ein, so daß zum einen eine fraktionierte Gabe sinnvoll ist, zum anderen zur Erfassung der Ischämie die Phase nach Infusionsende ebenso wichtig ist wie die Zeit während der Infusion. Aufgrund dieser protrahierten Wirkung des Dipyridamols sollte der Patient nach Beendigung der Untersuchung mit peripherem Zugang noch für ca. 15 Minuten unter ärztlicher Aufsicht bleiben.

Streßechokardiographie-Methoden 41

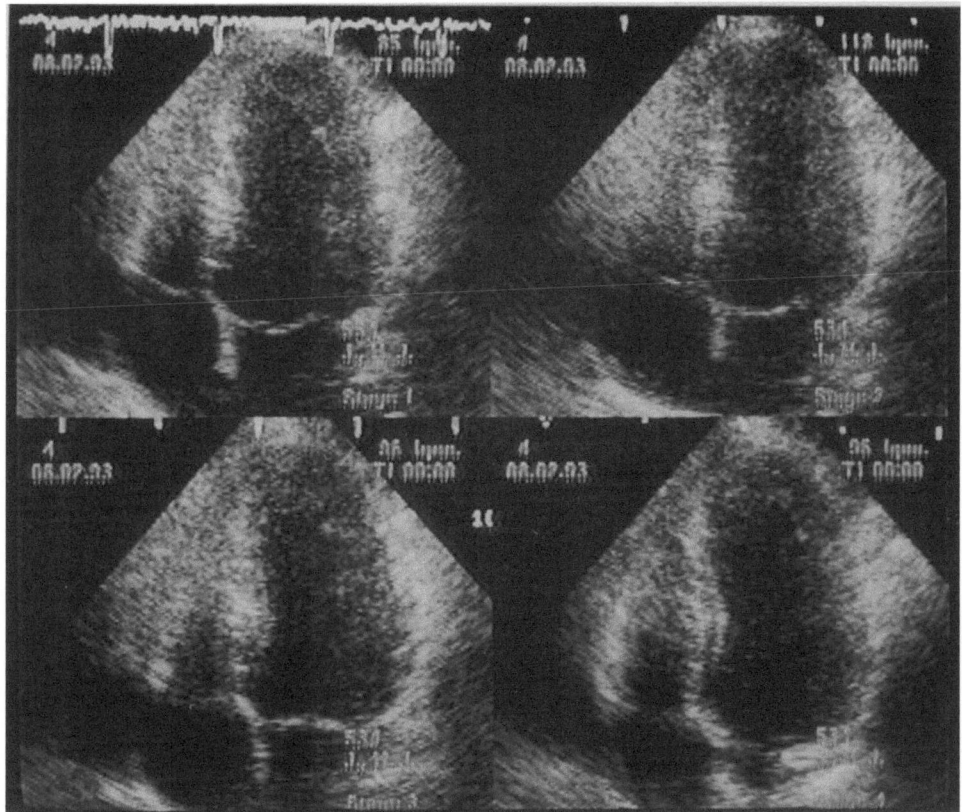

Abb. 3.8. Quad-Screen mit Darstellung des 4-Kammerblicks: Oben links: in Ruhe, oben rechts: nach 4 Minuten („low-dose"), unten links: nach 10 Minuten („high-dose"), unten rechts: nach Erholung. Adäquate Reaktion der dargestellten linksventrikulären Wandabschnitte im Dipyridamol-Streßechotest.

Im Dipyridamol-Streßechotest wird erwartet, daß das Myokard unter maximaler Medikamenteninfusion das gleiche Kontraktionsverhalten zeigt wie in Ruhe, wie in Abb. 3.8 dargestellt. Jede Kontraktilitätsstörung unter Infusion ist als Ischämiereaktion zu werten, wie am Beispiel in Abb. 3.9 erkennbar.

3.2.1.2 Dipyridamol und Atropin

Die zusätzliche fraktionierte Gabe von Atropin nach Beendigung der Dipyridamol-Infusion wird zur Verbesserung der Sensitivität des Tests empfohlen.

> Wird die geforderte Herzfrequenz von 220 - Lebensalter x 0.85 während der Dipyridamol-Infusion nicht erreicht, kann die zusätzlich fraktionierte, intravenöse Gabe von je 0,25 mg Atropin bis zu maximal 1 mg nach Beendigung der Dipyridamolinfusion erfolgen (siehe Untersuchungsprotokoll Abb. 3.10.). Durch eine höhere Herzfrequenz kann in einigen Fällen eine bessere Aussagekraft erreicht werden (37).

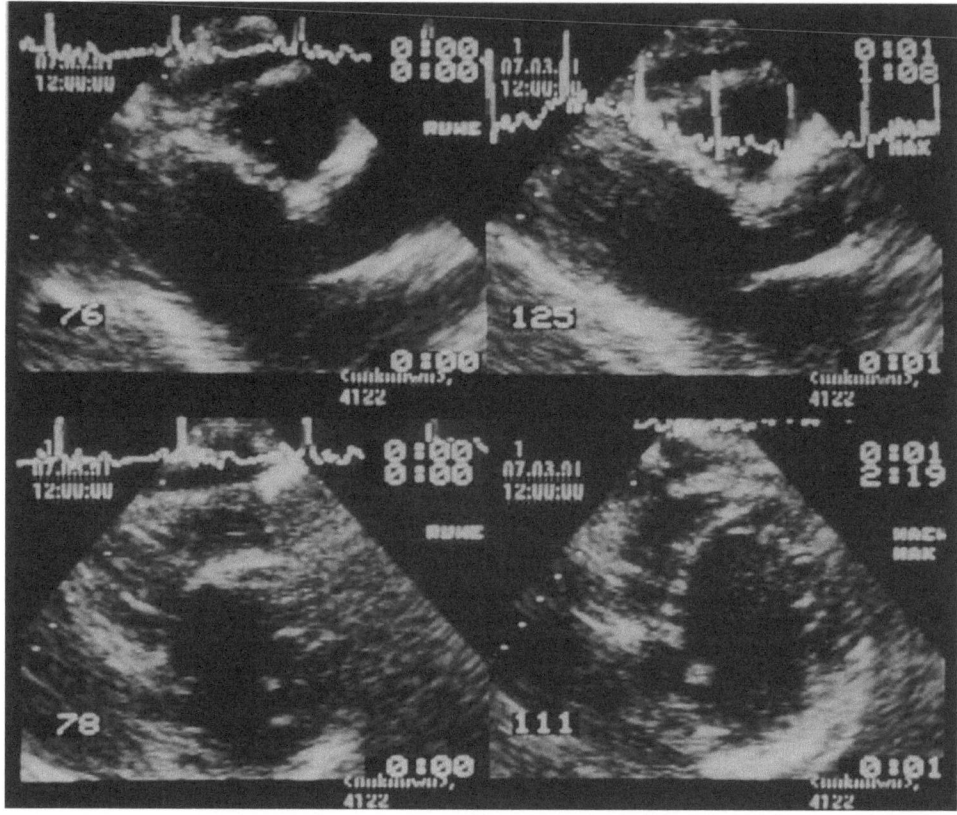

Abb. 3.9. Quad-Screen mit computergesteuerter gleichzeitiger Darstellung der Aufnahmen in Ruhe (links) und nach Dipyridamol-Belastung (rechts) im „cine-loop". Oben im Bild Darstellung der langen Achse, unten im Bild die kurze Achse. Nachweis einer Ischämie anteroseptal im Versorgungsgebiet des Ramus interventrikularis anterior.

3.2.1.3 Dipyridamol-Ergometrie

Die Kombination von einer Dipyridamol-Infusion und einer anschließenden Ergometrie wird in einigen Zentren durchgeführt, um die diagnostische Aussage noch zu erhöhen. Berichtet wird dabei von einer Verbesserung der Sensitivität von 65% für Dipyridamol allein auf über 85% für die kombinierte Anwendung beider Methoden (31). Dieses Vorgehen bedeutet aber auch eine große Belastung des Patienten und erscheint nur dort gerechtfertigt, wo erhebliche Grenzen in der Kapazität der invasiven Diagnostik bestehen.

3.2.1.4 Adenosin

Adenosin bewirkt an gesunden, nicht sklerotisch veränderten Arterien, insbesondere Koronararterien, eine Vasodilatation. Dabei hat Adenosin eine direkte vasodilatatorische Wirkung auf die Gefäßwand, während Dipyridamol über eine Blockade der zellulären Adenosinaufnahme indirekt vasodilatatorisch wirkt (4). Bei dem Vorliegen einer koronaren Herzerkrankung bewirkt Adenosin eine Blutflußumverteilung mit Dilatation der gesunden Gefäße zuungunsten poststenotischer Gefäßareale. Über dieses Steal-Phänomen wird eine Ischämie provoziert (35, 49).

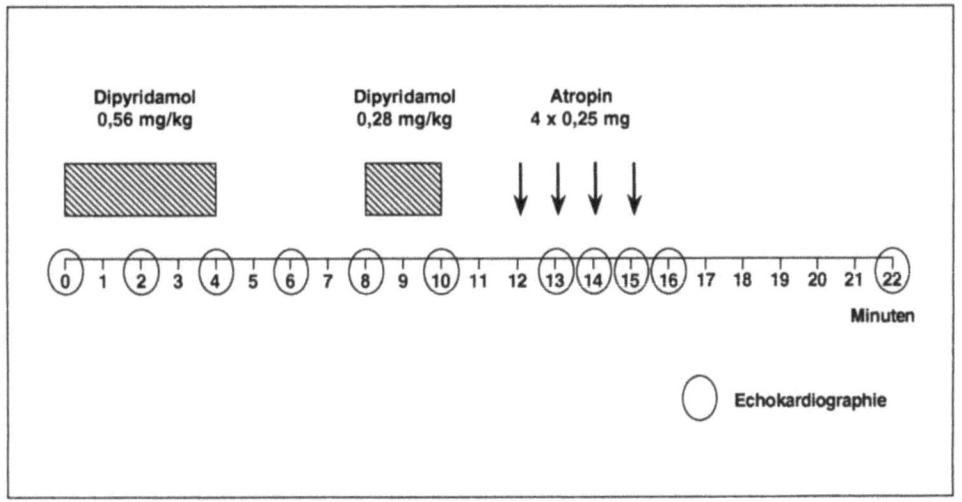

Abb. 3.10. Untersuchungsprotokoll des Dipyridamol + Atropin-Streßechotests. Die Dipyridamol-Infusion wird in üblicher Weise durchgeführt. Nach der 12. Untersuchungsminute werden minütlich intravenös 0,25 mg Atropin als Bolus bis zu einer kumulativen Gesamtdosis von 1 mg Atropin injiziert. Die Echokardiographie-Aufzeichnungen erfolgen dabei minütlich nach jeder Dosissteigerung bis Testende bzw. unmittelbar nach Abbruch des Tests und nach 6 Minuten Erholung.

> Adenosin hat im Vergleich zu Dipyridamol durch direkte Wirkung an der Gefäßmuskulatur einen rascheren Wirkungseintritt und durch kürzere Halbwertszeit eine schnellere Abklingquote (48) und somit eine bessere Steuerbarkeit. Nebenwirkungen halten entsprechend nur kurz an, treten aber bedingt durch direkten Ansatz an den Gefäßwänden häufiger und ausgeprägter auf und werden von den Patienten weniger gut toleriert (38).

Darüber hinaus hat Adenosin einen ausgeprägt negativen Effekt auf die AV-Überleitung, so daß Adenosin bei AV-Blockierungen und bei dem Syndrom des kranken Sinusknoten nicht angewandt werden darf (1, 30). Ebenso gelten wie bei der Anwendung des Dipyridamols ein bekanntes Asthma bronchiale und eine chronisch obstruktive Lungenerkrankung als Kontraindikation.

> Für die Adenosin-Streßechokardiographie ergeben sich die gleichen Indikationen wie für die Anwendung von Dipyridamol (25).

Auf die speziellen Indikationen und Kontraindikationen zur Adenosin-Streßechokardiographie wird näher in Kapitel 5 und 6 eingegangen.

Adenosin wird mittels Perfusor kontinuierlich appliziert (siehe Abb. 3.11.). Die Infusion wird mit einer Dosierung von 50 μg/kg KG pro Minute begonnen und minütlich gesteigert auf 75, 100 bis maximal 140 μg/kg KG/Min. Die letzte Dosierung wird über 4 Minuten infundiert.

> Vor geplanter streßechokardiographischer Untersuchung mittels Adenosin sollte der Patient, wenn möglich, keine koffein-, thein- oder kakaohaltige Nahrung oder Medikamente mit Xanthinen (Theophyllin) zu sich nehmen, da diese Substanzen die Wirkung des Adenosins beeinträchtigen (36).

44   Streßechokardiographie-Methoden

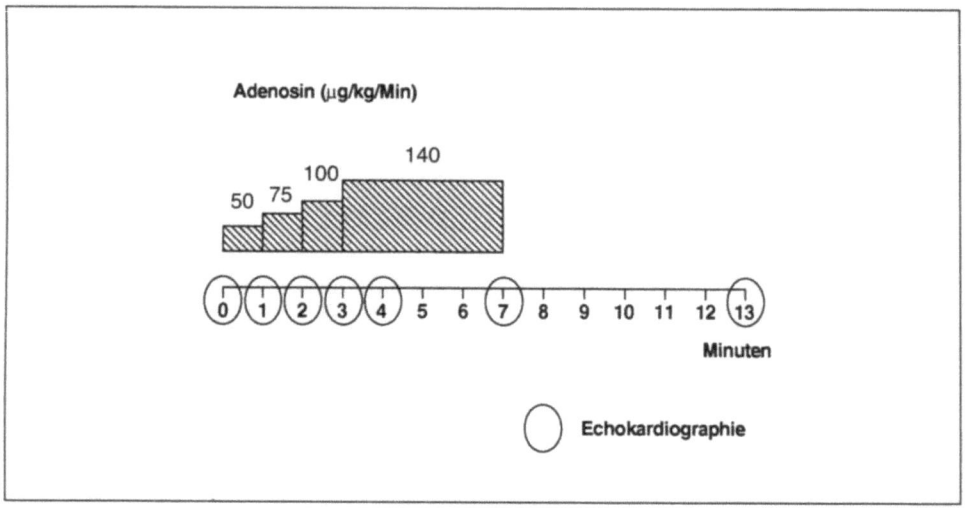

Abb. 3.11. Untersuchungsprotokoll des Adenosin-Streßechotests. Die Adenosin-Infusion wird mit einer Dosierung von 50 µg/kg KG pro Minute begonnen und minütlich gesteigert auf 75, 100 und auf maximal 140 µg/kg KG pro Minute. Die letzte Dosierung wird über 4 Minuten infundiert. Die Echokardiographie-Aufzeichnungen erfolgen minütlich bis zur 100 µg Stufe und dann alle 3 Minuten bis Testende bzw. unmittelbar nach Abbruch des Tests und nach 6 Minuten nach Erholung.

Bei der Anwendung des Adenosins ist aufgrund der extrem kurzen Halbwertszeit nur während der kontinuierlichen Infusion eine Ischämiereaktion zu erwarten, zur Nachbeobachtung sollte der Patient aber dennoch auch bei diesem Test 15 Minuten unter ärztlicher Aufsicht bleiben.

Insgesamt sind die Erfahrungen in der Anwendung mit Adenosin auf dem Gebiet der Streßechokardiographie noch sehr begrenzt (52). Zunächst in der Behandlung paroxysmaler supraventrikulärer und gelegentlich auch ventrikulärer Tachykardien eingesetzt (13), hat Adenosin breitere Anwendung in der Nuklearmedizin gefunden (18). Dort wird es als zuverlässiges Diagnostikum myokardialer Ischämien beschrieben (1).

Im Adenosin-Streßechotest wird wie im Dipyridamol-Streßechotest erwartet, daß das Myokard unter maximaler Medikamenteninfusion das gleiche Kontraktionsverhalten zeigt wie in Ruhe, so daß jede Kontraktilitätsstörung unter Infusion als Ischämiereaktion zu werten ist.

3.2.1.5 Dobutamin

Dobutamin ist ein N-p-Hydroxyphenyl-Isobutyl-Derivat des Dopamins mit einer relativ selektiven Wirkung an kardialen β_1-Adrenorezeptoren. Es führt über eine α- und β-Adrenorezeptorenstimulation zu einer positiv chronotropen und positiv inotropen Wirkung mit Anstieg der Herzfrequenz, des Blutdrucks und der Inotropie. Der dadurch bedingte erhöhte Sauerstoffbedarf des Myokards kann bei ungenügender Bedarfsanpassung der Koronarperfusion nicht gewährleistet werden, so daß eine Ischämie provoziert wird.

Entsprechend der positiv inotropen Wirkung des Dobutamin wird als adäquate Reaktion eine Kontraktilitätssteigerung der linksventrikulären Muskulatur erwartet (Abb. 3.12), ihr Fehlen muß als Ischämiereaktion gedeutet werden, wie aus Abb. 3.13 ersichtlich.

Indikationen zur Durchführung einer Streßechountersuchung mit Dobutamin sind im einzelnen in Kapitel 5 und 6 aufgeführt. Als Kontraindikationen sind bekannte komplexe

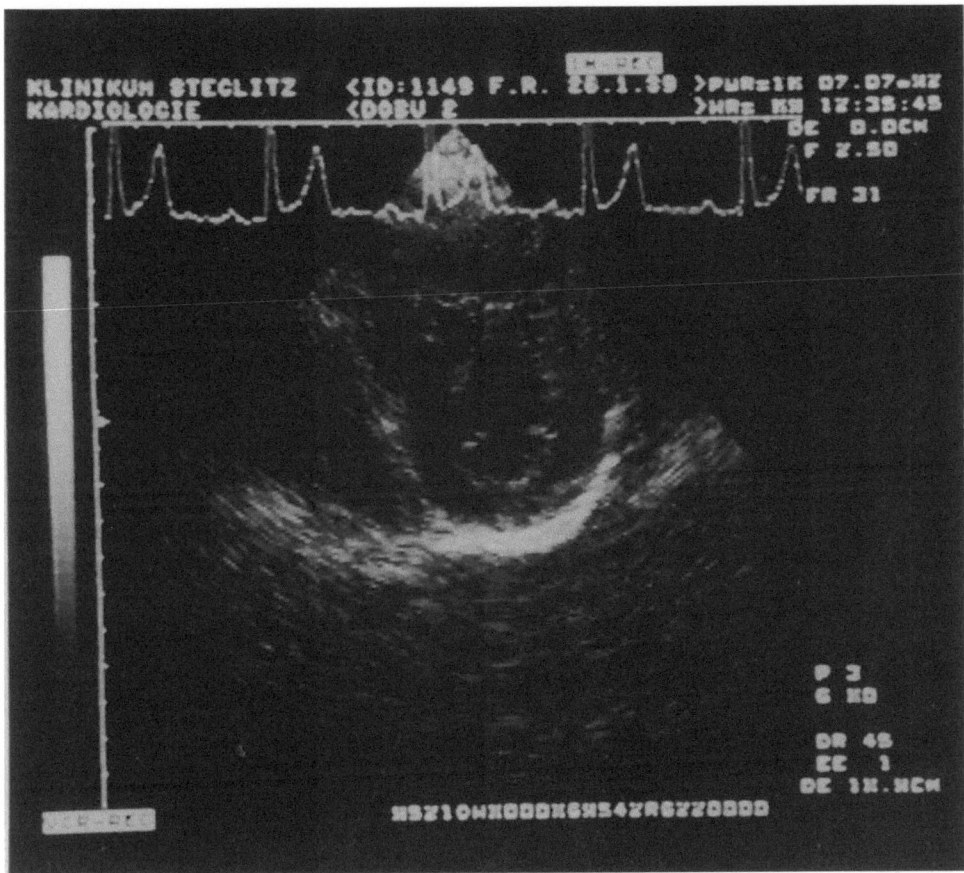

Abb. 3.12a. Dobutamin-Streßechotest: Darstellung der kurzen Achse in Ruhe

tachykarde Herzrhythmusstörungen in der Anamnese anzusehen. In diesen Fällen sollte ein alternatives Streßechoverfahren angewandt werden. Einzelheiten dazu sind im Kapitel 6 beschrieben.

Am Tag der Untersuchung sollten die Patienten, wenn möglich, auf eine Einnahme von Nitraten und Betarezeptorenblockern verzichten. Eigene Erfahrungen haben gezeigt, daß es unter Betablockermedikation nicht zu einem adäquaten Herzfrequenzanstieg kommt. Dieser ist dann auch durch zusätzliche Gabe von Atropin oftmals nicht erreichbar. Demgegenüber vertreten andere Autoren die Meinung, daß weder die Fortsetzung einer Betablockermedikation noch die einer antianginösen Therapie die Aussage einer Dobutamin-Streßechountersuchung beeinträchtigen (22, 15).

Dobutamin wird, wie in Abb. 3.14 dargestellt, über einen Perfusor kontinuierlich intravenös appliziert, beginnend mit einer Dosierung von 5 µg/kg KG pro Minute, die alle 3 Minuten gesteigert wird auf 10, 20, 30 bis maximal 40 µg/kg KG/Min. Echokardiographische Aufzeichnungen werden in Ruhe vor Infusionsbeginn, vor jeder Steigerung, nach Infusionsende und nach 2 und 6 Minuten der Erholungsphase durchgeführt.

Das Protokoll beginnt mit niedriger Dosierung von 5 µg/kg KG/Min, um somit den Nachweis von „viable myocardium" (lebendes Myokard) nach Myokardinfarkt zu ermöglichen (Abb. 3.15). Stellt sich diese Frage nicht, so kann die niedrige Stufe von 5 µg/kg KG/Min ausgelassen und gleich mit 10 µg/kg KG/Min begonnen werden.

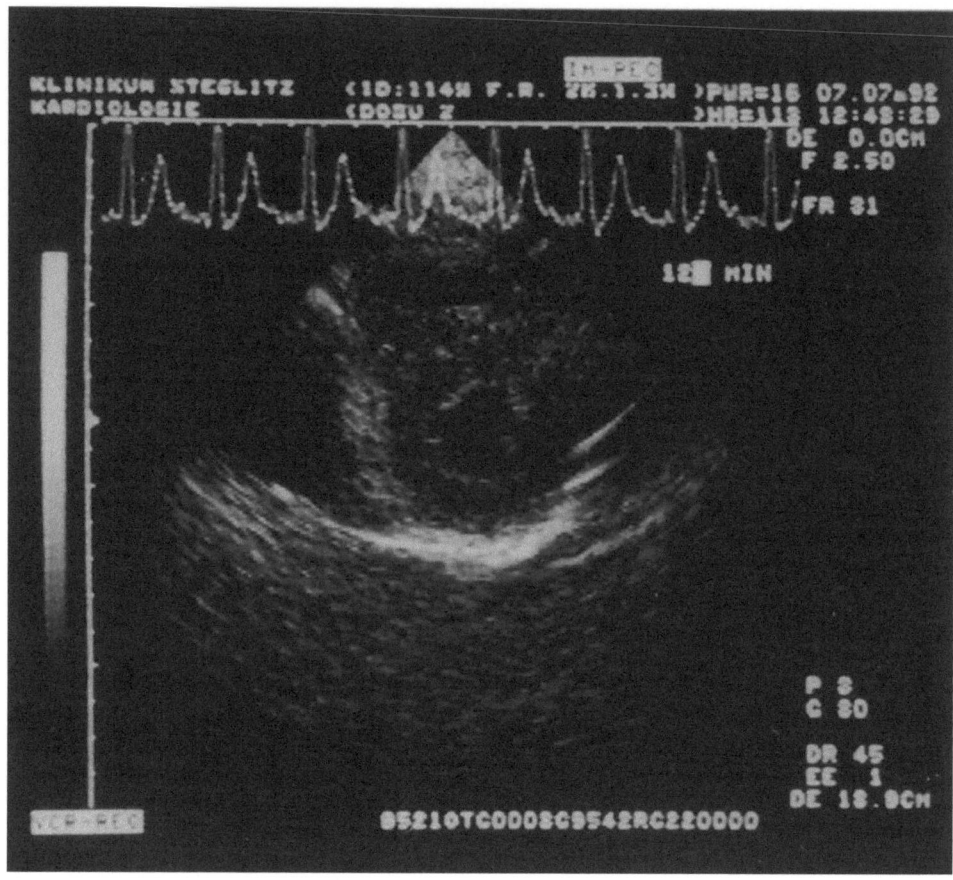

Abb. 3.12b. Dobutamin-Streßechotest: Deutliche Kontraktilitätszunahme unter Dobutamin als adäquate Reaktion

3.2.1.6 Dobutamin und Atropin

Ist die geforderte Herzfrequenz von 220-Lebensalter x 0,85 im Dobutamin-Steßechotest nicht erreicht, wird die zusätzliche, fraktionierte intravenöse Gabe von 0,25 mg Atropin bis zu einer Maximaldosis von 1 mg unter Fortsetzung der Dobutamininfusion von 40 µg/kg KG bis zu einer Infusionsdauer von maximal 19 Minuten empfohlen (Abb. 3.16). Auch hier wird infolge einer höheren Herzfrequenz von einer besseren Aussagekraft berichtet (16).

3.2.1.7 Kombinationen

Weitere Möglichkeiten ergeben sich aus der Kombination verschiedener Streßechokardiographietests, wie einer Kombination aus Dipyridamol- und anschließender Dobutamin-Infusion (14). Es wird zwar von verbesserter Aussagekraft und ausreichender Sicherheit des Tests berichtet. Jedoch sollte eine solche Kombination hinsichtlich des Auftretens von Nebenwirkungen und besonders ihrer Beherrschung nicht unterschätzt werden. So ist z.B. der Einsatz von Betablockern bei Auftreten von Rhythmusstörungen unter Dobutamin-Infusion und gleichzeitiger Dipyridamol-Infusion begrenzt.

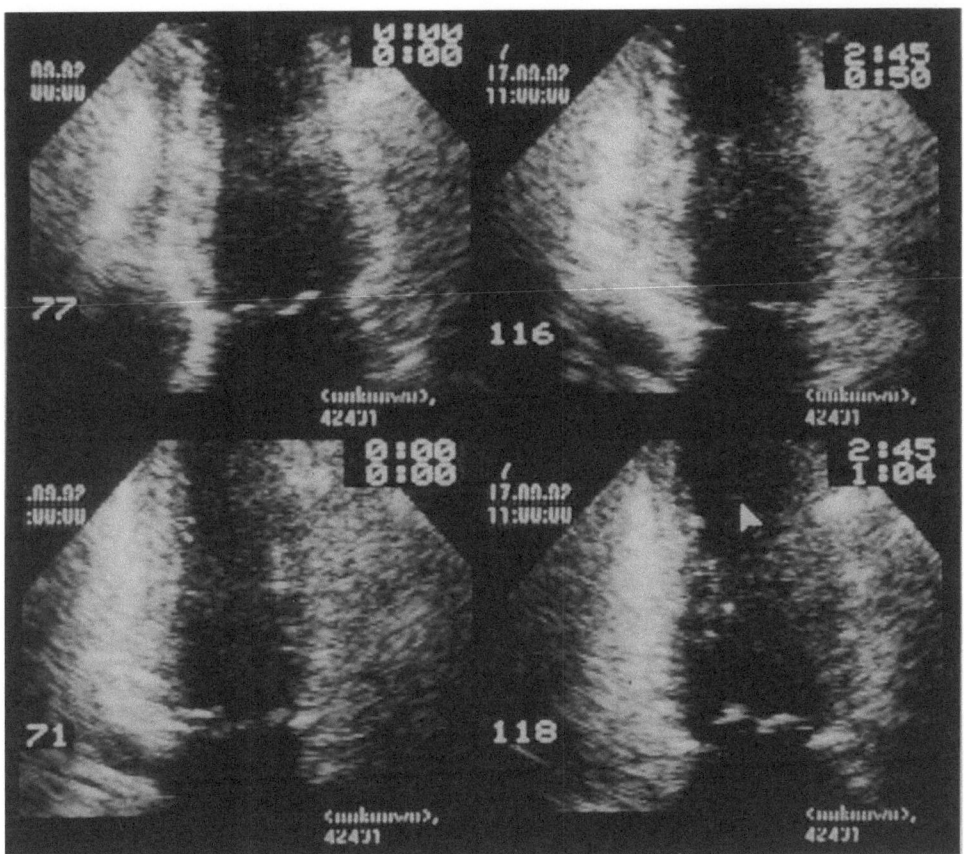

Abb. 3.13. Quad-Screen mit Darstellung des 4-Kammerblicks (oben) in Ruhe (links) und nach Dobutamin-Belastung (rechts) und des 2-Kammerblicks (unten). Abbruch des Dobutamin-Streßechotests bereits nach 2.45 Minuten bei Auftreten einer deutlichen A- bis Dyskinesie apikal (siehe Pfeil).

3.2.1.8 Sonstige

Arbutamin ist ein neues Pharmakon, das speziell für die Anwendung in der Streßechokardiographie entwickelt wurde. Es ist ein kardioselektives Katecholamin mit Betarezeptorenwirkung und einem Wirkungsspektrum ähnlich dem Dobutamin, dabei allerdings mit stärkerer positiv chronotroper Wirkung. Es gibt zur Zeit erst wenige kontrollierte Studien zu Arbutamin, erste Veröffentlichungen sind jedoch vielversprechend (3, 19).

3.2.2 Gerätetechnische Voraussetzungen

Für die Durchführung einer streßechokardiographischen Untersuchung gelten die gleichen Voraussetzungen wie für die Durchführung eines Belastungs-EKGs. Es muß eine Notfallausrüstung inklusive Defibrillator vorhanden sein, und der untersuchende Arzt sollte über Kenntnisse der Notfallmedizin verfügen. Die Registrierung eines 12-Kanal-EKG ist meines Erachtens nach notwendig und sollte in Ruhe und minütlich während der Belastung vorgenommen werden, weiterhin ist eine kontinuierliche EKG-Monitorkontrolle erforderlich. Analog zum Belastungs-EKG sollte eine minütliche Blutdruck-

48   Streßechokardiographie-Methoden

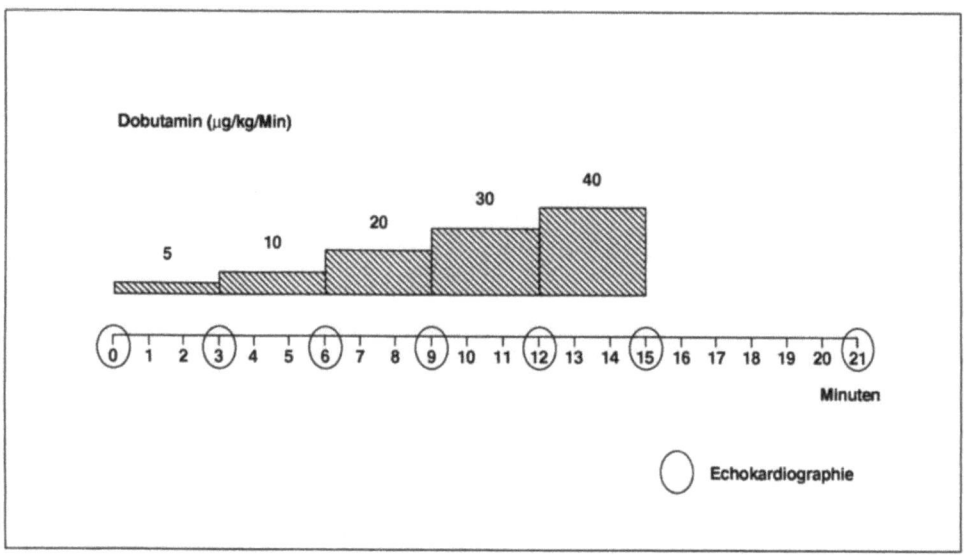

Abb. 3.14. Untersuchungsprotokoll des Dobutamin-Streßechotests. Dobutamin wird stufenweise mit 5 µg/kg KG pro Minute beginnend bis maximal 40 µg/kg KG pro Minute infundiert. Die Echokardiographie-Aufzeichnungen erfolgen alle 3 Minuten bis Testende bzw. unmittelbar nach Abbruch des Tests und nach 6 Minuten Erholung.

kontrolle mittels einer Armmanschette entweder automatisch oder durch eine Hilfskraft erfolgen. Somit ist eine optimale Sicherheit gewährleistet.

Die echokardiographische Ableitung kann mit jedem konventionellen Echokardiographie-Gerät erfolgen. Voraussetzung bei der Wahl eines Gerätes sollte eine gute 2-D-Bildqualität mit hoher Auflösung sein. Die Qualität von CW-, PW- und Farb-Doppler ist bei der Durchführung der streßechokardiographischen Untersuchungen weniger ausschlaggebend. Die abgeleiteten Bilder sollten kontinuierlich mit einem Videorekorder aufgezeichnet werden. Hilfreich bei der Auswertung, jedoch nicht unbedingte Voraussetzung ist die Anwendung eines Streßecho-Auswertcomputers. Hiermit werden die aufgezeichneten Bilder von langer, kurzer Achse sowie 2- und 4-Kammerblick EKG-getriggert digitalisiert und gespeichert. Dabei wird von jeder der 4 aufgezeichneten Anlotebenen jeweils ein einzelner Herzzyklus mit 8 Einzelbildern gespeichert und im Endlosverfahren („cine-loop") auf auf einem viergeteilten Bildschirm, dem sog. „quad screen" (Abb. 3.17) abgespielt.

Durch computergesteuerte, gleichzeitige zeitsynchrone Darstellung der Ruheaufnahmen neben den Belastungsaufnahmen ist ein direkter Vergleich der Kontraktilität des linken Ventrikels vor und unter maximaler pharmakologischer Belastung möglich. Bei pharmakologischer Belastung ist die Anwendung des Streßechocomputers nicht so entscheidend wie bei der körperlichen Belastungsform, erspart aber häufiges Vor- und Zurückspulen und ermöglicht einen direkten Vergleich der Ruhe- und Belastungsaufnahmen.

Mit Hilfe neuer Computerprogramme, die speziell für pharmakologische Streßechountersuchungen entwickelt wurden, ist es möglich, auf dem „quad screen" Aufnahmen verschiedener Zeitpunkte zusammenzustellen und zu vergleichen, wie in Abb. 3.18 dargestellt.

So können die Ruheaufnahme, Aufnahmen unter steigender Medikamentendosierung sowie die anschließende Aufnahme nach Erholung dargestellt und auf einen Blick erfaßt werden. Eine solche Darstellung unter niedriger und hoher Medikamentendosierung im

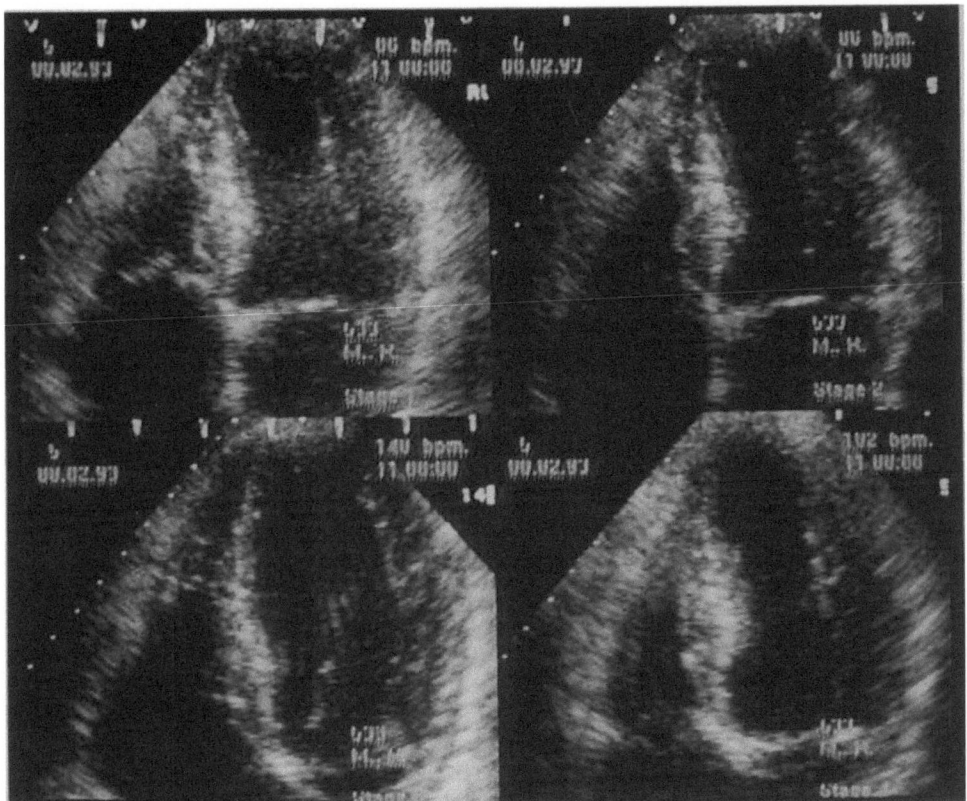

Abb. 3.15. Quad-Screen mit Darstellung des 4-Kammerblicks in vier Stadien: Bei Zustand nach anteroseptalem Myokardinfarkt Nachweis einer Hypokinesie im Septum. Unter Dobutamin zunächst verbesserte Kontraktilität unter niedriger Dosierung, anschließend Auftreten einer Akinesie septal. Nachweis von lebendem und gefährdetem Myokard.

Vergleich ist sinnvoll zum Nachweis von lebendem Myokardgewebe nach akutem Myokardinfarkt. Erwartungsgemäß würde sog. „viable myocardium" unter niedriger Dobutamin-Dosierung eine verbesserte Kontraktilität zeigen, die bei zudem gefährdeten Myokard unter maximaler Dosierung wieder abnimmt (siehe Abb. 3.19).

Auf eine identische Anlotung der entsprechenden Ebenen zu den verschiedenen Zeitpunkten ist zu achten. Es empfiehlt sich oftmals eine Markierung der Ableitungspunkte auf der Thoraxwand.

> Zur Durchführung der pharmakologischen Streßechountersuchungen wird ein peripher-venöser Zugang benötigt. Es empfiehlt sich, den Zugang an dem Arm anzulegen, an dem keine Blutdruckmessung stattfindet. Als Zugang sollte eine periphere Verweilkanüle gewählt werden, die gut fixiert wird.

Schließlich werden seit einiger Zeit auch computergesteuerte Applikationssysteme mit integriertem Pharmakonperfusor, EKG- und Blutdruckmeßeinrichtung angeboten, die eine computergesteuerte Abgabe des Pharmakons in Abhängigkeit vom Anstieg des Blutdrucks und der Herzfrequenz ermöglichen.

Die für die Durchführung einer pharmakologischen Streßechountersuchung notwendige Ausrüstung ist in Tabelle 3.2. aufgelistet.

50　Streßechokardiographie-Methoden

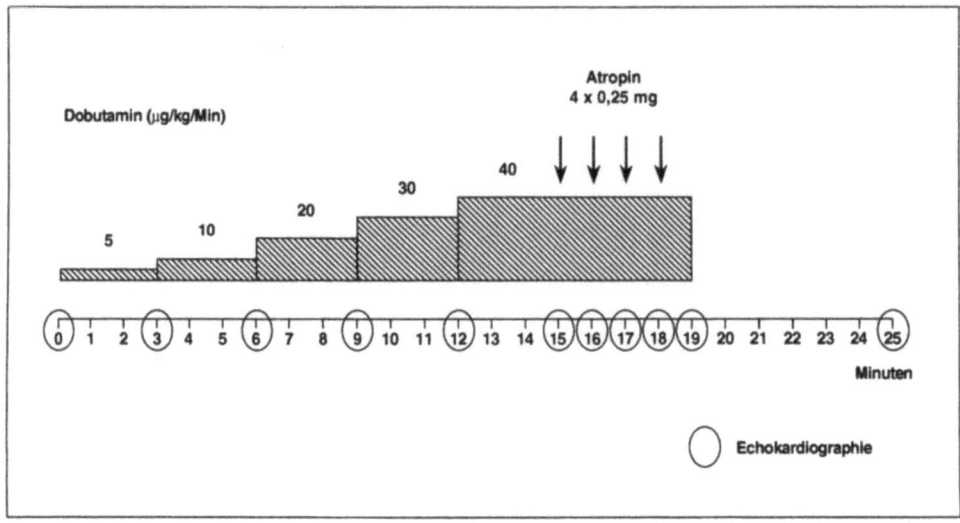

Abb. 3.16. Untersuchungsprotokoll des Dobutamin + Atropin-Streßechotests. Die Dobutamin-Infusion wird in üblicher Weise durchgeführt. Nach der 15. Untersuchungsminute werden unter Fortführung der Dobutamin-Infusion mit 40 µg/kg /KG/min minütlich 0,25 mg Atropin intravenös als Bolus bis zu einer kumulativen Gesamtdosis von 1 mg Atropin injiziert. Die Echokardiographie-Aufzeichnungen erfolgen dabei minütlich nach jeder Dosissteigerung bis Testende bzw. unmittelbar nach Abbruch des Tests und nach 6 Minuten Erholung.

Endpunkt jeder Streßechountersuchung sollte das Auftreten von deutlichen Wandbewegungsstörungen, schwerer Angina pectoris, deutlichen EKG-Veränderungen, komplexen Herzrhythmusstörungen oder schweren Nebenwirkungen sein.

Tabelle 3.2. Liste der notwendigen Materialien

Notwendige Materialien
- Echogerät, Videogerät, Streßechoauswertcomputer
- Infusomat (Perfusor), Perfusorspritzen, Dreiwegehähne, periphere Verweilkanülen
- Pharmakologische Streßmedikation (Dipyridamol, Adenosin, Dobutamin, Atropin, ggf. Arbutamin)
- Pharmakologische Antidotmedikation (Euphyllin, Betablocker, Plasmaexpander)
- Blutdruckmeßgerät
- 12-Kanal-EKG-Schreiber
- Notfallausrüstung, inklusive Defibrillator

3.2.3 Personelle Voraussetzungen

Die streßechokardiographische Untersuchung sollte von einem Arzt selbst durchgeführt werden oder im Beisein eines Arztes durch einen echokardiographisch ausgebildeten Untersucher.

> Die Vorbereitung einer Untersuchung kann nach Einweisung von einer Hilfskraft vorgenommen werden. Zur Vorbereitung gehört das Zubereiten der pharmakologischen Streßechosubstanz. Das gewählte Medikament muß entsprechend zubereitet werden: Dipyridamol wird in gewichtsentsprechender Dosierung verdünnt aufgezogen, ebenso Adenosin, während Dobutamin in Standarddosierung aufgezogen, aber gewichtsentsprechend appliziert wird.

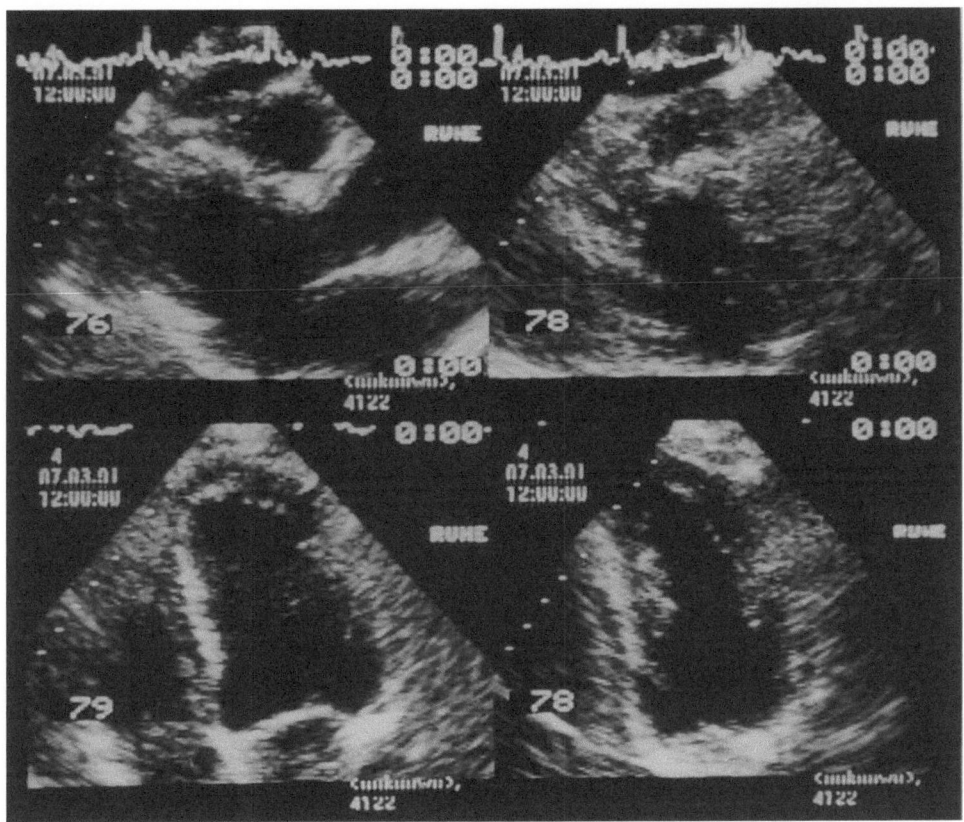

Abb. 3.17. Quad-Screen mit Darstellung der 4 Anlotebenen in Ruhe (lange und kurze Achse, 2- und 4-Kammerblick).

Zur Vorbereitung gehört weiterhin das richtige Plazieren der Patienten auf der Liege, Anlegen der EKG-Elektroden, Legen einer peripheren Verweilkanüle, Registrierung von Ruhe-EKG und Ruhe-Blutdruck.

Auch während der Untersuchung ist die Unterstützung einer Hilfskraft zur Durchführung der EKG-Registrierung, Messung des Blutdrucks und Aufzeichnung eines Untersuchungsprotokolls mit Registrierung von Blutdruck, Angina pectoris, Nebenwirkungen etc. zu empfehlen.

3.2.4 Zeitbedarf

Für eine komplette pharmakologische streßechokardiographische Untersuchung sollte mit Vorbereitungszeit und Nachbeobachtung des Patienten etwa eine Stunde veranschlagt werden. Vor jeder streßechokardiographischen Untersuchung sollte eine eingehende Patientenaufklärung durch den Arzt vorgenommen werden, die etwa 10 Minuten der Gesamtzeit in Anspruch nehmen sollte. Dabei wird der Patient über den Sinn der Un-

52 Streßechokardiographie-Methoden

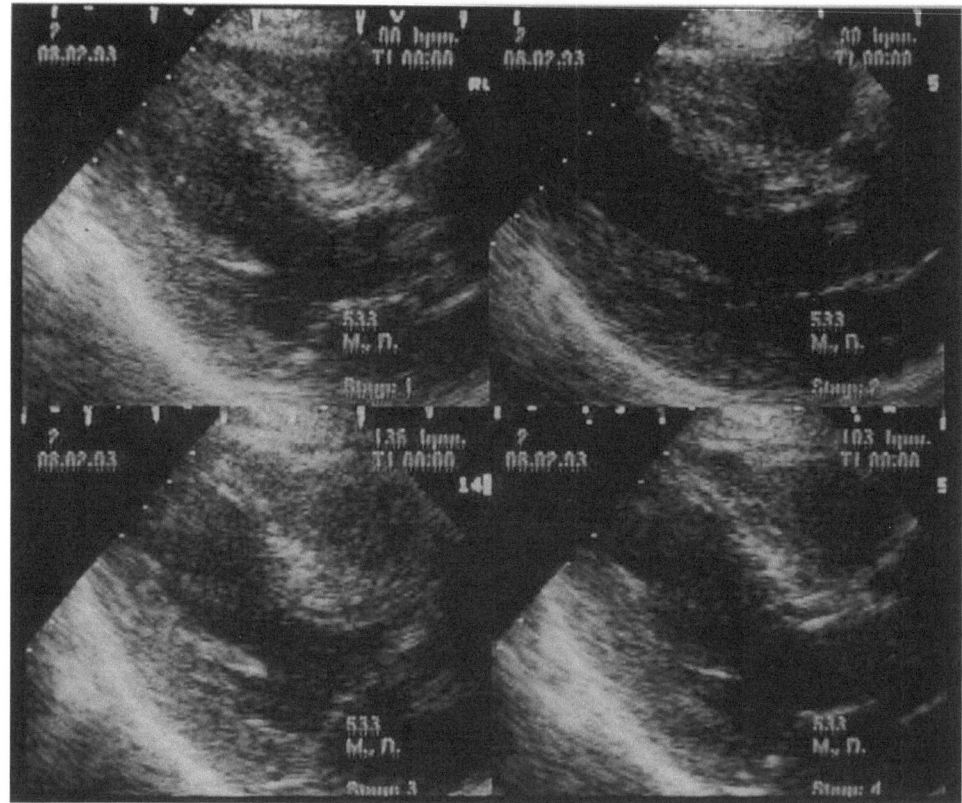

Abb. 3.18. Quad-Screen mit Darstellung der langen Achse in vier Stadien: Gute Kontraktilität in Ruhe, beginnende Kontraktilitätsstörungen unter niedriger Dipyridamol-Dosierung, zunehmend unter steigender Dosierung, verbessert nach Infusionsabbruch und anschließender Erholungsphase.

tersuchung und über den genauen Ablauf informiert sowie über das mögliche Auftreten von Nebenwirkungen und die Art der Nebenwirkungen unterrichtet. Im Anschluß daran sollte der Patient sein schriftliches Einverständnis geben. Eigene Erfahrungen haben gezeigt, daß die Untersuchung nach einer guten Aufklärung von Beginn an ruhig und koordiniert verläuft.

Während der Aufklärungszeit wird von der Hilfskraft die Untersuchung vorbereitet. Das Echogerät und ggf. der Streßauswertcomputer werden auf das gewünschte Streßechoprogramm eingestellt. Das Pharmakon wird in entsprechender Dosierung aufgezogen und der Perfusor entsprechend eingestellt, eventuell notwendige Medikamente sowie EKG und Blutdruckmeßgerät bereit gestellt, und der Ruheblutdruck gemessen. Während der Arzt (eventuell auch die Hilfskraft) anschließend einen peripheren Zugang legt, werden die EKG-Elektroden in der Form angelegt, daß die notwendigen Echoableitungspunkte frei zugänglich bleiben. Ist dann ein 12-Kanal-EKG in Ruhe geschrieben, sind etwa 5 weitere Minuten vergangen.

Die anschließende Aufzeichnung der 2-D-Ableitungen in Ruhe beansprucht je nach Ableitbarkeit des Patienten weitere 5 Minuten. Die eigentliche Untersuchung dauert je nach Protokoll unterschiedlich lang.

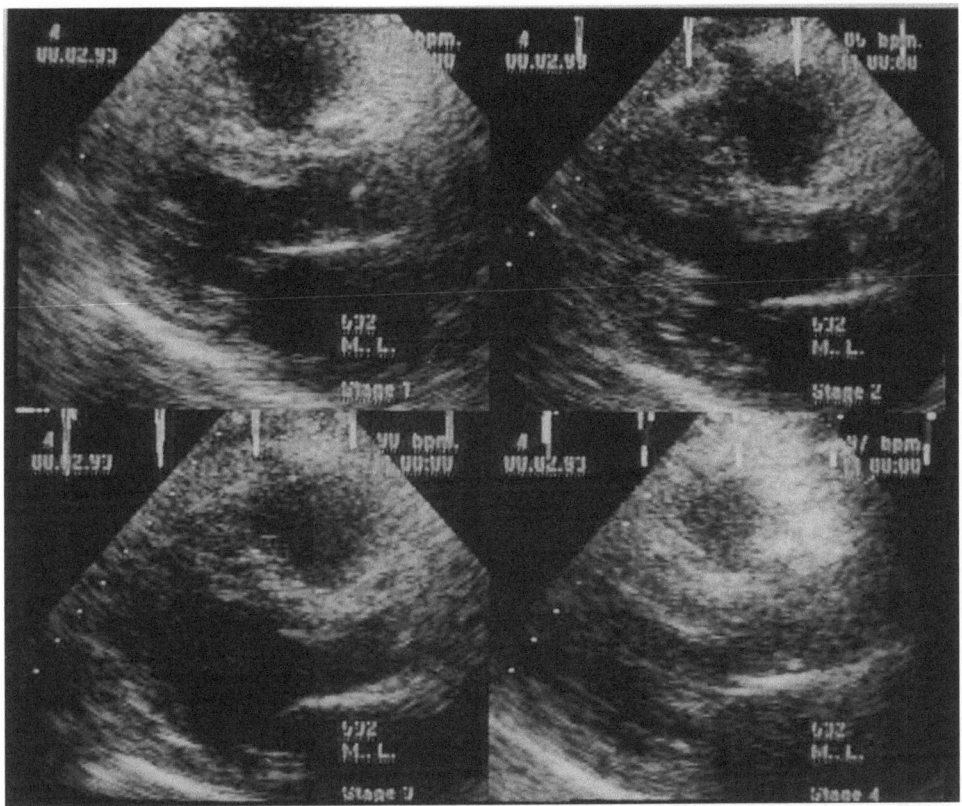

Abb. 3.19. Quad-Screen mit Darstellung der langen Achse in Ruhe mit Nachweis einer Hypokinesie des interventrikulären Septums, nach 6minütiger („low-dose") Dobutamin-Gabe verbesserte Kontraktilität im Septumbereich, nach maximaler („high-dose") Dobutamin-Gabe Auftreten einer Akinesie des Septums und nach Erholung wie in Ruhe Hypokinesie des Septums. Nachweis von lebendem („viable") und zugleich gefährdetem („jeopardized") Myokard.

> Eine Dipyridamol-Untersuchung ohne Atropin-Gabe dauert mit Erholungsphase 16 Minuten, mit Atropin-Gabe 22 Minuten. Eine Dobutamin-Untersuchung beginnend mit niedriger Dosierung ohne Atropin-Gabe dauert mit Erholungsphase 21 Minuten, mit Atropin-Gabe 25 Minuten. Eine Nachbeobachtungsphase unter ärztlicher Aufsicht sollte nach jeder pharmakologischen Streßechountersuchung für 15 Minuten angesetzt werden, so daß für eine komplette Untersuchung mit 60 Minuten Zeitdauer gerechnet werden sollte. Die Nachbeobachtungsphase kann zur Auswertung der Streßechountersuchung genutzt werden.

3.2.5 Durchführbarkeit und Verträglichkeit der Streßechountersuchungen mittels Dipyridamol, Adenosin und Dobutamin

Bei jeder pharmakologischen Streßechountersuchung gelten ähnliche Abbruchkriterien wie bei der ergometrischen Streßechountersuchung. Bei Auftreten von deutlichen Wandbewegungsstörungen, Angina pectoris, komplexen Rhythmusstörungen oder nicht zu tolerierenden anderen Nebenwirkungen wird die Untersuchung abgebrochen. In der

Regel kommt es zu einem spontanen Sistieren der Nebenwirkungen. Bei Dipyridamol-induzierten Nebenwirkungen empfiehlt sich die intravenöse Gabe von Theophyllin, bei Dobutamin induzierten Nebenwirkungen die intravenöse Gabe von Betablockern. Beide Substanzen sollten langsam appliziert werden. Anhaltende Angina pectoris wird in üblicherweiser Weise therapiert (z. B. Nitro sublingual). In einigen Ausnahmefällen kann bei anhaltender ausgeprägter Ischämiereaktion oder bedeutenden Nebenwirkungen (bes. Rhythmusstörungen) eine vorübergehende stationäre Überwachung notwendig werden.

Mögliche Nebenwirkungen sind in Tab. 3.3 nach Häufigkeit des Auftretens aufgeführt.

Tabelle 3.3. Übersicht über mögliche Nebenwirkungen

Dipyridamol/Adenosin	Dobutamin
- Hypotension/Bradykardie	- Palpitationen
- Kopfschmerz	- Tremor/Unruhe
- Bronchospasmus	- Hypertension/Hypotension
- Schwindel/Benommenheit	- Schwindel/Benommenheit
- abdominelle Schmerzen	- Kopfdruck
- Rhythmusstörungen	
- AV-Überleitungsstörungen*	
- Rhythmusstörungen	(*besonders bei Adenosin)

Zu den ernsteren Nebenwirkungen, die besonders unter Dobutamin auftreten können, gehören in erster Linie supraventrikuläre und ventrikuläre Rhythmusstörungen. Auch von AV-Überleitungsstörungen wird berichtet. Das Auftreten bedeutender Rhythmusstörungen (Vorhofflimmern, anhaltender Bigeminus, Salven und Kammertachykardien) ist selten und lag in unserer vergleichenden Studie von 144 Dobutamin-/Dipyridamol-Untersuchungen unter Dobutamin bei 5%; unter Dipyridamol waren keine bedeutenden Rhythmusstörungen aufgetreten (51). Alle unter Dobutamin aufgetretenen Rhythmusstörungen waren gut beherrschbar.

> Bei dem Auftreten von tachykarden Rhythmusstörungen oder Hypertensionen unter Dobutamin wird die intravenöse Gabe von Betablockern empfohlen. Gelegentlich kommt es unter Dobutamin zu einem signifikanten Blutdruckabfall, der jedoch im Gegensatz zum Auftreten einer Hypotension während ergometrischer Untersuchungen keinen diagnostischen oder prognostischen Wert hat (42, 23).

Nebenwirkungen wie Palpitationen, Kopfschmerzen oder Tremor werden etwa bei 25-30% der Patienten beobachtet und sind als physiologische Dobutamin-Effekte zu werten. Insgesamt wird der Dobutamin-Streßechotest in den publizierten Arbeiten als sicher eingestuft (51, 23, 43).

Unter Dipyridamol und Adenosin sind weniger Rhythmusstörungen zu erwarten, hier kommt es häufiger zum Auftreten von Bradykardien und Hypotensionen, die in der Regel mit Abbruch des Testes und mit intravenöser Gabe von Theophyllin gut beherrschbar sind (38).

> Theophyllin als Antidot zu Dipyridamol wirkt innerhalb von 1-2 Minuten und terminiert sofort die Ischämiereaktion.

Auch andere Nebenwirkungen wie Kopfschmerz, Benommenheit und Schwindel lassen sich gut beheben. Von einigen Autoren wird empfohlen, grundsätzlich jeden Dipyridamol-Test unabhänig von stattgehabter Ischämiereaktion mit Theophyllingabe zu beenden (43). Eine großzügige, doch differenzierte Anwendung von Theophyllin ist sicher empfehlenswert. Bei Andauern von Wandbewegungsstörungen oder Angina pectoris kann wie auch bei anderen Streßtests Nitro appliziert werden. Die Sicherheit des Dipyridamol-Streßechotests ist mittlerweile an fast 20000 Untersuchungen im Rahmen der Italienischen Dipyridamol-Streßecho-Gruppe belegt (39).

> Bei dem Auftreten von Nebenwirkungen im Adenosin-Streßechotest lassen sich diese in der Regel wegen der extrem kurzen Halbwertszeit von Adenosin durch Infusionsstop sofort beheben, so daß die Gabe eines Antidot nicht notwendig ist.

Sowohl der Dipyridamol- als auch der Dobutamin-Streßechotest werden nach den Erfahrungen vieler Arbeitsgruppen insgesamt gut toleriert (8, 21). Einzelne Untersuchungen zeigen, daß der Dipyridamol-Streßechotest bereits drei Tage nach akutem Myokardinfarkt sicher durchgeführt und das weitere Vorgehen geplant werden kann (11). Zur Klärung, ob nach Myokardinfarkt noch lebendes Gewebe („viable myocardium") vorliegt, kann der Dobutamin-Streßechotest in niedriger Dosierung ebenfalls bereits am 3. Tag nach Infarkt sicher durchgeführt werden (10). Der Dobutamin-Streßechotest mit hoher Dosierung wird in den meisten Zentren in der Regel erst ein bis zwei Wochen nach Myokardinfarkt angewandt (24, 33). Nach neuesten Arbeiten ist eine Identifizierung von „viable myocardium" auch mit Hilfe des Dipyridamol-Streßechotestes möglich (34, 50). Für beide pharmakologischen Streßmethoden wie auch für die Ergometrie-Streßechokardiographie ist neben dem Nachweis einer koronaren Herzerkrankung der Wert zur Risikostratifizierung nach Myokardinfarkt (17, 45) und zur Prognosebestimmung (47, 32) erwiesen.

3.2.6 Auswertungsraten, Sensitivität und Spezifität

Voraussetzung zur Durchführung der angeführten streßechokardiographischen Untersuchungen ist die Schallbarkeit des Patienten von transthorakal. Im Gegensatz zur aktiven körperlichen Belastung, bei der vermehrt Bewegung und Atemarbeit des Patienten die echokardiographische Untersuchung beeinträchtigen und die Auswertung unmöglich machen können, ist die pharmakologische Streßechomethode davon relativ unbeeinflußt. Dennoch können sich Faktoren, die eine echokardiographische Ableitung in Ruhe bereits erschweren, wie Emphysemthorax, Adipositas u.ä. unter pharmakologisch verursachtem Streß durch vermehrte Herzbewegung ausgeprägter bemerkbar machen und die Auswertung limitieren oder auch unmöglich machen.

Nach eigenen Erfahrungen kann bei ca. 85% aller Patienten, bei denen eine pharmakologische Streßechokardiographie vorgesehen ist, diese Untersuchung auch durchgeführt und ausgewertet werden.

In einer Vielzahl von Studien wurde der Wert der Dipyridamol- und der Dobutamin-Streßechokardiographie zum Nachweis einer signifikanten Koronarstenose (>50%) belegt. Es wurde dabei für den Dobutamin-Streßechotest von Sensitivitäten zwischen 60-80% und Spezifitäten von 80-90% berichtet (24, 27, 46, 28). Bei dem Vorliegen von Mehrgefäßerkrankungen erhöht sich die Sensitivität auf über 90% (44). Für den Dipyridamol-Streßechotest liegt die Sensitivität und Spezifität in ähnlicher Größenordnung (29, 40, 9, 41, 6, 7).

Ein Vergleich der pharmakologischen Streßechomethoden mit der Ergometrie-Streßechokardiographie ergibt vergleichbare Sensitivitäten und Spezifitäten (12, 20). Dabei liegt die Sensitivität des Ergometrie-Streßechos nach Angaben verschiedener Autoren zwischen 80 und 90% (2, 26), bei der Erkennung von Mehrgefäßerkrankungen in den meisten Studien über 90%. Die Spezifität des Tests wird mit 85% angegeben.

Vergleichende Untersuchungen zwischen Dobutamin- und Dipyridamol-Streßechountersuchungen von verschiedenen Arbeitsgruppen (43, 5) belegen eine Sensitivität von 60-80% für Dobutamin und Dipyridamol mit einer Spezifität zwischen 80 und 90%. Diese Ergebnisse entsprechen auch unseren Daten (51).

Die Adenosin-Streßechokardiographie hat nach bisherigen Untersuchungen eine ähnliche diagnostische Wertigkeit wie die Dobutamin- oder Dipyridamol-Streßechokardiographie mit einer Sensitivität von 85% und einer Spezifität von 92% (52).

Literatur zu Kapitel 3.2

1. Abreu A, Mahmarian JJ, Nishimura S, Boyce TM, Verani MS (1991) Tolerance and safety of pharmacologic coronary vasodilation with adenosine in association with thallium-201 scintigraphy in patients with suspected coronary artery disease. J Am Coll Cardiol 18: 730-735
2. Armstrong FW (1988) Clinical validation and application of exercise echocardiography Learning center, Highlights 4: 1-5
3. Bach DS, Ginzton LE, Appleton C, Mohluddin SM, Pool PE, Robertson WS, Armstrong WF. For the arbutamine study group (1992) The efficiancy of arbutamine stress echocardiography for the detection of coronary disease. J Am Soc Echo 5(3): 311
4. Becker LC (1978) Conditions for vasodilatator-induced coronary steal in experimental myocardial ischemia. Circulation 57: 1103-1110
5. Boccanelli A, Pontillo D, Greco C, Zanchi E, Carboni GP, Cecchetti C, Risa AL (1992) Comparison of exercise test, dipyridamole and dobutamine stress echocardiography for the detection of multivessel disease after myocardial infarction. J Am Coll Cardiol 19 (suppl): 359A
6. Bolognese L, Sarasso G, Bongo AS, Rossi L, Aralda D, Piccinino C, Rossi P (1991) Dipyridamole echocardiography test. Circulation 84: 1100-1106
7. Bolognese L, Sarasso G, Aralda D, Bongo AS, Rossi L, Rossi P (1989) High dose dipyridamole echocardiography early after uncomplicated acute myocardial infarction: Correlation with exercise testing and coronary angiography. J Am Coll Cardiol 14: 357-363
8. Camerieri A, Landi P. EPIC Study Group (1993) The prognostic value of early dipyridamole echocardiographc testing in elderly patients after uncomplicated myocardial infarction. 1st internat symposium of stress echocardiography in Pisa 1993
9. Casanova R, Parrocini A, Guidalotti PL, Capacci PF, Jacopi F, Fabbri M, Maresta A (1992) Dose and test for dipyridamole infusion and cardiac imaging early after uncomplicated acute myocardial infarction. Am J Cardiol 70: 1402-1406
10. Chiaranda G, Lazzaro A, Mangiameli S (1993) The low-dose echo-dobutamine test in post-AMI early phase. 1st internat symposium of stress echocardiography in Pisa 1993
11. Chiarella F, Domenicucci S, Bellotti P, Bellone P, Scarsi G, Moroni L, Vecchio (1993) Ultra-early risk stratification by stress-echo: rationale and results. 1st internat symposium of stress echocardiography in Pisa 1993
12. Cohen JL, Duvvuri S, George A, Ottenweller J, Wilchfort SD, Binenbaum SZ, Kim CS (1992) Dobutamine versus exercise digital echocardiography for detecting coronary artery disease. J Am Coll Cardiol 19 (suppl): 39A
13. DiMarco JP, Sellers TD, Berne RM, West GA, Belardinelli L (1983) Adenosine: Electrophysiologic effects and therapeutic use for terminating paroxysmal supraventricular tachycardia. Circulation 68: 1254-1263
14. Djordjevic-Dikic A, Ostojic M, Beleslin B, Picano E, Reisenhofer B, Distante A, Babic R, Stepanovic J, Stojkovic S, Nedeljkovic M, Stankovic G, Petrasinovic Z, Vasiljevic Z (1993) Safety and feasibility of dipyridamole-dobutamine echocardiography: preliminary result of multicenter trial. 1st internat symposium of stress echocardiography in Pisa 1993
15. Epstein M, Gin K, Sterns L, Pollick C (1991) Dobutamine stress echocardiography: Diagnosis of CAD with continuation of anti-anginal medication. Circulation 84 (suppl II): 704
16. Fioretti PM, McNeill AJ, El-Said EM, Salustri A, Brace MJ, Roelandt JR (1991) Adding Atropine to dobutamine Echocardiography increases sensitivity for detecting coronary disease. Circulation 84 (suppl II): 704
17. Galeti A, Coletta C, Greco G, Bordi L, Burattini M, Colaceci R, Cevi V (1993) Risk stratification in coronary heart disease with echo-dobutamine test. A follow up study in 74 patients. 1st internat symposium of stress echocardiography in Pisa 1993
18. Gupta NC, Esterbrooks D, Mohiuddin S, Hilleman D, Sunderland J, Shiue CY, Frick MP (1991) Adenosine in myocardial perfusion imaging using positron emissions tomography. Am Heart J 122: 293-301
19. Ismail G, Sada M, Conant R, Shapiro S, Cao T, French W, Ginzton L (1992) Quantitative stress echo-

cardiography: Comparison of exercise and pharmacological stress with arbutamine. Circulation 86 (suppl I): 127
20. Klaer R, Curtius JM, Deutsch HJ, Schenkel C (1992) Vergleich der Wertigkeit der Dipyridamol-Echokardiographie und der Ergometer-Echokardiographie bei koronarer Herzerkrankung. Z Kardiol 81 (suppl I): 188
21. Lowenstein J, Izcovich E, Boughen E, Pellegrini C (1993) Safety and tolerance of a high single dose of intravenous dipyridamole in the echocardiography test. 1st internat symposium of stress echocardiography in Pisa 1993
22. Marcovitz PA, Bach DS, Markarian M, Armstrong WF (1992) Beta blockade blunts heart rate and blood pressure response but not contractility augmentation during incremental dobutamine infusion. J Am Coll Cardiol 19 (suppl): 278A
23. Marcovitz PA, Bach DS, Markarian M, Mathias WS, Armstrong WF (1992) Implication of a hypotensive response during dobutamine stress echocardiography. J Am Coll Cardiol 19 (suppl): 360A
24. Marcovitz PA, Armstrong WF (1991) Dobutamine stress echocardiography: diagnostic utility. Herz 16: 372-378
25. Martine T, Seaworth J, Johns J, Pupa L, Condos W (1991) Comparison of adenosine, dipyridamole and dobutamine stress echocardiography for the detection of coronary artery disease. J Am Coll Cardiol 17 (suppl): 277A
26. Marwick TH, Nemec JJ, Pashkow FJ, Stewart WJ, Salcedo EE (1992) Accuracy and limitations of exercise echocardiography in a routine clinical setting. J Am Coll Cardiol 19: 74-81
27. McNeill AJ, Fioretti PM, El-Said EM, Salustri A, de Feyter PJ, Roeland JR (1992) Dobutamine stress echocardiography before and after coronary angioplasty. Am J Cardiol 69: 740-745
28. Mazeika PK, Nadazdin A, Oakley CM (1992) Dobutamine stress echocardiography for detection and assessment of coronary artery disease. J Am Coll Cardiol 19: 1203-1211
29. Mazeika P, Nihoyannopoulos P, Joshi J, Oakley CM (1992) Uses and limitations of high dose dipyridamole stress echocardiography for evaluation of coronary artery disease. Br Heart J 67: 144-149
30. Nguyen T, Heo J, Ogilby JD, Iskandrian AS (1990) Single-photon emission computed tomography with thallium-201 scintigraphy during adenosine-induced coronary hyperemia: Correlation with coronary artery angiography, exercise thallium imaging and two-dimensional echocardiography. J Am Coll Cardiol 16: 1375-1383
31. Ostoji MC, Quinounes M, Winters W (1993) Physical and pharmalogical stress testing: alternative or complementary? 1st internat symposium of stress echocardiography in Pisa 1993
32. Pellikka PA, Oh JK, Bailey KR, Nichols BA, Rooke TW, Tajik AJ (1992) Prognostic role of Dobutamine stress echocardiography before noncardiac surgery. J Am Coll Cardio l9 (suppl): 100A
33. Pierard LA, de Landsheere C, Berthe C, Rigo P, Kulbertus HE (1990) Identification of viable myocardium by echocardiography during dobutamine infusion in patients with myocardial infarction after thrombolytic therapy: Comparison with positron emission tomography. J Am Coll Cardiol 15: 1021-1031
34. Picano E, Marzullo P, Gigli G, Reisenhofer B, Parodi O, Distante A, L'Abbate A (1992) Identification of viable myocardium by dipyridamole-induced improvement in regional left ventricular function assessed by echocardiography in myocardial infarction and comparison with thallium scintigraphy at rest. Am J Cardiol 70: 703-710
35. Picano E, Lattanzi F, Masini M, Distante A, L'Abbate A (1986) High dose dipyridamole echocardiography test in effort angina pectoris. J Am Coll Cardiol 8: 848-854
36. Picano E (1988) Dipyridamole-echocardiography test. In Visser C, Kan G, Meltzer R (eds) Echocardiography in coronary artery disease. Kluver, Bosten, pp 65-75
37. Picano E, Pingitore A, Conti U, Kozacova M, Boem A, Cabana E, Ciuti M, Distante A, L'Abbate A (1993) Enhanced sensitivity for detection of coronary artery disease by addition of atropine to dipyridamole echocardiography. Eur Heart J 14: 1216-1222
38. Picano E (1992) Stress Echocardiography. Springer, Berlin, Heidelberg, New York, pp 62-64
39. Picano E, Marini C, Chiriatti G, Pirelli S, Maffei S et al for the EPIC study group (1992) Safety of intravenous high-dose dipyridamole echocardiography. Am J Cardiol 70: 252-258
40. Picano E, Severi S, Michelassi C, Lattanzi F, Masini M, Orsini E, Distante A, L'Abbate (1989) Prognostic importance of dipyridamole-echocardiography test in coronary artery disease. Circulation 80: 450-457
41. Picano E, Pirelli S, Marzilli M, Faletra F, Lattanzi F, Campoplo L, Massa D, Alberti A, Gara E, Distante A, L'Abbate A (1989) Usefulness of high-dose dipyridamole echocardiography test in coronary angioplasty. Circulation 80: 807-815
42. Rosamund TL, Vacek JK, Hurwitz A, Rowland AJ, Beauchamp GD, Crouse LJ (1992) Hypotension during dobutamine stress echocardiography: initial description and clinical relevance. Am Heart J 123: 403-407
43. Salustri A, Fioretti PM, McNeill AJ, Pozzoli MMA, Roeland JR (1992) Pharmacological stress echocardiography in the diagnosis of coronary artery disease and myocardial ischemia: a comparison between dobutamine and dipyridamol. Eur Heart J 13: 1356-1362
44. Sawada SG, Segar DS, Ryan T, Brown SE, Dohan AM, Williams R, Fineberg NS, Armstrong WF, Feigenbaum H (1991) Echocardiographic detection of coronary artery disease during dobutamine infusion. Circulation 83: 1605-1614

45. Schröder K, Völler H, Hansen B, Levenson B, Wilkenshoff U, Schröder R (1992) Streß-Echokardiographie als Routine-Untersuchung bei koronarer Herzkrankheit. DMW 117: 1583-1588
46. Segar DS, Brown SE, Sawada SG, Ryan T, Feigenbaum H (1992) Dobutamine stress echocardiography: correlation with coronary lesion as determined by quantitative angiography. J Am Coll Cardiol 19: 1197-1202
47. Seveso G, Chiarella F, Previtali M, Bolognese L et al on behalf of the EPIC study group (1992) The prognostic value of dipyridamole-echocardiography early after uncomplicated acute myocardial infarction: Updated results of the EPIC study. J Am Coll Cardiol 19 (suppl): 100A
48. Trakhtenbroit AD, Cheirif J, Kleiman N, Verani MS, Zoghbi WA (1990) Adenosine echocardiography in the diagnosis of coronary artery disease: Comparison with coronary angiography. Circulation 82 (suppl III): 193A
49. Verani MS (1992) The Adenosin Saga: One more piece of the puzzle. Editorial Comment. Circulation 86: 1038-1040
50. Wilkenshoff U, Schröder K, Völler H, Münzberg H, Dissmann R, Spielberg C, Linderer T, Schröder R (1993) Detection of jeopardized myocardium after acute myocardial infarction with dipyridamole echocardiography stress test. Eur Heart J 14 (suppl): 1528 -
51. Wilkenshoff U, Schröder K, Völler H, Dissmann R, Linderer T, Schröder R (1993) Validity and tolerance of dobutamine and dipyridamole stress echocardiography before and after PTCA. 1st internat symposium of stress echocardiography in Pisa 1993
52. Zoghbi WA, Cheirif J, Kleiman NS, Verani MS, Trakhtenbroit A (1992) Diagnosis of ischemic heart disease with adenosine echocardiography. J Am Coll Cardiol 8: 1271-1279

3.3. Sonstige streßechokardiographische Techniken

3.3.1 Isometrische Streßechokardiographie

Bisher existieren nur wenige Studien zur Wertigkeit streßechokardiographischer Untersuchungen unter Verwendung isometrischer Belastungsprovokationen (2, 3, 11, 14). Meist wird die isometrische Belastung als „handgrip"-Test unter Verwendung eines Handdynamometers durchgeführt. Diese Geräte gestatten nicht nur die maximale willkürliche Kraft zu messen, sondern eine vorgegebene submaximale isometrische Kraftentfaltung für wenige Minuten durch Einstellen eines Grenzwertalarmgebers zu halten. In den letzten Sekunden einer jeden Minute erfolgt dann die echokardiographische Registrierung.

Da bei dieser Art der isometrischen Belastung nur kleine Muskelgruppen aktiviert werden, ist die Steigerung des Druck-Frequenz-Produktes geringer als bei einer dynamischen Fahrradergometrie. Die echokardiographischen und dopplerechokardiographischen Studien berichten in bezug auf hochgradige Koronarstenosen über eine hohe Spezifität, die deutlich geringer ausfällt bei funktionellen Koronarverschlüssen mit guter Kollateralisation, aber über eine inakzeptabel niedrige Sensitivität bezogen auf 70-90%ige Stenosen (11, 14). Neuere Studien verwenden deshalb ein expanderähnliches Teleskopdynamometer, das mit beiden Armen etwa 2 Minuten lang auf 50% der maximalen willkürlichen Kraft auseinander gezogen wird und bei dem folglich mehr Muskelgruppen zur Kraftentfaltung eingesetzt werden. Bei diesem Vorgehen scheinen mit der dynamischen Technik vergleichbare Sensitivitäten und Spezifitäten, eine koronare Herzkrankheit über belastungsinduzierte Wandbewegungsstörungen aufzudecken, erreicht zu werden (2, 3, 17).

3.3.2 Elektrophysiologische Streßechokardiographie

Unter den passiven Verfahren ohne körperliche Belastung stellen die elektrophysiologischen Stimulationen eine Alternative zu den pharmakologischen Techniken dar.

In den meisten Studien kommt die Vorhofstimulation während einer transösophagealen Echokardiographie zum Einsatz (10). Zur Prämedikation wird häufig Atropin verwendet, um eine Hypersalivation zu vermeiden und die AV-Überleitung zu verbessern. Die Vorhofstimulation erfolgt bei den gängigsten Protokollen über Gleichstromimpulse von 10 ms Dauer und einer Intensität von bis zu 20 mA. Sie beginnt bei etwa 15-20 Schlägen / min oberhalb der Ruheherzfrequenz und wird alle 2 Minuten um 10-20 Impulse pro Minute bis auf 85% der altersspezifischen Ausbelastungsfrequenz oder bis zum Auftreten der allgemein bekannten Abbruchkriterien (siehe Kapitel 9.3.2.3) gesteigert. Tritt das Wenckebach-Phänomen auf, kann unterhalb der Wenckebachschwelle mit reduzierter Impulsfrequenz weiter stimuliert werden. Gelegentlich wird auch erst bei Auftreten dieser AV-Blockierung Atropin appliziert.

In einigen wenigen Studien wird auch eine nasale Ösophagussonde zur Vorhofstimulation verwendet (13) und die Echokardiographie erfolgt dann transthorakal in optimierter Linksseitenlage.

Die elektrophysiologischen Verfahren kommen überwiegend in akutkardiologischen Abteilungen und vor allem bei wissenschaftlichen Fragestellungen zum Einsatz. Die Auswertungsraten liegen natürlich bei transösophagealer Technik nahe 100%, Sensitivität und Spezifität sind denen der aktiven Techniken vergleichbar oder diesen sogar überlegen.

Die Stimulationsmethoden gehören wegen ihrer Belästigung für die Patienten und aufgrund ihrer Semiinvasivität und eingeschränkten Übertragbarkeit ihrer Ergebnisse auf die Alltagsanforderungen der Patienten aber nicht zu den Routinetechniken.

3.3.3 Psychomentale Streßechokardiographie

Die Wertigkeit psychomentaler Streßtests, bei der koronaren Herzkrankheit Ischämiephänomene aufzudecken, ist in zahlreichen Studien mit invasiven und nuklearkardiologischen Methoden untersucht worden (1, 6, 12, 15, 18). Echokardiographische Wandbewegungsanalysen und dopplerechokardiographische Untersuchungen systolischer und diasystolischer Flußparameter unter psychomentaler Streßprovokation sind bisher noch kaum durchgeführt worden (5).

Generell können folgende Kategorien mentaler Streßtests eingesetzt werden: Problem-Lösungsaufgaben, Informationsverarbeitungsaufgaben, psychomotorische Anforderungen, affektive Konditionen (zum Beispiel eine Rede halten) oder Anwendungen unangenehmer vegetativer Reize (16).

In der kardiologischen Rehabilitation käme solchen Tests zur Beurteilung der ischämiefreien Belastbarkeit bei der Vielzahl von Patienten mit ganz überwiegend psychomentalen Anforderungen in Beruf und Freizeit eine große Bedeutung zu. Die Hauptproblematik derartiger Tests besteht in ihrer schwierigen Standardisierung und teilweise unsicheren Reliabilität und Validität. Wir verzichten in diesem Zusammenhang auf eine detaillierte Beschreibung möglicher Testprotokolle, da ihre Bedeutung für die klinische Routine noch nicht absehbar ist.

3.3.4 Transösophageale Techniken

Transösophageale Techniken zählen ebenfalls nicht zu den Verfahren, die für den klinischen Alltag und für eine weite Verbreitung der Streßechokardiographie geeignet sind. Ihr herausragender Vorteil liegt in der exzellenten Bildqualität. Diesem Vorteil stehen aber gewichtige Nachteile gegenüber. So sind alle Wandsegmente des linken Ventrikels meist nur mit multiplanen Sonden zugänglich, der Patient muß die endoskopische Prozedur über sich ergehen lassen und eine körperliche Belastung, die den Bezug zu Alltagsbelastungen ermöglichen würde, ist weder zumutbar noch praktikabel (4, 7-10). Der transösophageale Zugang erfordert daher die Kombination mit einem der pharmakologischen oder elektrophysiologischen Streßverfahren, auf die weiter oben näher eingegangen wurde.

Literatur zu Kapitel 3.3

1. Deanfield JE, Shea M, Kennett M, Horlock P, Wilson RA, De Landsheere CM, Selwyn AP (1988) Silent Myocardial Ischaemia Due To Mental Stress. Lancet: 1001-1004
2. Fisman EZ, Ben-Ari E, Pines A, Drory Y, Motro M, Kellermann JJ (1992) Usefulness of Heavy Isometric Exercise Echocardiography for Assessing Left Ventricular Wall Motion Patterns Late (> 6 Months) After Acute Myocardial Infarction. Am J Cardiol 70: 1123-1128
3. Fisman EZ, Ben-Ari E, Pines A, Drory Y. Shiner RJ, Motro M, Kellermann JJ (1991) Pronounced Reduction of Aortic Flow Velocity and Acceleration During Heavy Isometric Exercise in Coronary Artery Disease. Am J Cardiol 68: 485-491
4. Galati G (1993) Feasibility and diagnostic value of dipyridamole TEE for the assessment of myocardial ischemia and coronary flow abnormalities. Lecture held on 1st International Symposium on Stress Echo, Pisa
5. Gianuzzi P, Shabetai R, Imparato A, Temporelli P L, Bhargava V (1991) Effects of Mental Exercise in Patients with Dilated Cardiomyopathy and Congestive Heart Failure: An Echocardiographic Doppler Study. Circulation 83 (Suppl II): 155-165
6. Giubbini R, Galli M, Campini R, Bosimini E, Bencivelli W, Tavazzi L (1991) Effects of Mental Stress on Myocardial Perfusion in Patients With Ischemic Heart Disease. Circulation 83 (Suppl II): 100-107
7. Hoffmann R, Kleinhans E, Bexten M, Flachskampf FA, Buell U, Hanrath P (1992) Transesophageal Pacing Echocardiography for Identification of Patients With Restenosis After Percutaneous Transluminal Coronary Angioplasty. J Am Coll Cardiol 19: 54A
8. Hoffmann R, Lambertz H, Flachskampf FA, Hanrath P (1991) Transösophageale Echokardiographie in Kombination mit Vorhofstimulation zur Erkennung ischämiebedingter Wandbewegungsstörungen. Herz 16: 367-371
9. Iliceto S, D'Ambrosio G, Sorino M, Papa A, Amico A, Ricci A, Rizzon P (1986) Comparison of Postexercise and Transesophageal Atrial Pacing Two-Dimensional Echocardiography for Detection of Coronary Artery Disease. Am J Cardiol 57: 547-553
10. Kotler MN, Jacobs LE (1990) Transesophageal Atrial Pacing or Pharmacologic Stress Testing in Detection of Coronary Artery Disease in Patients Who Are Unable to Undergo Exercise Stress Testing. J Am Coll Cardiol 16: 1154-1157
11. Kettunen R, Huikuri H V, Heikkilä J, Takkunen J T (1991) Usefulness of Technetium-99m-MIBI and Thallium-201 in Tomographic Imaging Combined with High-Dose Dipyridamole and Handgrip Exercise for Detecting Coronary Artery Disease. Am J Cardiol 68: 575-581
12. LaVeau PJ, Rozanski A, Krantz DS, Cornell CE, Cattanach L, Zaret BL, Wackers FJT (1989) Transient left ventricular dysfunction during provocative mental stress in patients with coronary artery disease. Am Heart J 118: 1-8
13. Matthews R V, Haskell R J, Ginzton L E, Laks M (1989) Usefulness of Esophageal Pill Electrode Atrial Pacing with Quantitative Two-Dimensional Echocardiography for Diagnosing Coronary Artery Disease. Am J Cardiol 64: 730-735
14. Mitamura H, Ogawa S, Hori S, Yamazaki H, Handa S, Nakamura Y (1981) Two Dimensional Echocardiographic Analysis of Wall Motion Abnormalities During Handgrip Exercise in Patients With Coronary Artery Disease. Am J Cardiol 48: 711-719
15. Rozanski A, Bairey CN, Krantz DS, Freidman J, Resser KJ, Morell M, Hilton-Chalfen S, Hestrin L, Bietendorf J, Berman DS (1988) Mental Stress and the Induction of Silent Myocardial Ischemia in Patients with Coronary Artery Disease. New England J Med 318: 1005-1012
16. Steptoe A, Vögele C (1991) Methodology of Mental Stress Testing in Cardiovascular Research: Circulation 83 (Suppl II) : 14-24
17. Stratmann HG, Kennedy HL (1989) Evaluation of coronary artery disease in the patient unable to exercise: Alternatives to exercise stress testing. Am Heart J 117: 1344-1365
18. Young DZ, Dimsdale JE, Moore RH, Barlai-Kovach M, Newell JB, McKusick KA, Boucher CA, Fifer MA, Strauss HW (1989) Left ventricular performance during psychological stress. Eur J Nucl Med 115: 118-122

4   Streßechokardiographie-Auswertung

Streßechokardiographische Untersuchungen auszuwerten erscheint auf den ersten Blick einfach. Jeder in der konventionellen Ruheechokardiographie Erfahrene ist mehr oder weniger geübt, Abweichungen von der normalen Wandbeweglichkeit des linken Ventrikels zu beschreiben, beispielsweise akinetische Segmente von gut kontraktilen zu unterscheiden. Nicht jeder Untersucher ist es allerdings gewohnt, feine Störungen der Myokardkinetik wie Relaxationsstörungen, eine reduzierte Wanddickenzunahme bzw. Hypokinesien zu erkennen und alle Segmente nach solchen Störungen der normalen Wandbewegungsmuster systematisch abzusuchen und zu analysieren. Jedes Echolabor hat bestimmte Steckenpferde, Eigenheiten und Lieblingskinder, das heißt gewisse Schwerpunkte, auf die der Blick geschult wird, die akribisch untersucht, vermessen und beschrieben werden und die andere Aspekte in den Hintergrund treten lassen. Die Beurteilung der normalen und pathologischen Myokardkinetik nach Art, exakter segmentaler Ausdehnung und Schweregrad hat in vielen Echolabors keinen herausragenden Stellenwert, wie aus echokardiographischen Befunden unschwer und buchstäblich herauslesbar ist.

Wenn häufig genug schon bei der Ruheechokardiographie kein allzu großer Wert gelegt wird auf eine genaue, das heißt exakt segmental bezogene Wandbewegungsanalyse, so fällt es anfangs um so schwerer, die Myokardkinetik während einer körperlichen Belastung oder während eines pharmakologischen Streßtests verläßlich zu beurteilen, zumal Wandbewegungsmuster unter Belastung einige Besonderheiten aufweisen, die es zu beachten gilt.

> Zur Durchführung und Auswertung streßechokardiographischer Untersuchungen ist es notwendig, die myokardiale Wandbeweglichkeit systematisch und kontinuierlich zu beobachten. Die Suche nach Abweichungen vom normalen Wandbewegungsmuster muß Freude machen, ja faszinieren. Nur dann lassen sich die Möglichkeiten der Methode voll ausschöpfen.

In den folgenden Abschnitten werden wir verschiedene Arten und Methoden, streßechokardiographische Untersuchungen auszuwerten, vorstellen und Parameter einer normalen und gestörten Myokardkinetik und Flußdynamik beschreiben und Kriterien einer Schweregradbeurteilung erläutern (Abb. 4.1).

4.1   Auswertungsmodifikationen

4.1.1   Visuelle qualitative und semiquantitative Auswertung

4.1.1.1   Visuelle Beurteilung „on line" am Echokardiographiegerät

Prinzipiell ist es möglich, sich die Wandbeweglichkeit aller Segmente vor einer Belastung bzw. Streßprovokation einzuprägen, den Patienten kontinuierlich zu echokardiographieren, neu aufgetretene Wandbewegungsstörungen zu bewerten und anschließend

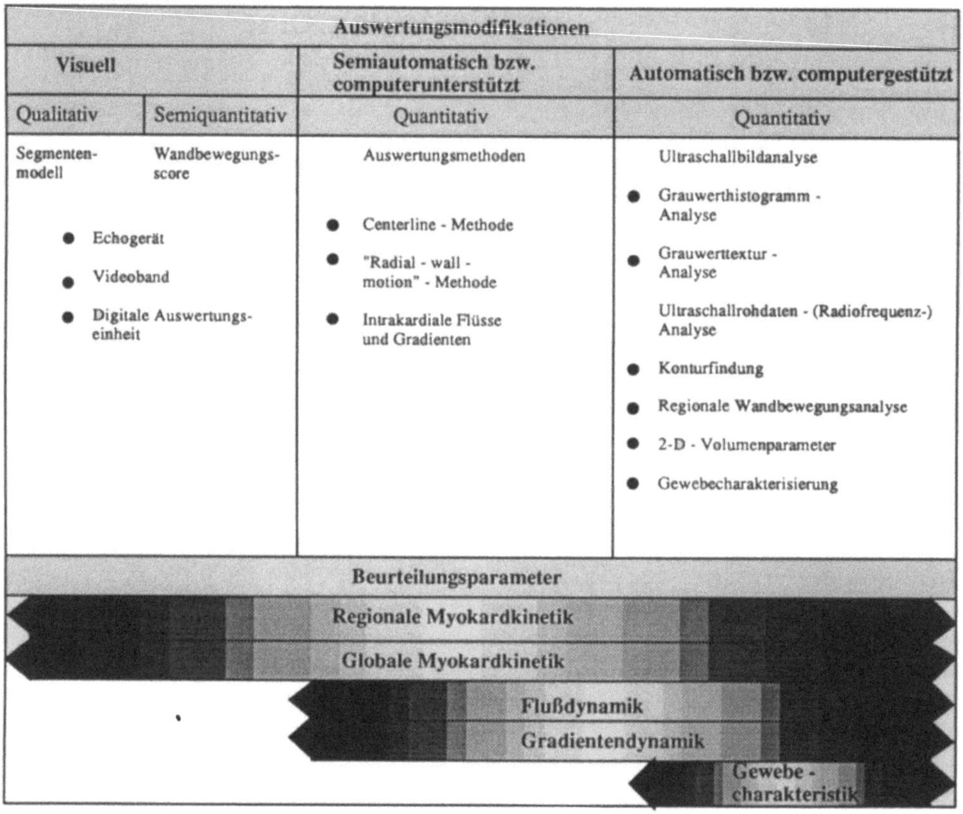

Auswertungsmodifikationen		
Visuell	Semiautomatisch bzw. computerunterstützt	Automatisch bzw. computergestützt
Qualitativ / Semiquantitativ	Quantitativ	Quantitativ
Segmentenmodell / Wandbewegungsscore • Echogerät • Videoband • Digitale Auswertungseinheit	Auswertungsmethoden • Centerline - Methode • "Radial - wall - motion" - Methode • Intrakardiale Flüsse und Gradienten	Ultraschallbildanalyse • Grauwerthistogramm - Analyse • Grauwerttextur - Analyse • Ultraschallrohdaten - (Radiofrequenz-) Analyse • Konturfindung • Regionale Wandbewegungsanalyse • 2-D - Volumenparameter • Gewebecharakterisierung

Beurteilungsparameter: Regionale Myokardkinetik, Globale Myokardkinetik, Flußdynamik, Gradientendynamik, Gewebecharakteristik

Abb. 4.1. Auswertungsmodifikationen und Beurteilungsparameter streßechokardiographischer Untersuchungen

den Befund zu schreiben. Selbstverständlich sollte der gesamte Untersuchungsablauf auf Videoband aufgenommen werden, um der Dokumentationspflicht zu genügen. Teure Hard- und Software zur digitalen Archivierung, Auswertung und Befundung entfällt. In der Hand des Erfahrenen ist tatsächlich die sogenannte On-line-Analyse häufig geübte Praxis, wenn nicht sogar die Regel. Für den Anfänger ist dieses Vorgehen kaum praktikabel. Schon Ende der 70er und Anfang der 80er Jahre wurden streßechokardiographische Untersuchungen auf diese Weise durchgeführt und nicht zuletzt aus diesem Grunde - neben schlechterer 2-D-Technologie - wieder verlassen. Erst seit Computersysteme ausreichender Speicherkapazität zur Dokumentation und Analyse zahlreicher Bildsequenzen verfügbar wurden, erlebte die Streßechokardiographie eine Renaissance. Wir wollen daher im folgenden die Vor- und Nachteile aufzeigen, die mit einer nachträglichen Off-line-Wandbewegungsanalyse an videodokumentierten Aufzeichnungen oder digital abgespeicherten Cineloops verbunden sind.

4.1.1.2 Visuelle Beurteilung „off line" mittels Videobandanalyse

Die Videoaufzeichnung der gesamten Streßechokardiographieuntersuchung ist die einfachste und billigste Art der Befunddokumentation und -Archivierung. Sie ermöglicht es aber auch, die Aufzeichnungen unter Ruhebedingungen mit jenen unter Belastung bzw.

während der pharmakologischen Streßapplikation durch Vor- und Zurückspulen der entsprechenden Bandsequenzen zu vergleichen. Dieses Verfahren ist etwas zeitraubend und für den Anfänger nicht ganz einfach, weil ein synoptischer Vergleich identischer Projektionen vor und während des Tests nicht möglich ist.

4.1.1.3 Visuelle Beurteilung mittels digitaler Cineloop-Technik

> Die digitale Speichermöglichkeit zahlreicher Bildsequenzen hat der Streßechokardiographie letztlich zum Durchbruch verholfen. Sie gestattet die Wiedergabe von Cineloops auf einem sogenannten „quad screen", der jeweils zwei Projektionen unter Ruhebedingungen, zwei weitere identischer Anlotung auf dem Maximum der Streßphase bzw. unmittelbar danach synoptisch gegenüberstellt. Endlos sich wiederholende Bildschleifen präsentieren dem Betrachter die unter- oder nebeneinander ablaufende myokardiale Wandbewegung zur vergleichenden Wandbewegungsanalyse (Abb. 4.2).

Die Art der Bildpräsentation unterscheidet sich je nach Hersteller, Gerätetyp und Auswertungsoptionen. Wir verzichten an dieser Stelle auf eine detaillierte Vorstellung der auf dem Markt befindlichen Hard- und Softwaresysteme, da sie einer geradezu hektischen Weiterentwicklung unterliegen. Wir beschränken uns darauf, unser eigenes Vorgehen am Beispiel einer dynamischen Streßechokardiographie vorzustellen, um das Prinzip und die Vor- und Nachteile derartiger digitaler Computersysteme zu verdeutlichen.

Sobald auf dem Bildschirm des Echogerätes ein bestimmter Standardschnitt ausreichender Beurteilungsqualität optimiert ist, wird der Datentransfer in die externe Auswertungseinheit aktiviert. Dieser Befehl führt zum Transfer von Bildsequenzen wahlweise über den Videoausgang in Videoqualität oder direkt in Form von Ultraschallrohdaten. Die Länge dieser Bildsequenzen ist frei konfigurierbar. Wir empfehlen eine Sequenzlänge von 500 Millisekunden, so daß eine gesamte Systole und jeweils der Beginn der Diastole in einen Zwischenspeicher („buffer") übertragen werden. Wenige Sekunden nach Aktivieren dieses Schritts kann bereits die Bildfolge der nächsten Standardprojektion transferiert werden, währenddessen der „buffer" seine Bildinhalte auf die Festplatte überträgt und für die nächste Zwischenspeicherung bereit steht. Am Ende der Untersuchung können alle Bildsequenzen auf eine magnetooptische Platte mit hoher Speicherkapazität übertragen werden. Zahlreiche optionale Text-, Graphik-, Layout- und Bildpräsentationsprogramme gestatten alle Arten der Reporterstellung, Datenevaluation, Dokumentation, Archivierung und Präsentation. Üblicherweise werden die Standardprojektionen in ein sogenanntes „stressecho template" geladen, einer Art Belastungsprotokoll. Hinter einem repräsentativen Echobild einer bestimmten Projektion jeder Belastungsstufe verbirgt sich ein sogenannter Cineloop (Abb. 4.3). Vier Bildsequenzen, üblicherweise 2 Ruhe- und 2 Belastungsloops identischer Projektion, können dann markiert, als Vergleichsgruppe zusammengefaßt und schließlich nebeneinander zur Wandbewegungsanalyse aktiviert und als sogenannter „quad screen" am Bildschirm der Auswertungseinheit EKG-getriggert präsentiert werden, wie in Abb. 4.2 dargestellt. Sie können dann visuell-qualitativ am Segmentenmodell (siehe Kapitel 4.2.1.1) oder visuell-semiquantitativ mit dem Wandbewegungsscore (siehe Kapitel 4.2.1.2) analysiert oder semi- bzw. automatisch-quantitativ (siehe Kapitel 4.2.2) mit Hilfe des Computers ausgewertet werden.

64 Streßechokardiographie-Auswertung

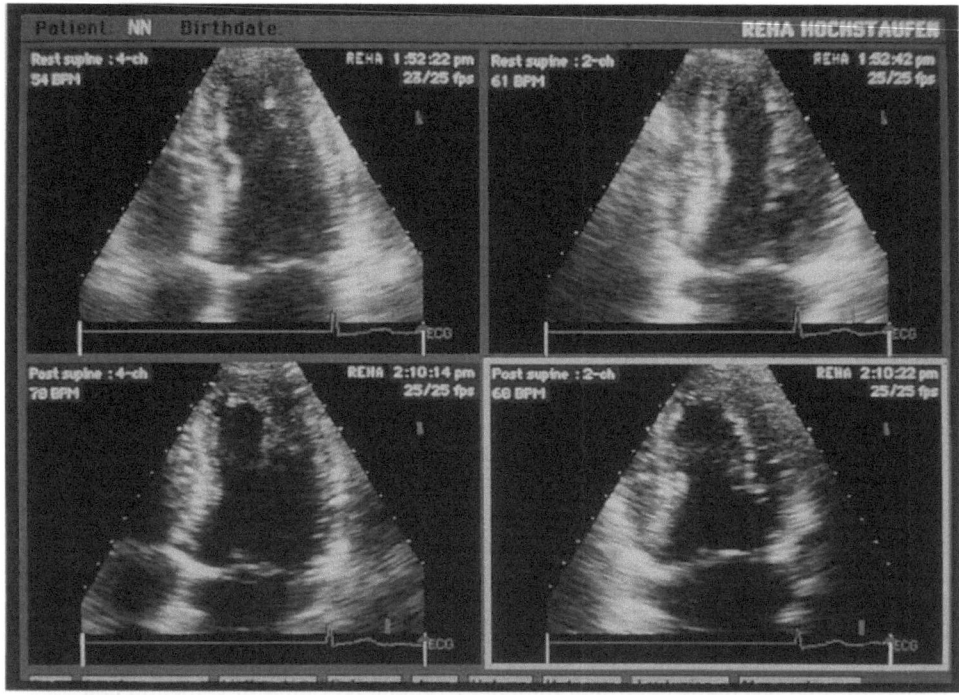

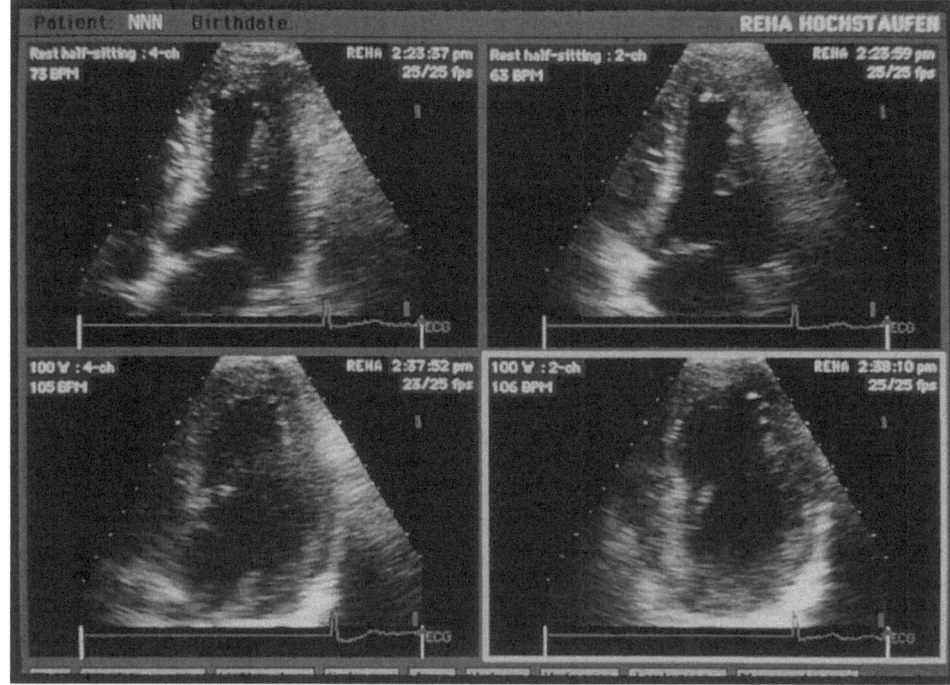

Abb. 4.2a. Quad-screen-Darstellung von Vier- und Zweikammerblick in Ruhe *in Linksseitenlage* (oben) und in gleicher Patientenposition aufgenommen unmittelbar „post exercise" (unten)
b. Quad-screen- Darstellung von Vier- und Zweikammerblick in Ruhe *in halbsitzender Position* (oben) und in gleicher Position aufgenommen auf der Höhe der Belastung (unten)

4.1.2 Semiautomatische (computerunterstützte) quantitative Auswertung

Unterschiedliche Softwareoptionen ermöglichen eine semiautomatische Auswertung auf elegante Weise. Üblicherweise werden dazu die Endokardkonturen mit Hilfe einer sogenannten „Maus" elektronisch in Enddiastole und Endsystole markiert. Die Rechnerprogramme gestatten dann eine regionale Wandbewegungsanalyse nach der Centerline- oder Radial-wall-motion-Methode oder einem modifizierten Verfahren (s. weiter unten in Abschnitt 4.2.2). Sie berechnen darüber hinaus aus diesen 2-D-Bildern Volumenparameter wie endsystolisches und enddiastolisches Volumen, Ejektionsfraktion und andere abgeleitete Größen. Alle diese semiautomatischen Berechnungen unterliegen generell der Schwierigkeit, die wahren Längsschnitte durch das Kavum des linken Ventrikels einschließlich der Spitze vollständig erfassen und die Endokardstrukturen exakt und reproduzierbar abgrenzen zu können (4-6, 12, 15, 22, 23, 29).

Jeder Erfahrene weiß, wie problematisch dies in der täglichen Routine zu realisieren ist, obwohl wir alle eine praktikable und verläßlich reproduzierbare Quantifizierung der Wandbewegungsanalyse und daraus abgeleiteter Größen anstreben.

> Für die Routine hat sich die visuelle qualitative und semiquantitative, nicht aber die semiautomatische Befundauswertung durchgesetzt.

Aus den geschilderten Schwierigkeiten, Wandbewegung und daraus abgeleitete Größen zu quantifizieren, wird verständlich, daß nach Möglichkeiten gesucht wurde und

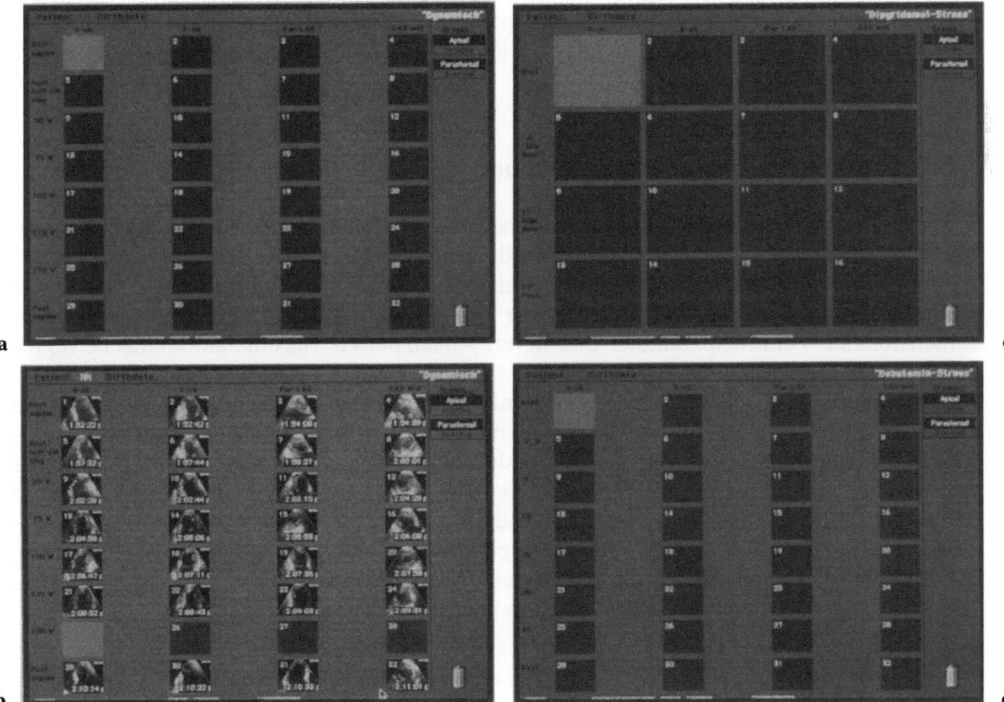

Abb. 4.3. Streßechoprotokoll zur Ischämiediagnostik. **a.** Dynamische Streßechokardiographie: „template" **b.** Abgespeicherte repräsentative Cineloops **c.** Pharmakologische Streßechokardiographie vom Dipyridamol-Typ: „template" **d.** Pharmakologische Streßechokardiographie vom Dobutamin-Typ: „template"

wird, Myokard und Endokard computerassistiert zu beurteilen. Ein Weg versucht, das Endokard möglichst automatisch abzugrenzen, ein anderer, das Myokardgewebe nach seinen Struktureigenschaften zu charakterisieren. Nichtinvasive Lösungsansätze zu diesen Zielvorstellungen bieten die Verfahren der automatischen Konturfindung beispielsweise mittels akustischer Quantifizierung und die verschiedenen Methoden regionaler Gewebecharakterisierung, auf die in diesem Buch nur kurz eingegangen werden kann.

4.1.3 Automatische (computergestützte) quantitative Konturfindung

Die computergestützte Auswertung myokardialer Wandbewegung und Gewebecharakteristik ist zur Zeit Gegenstand intensiver Forschung. Ziel aller dieser Bemühungen ist es, normales Myokard von zeitweilig gestörtem (z.B. belastungsinduziert ischämischem) und längerfristig bis dauerhaft verändertem (z.B. hypertrophiertem, hibernating und stunned myocardium, nekrotischem) Myokard weitgehend untersucherunabhängig abgrenzen und die Ausprägung dieser Veränderungen quantifizieren zu können.

Zwei prinzipiell unterschiedliche Lösungsansätze werden derzeit verfolgt. Zum einen wird versucht, aus dem herkömmlichen Ultraschallbild über eine Analyse seiner Grauwerte nach Umfang (Grauwert-Histogrammanalyse) und räumlicher Verteilung (Grauwert-Texturanalyse) auf die Gewebeeigenschaften des abgebildeten Myokards zu schließen. Zum anderen werden aus den empfangenen Ultraschallrohdaten die akustischen Eigenschaften des vom Schallstrahl durchlaufenen Gewebes und seiner Grenzlinien untersucht (Gewebecharakterisierung und Konturfindung über Radiofrequenzsignalanalyse). Für streßechokardiographische Anwendungen richtet sich das Interesse auf die Analyse der Empfangsstreustrahlung (sogenannter „backscatter") aus dem Myokard zur Gewebecharakterisierung und an Grenzlinien zur Real-time-Darstellung systolisch-diastolischer Endokardkonturen.

4.1.3.1 Automatische Konturfindung und regionale Wandbewegungsanalyse

Dieses Vorgehen nutzt das unterschiedliche Streuverhalten von Blut (Kavum) und angrenzendem Gewebe (Endokard). Damit läßt sich diese Grenzlinie aufgrund der ganz anderen Empfangsstreustrahlung bildlich darstellen. Dieses Verfahren, auch akustische Quantifizierung genannt, ermöglicht eine kontinuierliche On-line-Berechnung zweidimensionaler Volumenparameter und liefert Ansatzpunkte für eine automatische regionale Wandbewegungsanalyse (34, 35, 50).

Ein weiteres neues Verfahren versucht mit Hilfe der Farbdopplertechnik nicht nur die schnellen intrakardialen Flüsse darzustellen, sondern gezielt niedrige Geschwindigkeiten, Beschleunigungen und Energieinhalte der Dopplersignale herauszufiltern. Mit dieser sogenannten „Doppler Tissue Imaging"-Technik scheint es möglich, die myokardiale Wandbewegung und ihre Störungen farbkodiert sichtbar zu machen. Sie eröffnet interessante Perspektiven, regionale Wandbewegungsstörungen und myokardiale Perfusion, Ischämie und Vitalität sowie eine verminderte Wanddickenzunahme, Relaxationsstörungen oder Hypokinesien besser darstellen und besser differenzieren zu können.

4.1.3.2 Gewebecharakterisierung

Die Empfangsstreustrahlung („backscatter") der radiofrequenzanalysierten Ultraschallrohdaten verändert sich in mehr oder weniger charakteristischer Weise durch den Flüssigkeits- und Strukturgehalt des durchschallten Myokard. Nicht nur Kalzifikationen und bindegewebsreiches Narbengewebe verändern die Empfangsstreustrahlung, bereits eine mittelgradige Reduktion des koronararteriellen Blutflusses führt zu typischen Veränderungen des Backscatter-Verhaltens. Die normalerweise zyklisch systolisch-diastolisch sich ändernde Backscatter-Intensität flacht sich zunehmend ab. Ischämieinduzierte Veränderungen des Rückstreuverhaltens treten zeitlich noch vor Wandbewegungsstörungen auf. Möglicherweise steht uns in nicht allzu ferner Zukunft mit diesem technisch noch sehr aufwendigen Verfahren ein früher und sensitiver Ischämieindikator zur Verfügung, der auch unter Belastungs- bzw. Streßbedingungen eingesetzt werden kann (17, 20, 21, 26, 33, 36, 42, 51).

Die Radiofrequenzsignalanalyse von Ultraschallrohdaten zur automatischen On-line-Konturfindung, zur kontinuierlichen akustischen Quantifizierung zweidimensionaler Volumenparameter und regionaler Wandbewegungsstörungen und zur Gewebecharakterisierung in Ruhe und unter Belastung eröffnet zukunftsweisende Perspektiven auch für streßechokardiographische Anwendungen. Alle diese Verfahren, obwohl zum Teil schon kommerziell verfügbar, gehören noch nicht zu den Routinetechniken und werden daher in diesem Buch (noch) nicht detailliert vorgestellt.

4.2 Beurteilung streßechokardiographisch gewonnener Parameter der globalen und regionalen Myokardkinetik

Wie oben ausgeführt, hat sich bisher weltweit die visuelle, qualitative Wandbewegungsanalyse zur routinemäßigen Auswertung streßechokardiographischer Untersuchungen durchgesetzt. Dennoch ist es anzustreben, ischämische Wandbewegungsstörungen, wenn schon qualitativ, so doch möglichst exakt segmental zugeordnet zu beschreiben und im Einzelfall semiquantitativ oder sogar quantitativ in Maß und Zahl zu fassen. Ein solches Vorgehen zwingt zur genauen Beobachtung und kann für intraindividuelle Verlaufskontrollen vor und nach revaskularisierenden Maßnahmen, zur Risikostratifizierung und zur Prognoseabschätzung hilfreich sein (2, 7, 8).

4.2.1 Beurteilung mit qualitativen und semiquantitativen Auswertungsmethoden

4.2.1.1 Visuelle, qualitative Beurteilung am Segmentenmodell

Im klinischen Alltag ist es in den meisten Streßechokardiographielabors üblich, präexistente und neu aufgetretene Wandbewegungsstörungen rein qualitativ zu beschreiben und sie bestimmten Myokardsegmenten zuzuordnen. Es sind in der Vergangenheit zahlreiche Modelle einer segmentalen Unterteilung des linksventrikulären Myokards publiziert worden. Sinnvoll ist eine solche Unterteilung, wenn sie sich auf die häufigsten koronararteriellen Versorgungstypen beziehen läßt und darüber hinaus möglichst noch einen Vergleich mit den wichtigsten kardiologischen Referenzmethoden ermöglicht. Ein solches Segmentenmodell darf aber auch nicht zu differenziert sein, will es noch für die Routine praktikabel bleiben. Wir empfehlen das von der ASE (American Society of

Echocardiography) empfohlene 16-Segmenten-Modell (41). Abb. 4.4 zeigt dieses Modell und seine Zuordnung zu den drei großen epikardialen Koronararterien.

> Lokalisation und Ausmaß von Wandbewegungsstörungen sollten in möglichst exakter Zuordnung zu diesen 16 Segmenten dokumentiert werden. Ergänzend zur topographischen Zuordnung sollte die Art der Wandbewegungsstörung beschrieben und ihr Schweregrad abgeschätzt werden. Einzelheiten zu diesem Vorgehen sind weiter unten in Abschnitt 4.2.1.3 und 4.2.1.4 dargestellt. Die echokardiographische Befundbeschreibung wird dann auf die entsprechende Belastungsstufe bzw. Streßphase und Herzfrequenz bezogen, bei der die dokumentierte Wandbewegungsstörung zur Beobachtung kam.

Wir wollen diese Art einer segmentalen qualitativen Befundbeschreibung an einem Beispiel verdeutlichen. Es wird uns auch im nächsten Abschnitt noch einmal begegnen, wo wir den gleichen Musterfall semiquantitativ beurteilen werden.

Im Musterbeispiel handelt es sich um einen Patienten mit koronarangiographisch gesicherter Eingefäßerkrankung, normalen enddiastolischen Drucken, guter Kontraktion aller Myokardabschnitte und normaler linksventrikulärer Funktion in Ruhe. Vor zwei Monaten wurde eine hochgradige Stenose des Ramus interventrikularis anterior (RIVA) der linken Kranzarterie erfolgreich und komplikationslos dilatiert. Der Patient hatte vor und nach der Dilatation keine typische Angina pectoris oder Dyspnoe, sondern nur atypische linksthorakale Beschwerden, die jetzt allerdings zunahmen. Das ohne kardiale Medikation durchgeführte Belastungs-EKG war vor der PTCA und ist auch jetzt bei der Kontrolle grenzwertig pathologisch. Die klinische Problemstellung lautet „Liegt eine Rezidivstenose im Versorgungsgebiet des RIVA vor?", die methodenspezifische fragt nach dem „funktionellen Ischämienachweis bei Verdacht auf eine hämodynamisch signifikante Rezidivstenose im RIVA-Versorgungsbereich". Die Streßechokardiographie ergibt einen pathologischen Befund. Die Befundbeschreibung könnte dann in Abhängigkeit von der gewählten Untersuchungstechnik lauten:

▶ *Dynamische Streßechokardiographie*

Belastungsmodus
Die Belastung erfolgte als Fahrradergometrie in halbsitzender Position ohne Medikation. Die Maximalbelastung betrug 125 W bei einer Herzfrequenz von 147/min und einem Blutdruck von 176/84 mmHg. Signifikante ST-Senkungen traten nicht auf. Abbruchkriterium waren neu aufgetretene Wandbewegungsstörungen.

Befundbeurteilung
Normale Myokardkinetik in Ruhe.
Nachweis einer systolischen Wandbewegungsstörung im Sinne einer beginnenden Hypokinesie bei 100 W und einer Herzfrequenz von 136/min (Ischämieschwelle) und eindeutigen Hypokinesie bei 125 W und einer Herzfrequenz von 147/min anteroseptal medial und septal-apikal.

▶ *Pharmakologische Streßechokardiographie vom Dipyridamol-Typ*

Streßmodus
High-dose-Dipyridamol-Test ohne Atropingabe

Befundbeurteilung
Normale Myokardkinetik in Ruhe.
Nachweis einer Wandbewegungsstörung im Sinne einer Hypokinesie nach der 2. Dipyridamol-Fraktion anteroseptal medial und septal-apikal.

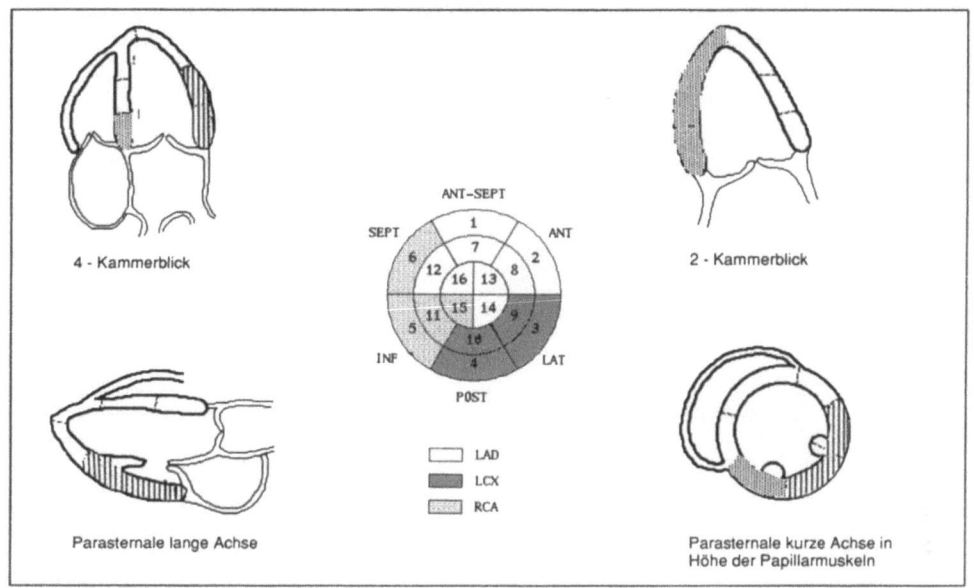

Abb. 4.4. Segmentenmodell des linken Ventrikels mit 16 Segmenten und seine Zuordnung zu den drei großen epikardialen Koronararterien

1 basal anterior – septal	5 basal inferior	9 medial lateral	13 apikal anterior
2 basal anterior	6 basal septal	10 medial posterior	14 apikal lateral
3 basal lateral	7 medial anterior – septal	11 medial inferior	15 apikal inferior
4 basal posterior	8 medial anterior	12 medial septal	16 apikal septal

In diesem Beispiel wurde mit beiden streßechokardiographischen Methoden eine Wandbewegungsstörung aufgedeckt, also der funktionelle Ischämienachweis erbracht. Die dynamische Technik konnte darüber hinaus noch den Beginn dieser ischämischen Wandbewegungsstörung, also die Ischämieschwelle, festlegen.

Ist der Befundadressat mit der streßechokardiographischen Terminologie nicht vertraut, ergänzen wir die methodenspezifische Befundbeurteilung durch eine *klinische Befundinterpretation*. Sie würde lauten *„Funktioneller Ischämienachweis im RIVA-Versorgungsgebiet bei Verdacht auf hämodynamisch relevante Rezidivstenose"*. Damit ist die streßechokardiographische Untersuchung visuell und qualitativ ausgewertet, segmental beschrieben, methodenspezifisch beurteilt und abschließend klinisch interpretiert.

4.2.1.2 Visuelle, semiquantitative Beurteilung mittels Wandbewegungsscore

> Prinzipiell unterscheidet sich die semiquantitative nicht von der rein qualitativen Beurteilung. Der Unterschied besteht lediglich darin, daß jedem Segment ein bestimmter Zahlenwert zugeordnet wird. Ein normokontraktiles Segment erhält den Zahlenwert 1, ein hypokinetisches den Wert 2, ein akinetisches eine 3 und ein unter Streßeinfluß dyskinetisch gewordenes Segment den Zahlenwert 4 (28). Die Bewertungszahlen aller beurteilten Segmente werden addiert und durch die Zahl aller beurteilbaren Segmente geteilt. Wir erhalten dann den sogenannten Wandbewegungsscore.

Streßechokardiographie-Auswertung

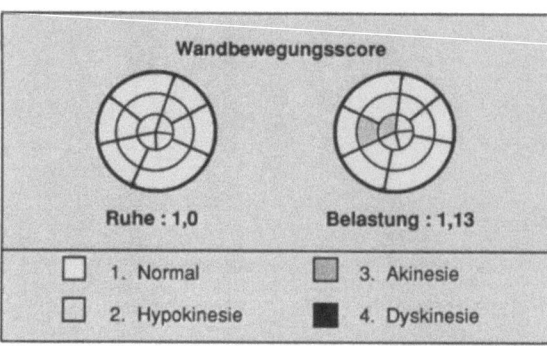

Abb. 4.5. Wandbewegungsscore in Ruhe (normal) und unter Streßbedingungen (pathologisch)
Ruhe: Normal kontrahierender Ventrikel 1,0 (**16**×1, bezogen auf **16** beurteilbare Segmente)
Streß: Hypokinesie in 2 Segmenten 1,13 (**2**×2=4 und **14**×1=14 ergibt die Gesamtsumme von 18, bezogen auf **16** beurteilbare Segmente)

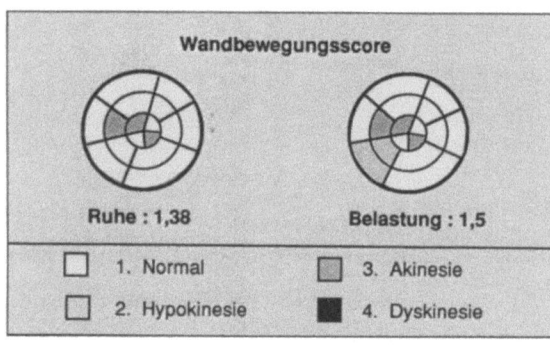

Abb. 4.6. Wandbewegungsscore in Ruhe (pathologisch) und unter Streßbedingungen (pathologisch zusätzlich zum Ruhebefund)
Ruhe: Akinesie in 3 Segmenten 1,38 (**3**×3=9 und **13**×1=13 ergibt die Gesamtsumme von 22, bezogen auf **16** beurteilbare Segmente)
Streß: weiterhin Akinesie in 3 Segmenten wie in Ruhe und zusätzliche Hypokinesie in 2 Segmenten 1,50 (**3**×3=9 und **2**×2=4 und **11**×1=11 ergibt die Gesamtsumme von 24, bezogen auf **16** beurteilbare Segmente)

Ein Beispiel - wir greifen den Musterfall des vorangehenden Abschnitts über die qualitative Beurteilung noch einmal auf - soll dieses sogenannte „wall-motion-scoring" verdeutlichen. Der unter Ruhebedingungen normal kontrahierende Ventrikel ist nach dem obigen Segmentenmodell in 16 Segmente aufgeteilt, von dem jedes den Zahlenwert 1 erhält. Sechzehn von 16 Segmenten kontrahieren normal, der Wandbewegungsscore erhält den Wert 1.

Sind, wie in unserem Beispiel, das mediale anteroseptale und apikoseptale Segment unter Streßeinfluß hypokinetisch geworden, so erhalten diese beiden Segmente jeweils den Zahlenwert 2 und ergeben zusammen den Zahlenwert 4. Die 14 übrigen Segmente kontrahieren normal, behalten auch unter der Streßeinwirkung jeweils ihren Zahlenwert 1, alle 14 zusammen ergeben folglich den Wert 14. Die 16 Segmente besitzen jetzt nicht mehr einen Summenwert von 16, sondern von 18, das heißt, der Wandbewegungsscore errechnet sich mit 18 bezogen auf 16 beurteilte Segmente und ergibt folglich den Scorewert 1,13 (Abb. 4.5 und 4.6). Die Gesamtsumme unter Streßbedingungen wird zur Berechnung des Wandbewegungsscores immer auf die Zahl aller beurteilten Segmente bezogen und nicht etwa auf den Scorewert der Ruheuntersuchung (siehe auch Abb. 4.6).

Aus dem so erhaltenen Wandbewegungsscore kann die Ausdehnung und Ausprägung der eventuell schon in Ruhe bestehenden und unter Belastung zunehmenden Wandbewegungsstörung zumindest semiquantitativ beschrieben und eine gewisse Schweregradeinteilung, Risikoabschätzung und Prognosebeurteilung vorgenommen werden (siehe auch weiter unten in Abschnitt 4.2.1.4).

4.2.1.3 Beurteilung ischämieinduzierter globaler und regionaler Wandbewegungsstörungen

Die sogenannte Ischämiekaskade (siehe Kapitel 2.2.2.1) zeigt die regelhaft ablaufende Sequenz ischämieinduzierter Störungen von Stoffwechsel, Myokardkinetik und Hämodynamik. Die streßechokardiographisch erfaßbaren Störungen der Myokardkinetik sollen in diesem, ihre Schweregradbeurteilung im nächsten Abschnitt erläutert werden.

> Am Beginn einer belastungs- bzw. streßinduzierten ischämischen Wandbewegungsstörung steht eine funktionell spastische oder organische strukturelle Veränderung des Myokard bzw. seiner Makro- und Mikrozirkulation. Sie führt zur Abnahme des transmuralen Blutflusses und der subendokardialen Blutfüllung. Das Resultat ist eine verminderte Wanddickenzunahme.

Die verminderte Wanddickenzunahme steht in einer fast linearen Beziehung zur Abnahme des transmuralen Blutflusses (siehe auch Kapitel 2.2.2.2) und zeigt im Vergleich mit den umgebenden Myokardsegmenten zunächst nicht mehr und nicht weniger an als eine verminderte myokardiale Perfusion, die über dieses Phänomen echokardiographisch erkannt werden kann. Sie beweist noch *nicht,* daß das betreffende Myokardareal ischämisch ist (30-32).

> Die segmental verminderte Wand*dickenzunahme* ist das früheste Zeichen einer belastungs- bzw. streßinduzierten Flußinhomogenität mit einem regional reduzierten transmuralen Koronarfluß und insofern vergleichbar der mittels Thallium-SPECT-Technik nachweisbaren Perfusionsinhomogenität. Beide Phänomene können, müssen aber nicht, zwangsläufig mit einer Ischämie im entsprechenden Myokardareal assoziiert sein.
>
> Setzt die weitere Abnahme der regionalen Perfusion metabolische Veränderung auf zellulärer Ebene und damit die ischämische Kaskade in Gang, so kommt es zu Störungen der Wand*bewegung* in Form von Relaxations- und schließlich Kontraktionsstörungen mit Hypo-, A- und Dyskinesie. Letztere gelten als klassische Ischämiezeichen.

Selbstverständlich läuft die Ischämiekaskade nicht stufenartig ab, sondern zeigt fließende Übergänge. Wie im Thallium-SPECT eine Perfusionsinhomogenität einmal mit Ischämie assoziiert ist, ein anderes Mal aber gerade noch nicht, so kann eine deutlich erkennbare Verminderung der normalen Wanddickenzunahme ohne eindeutige Hypokinesie schon mit Ischämie einhergehen (Abb. 4.7).

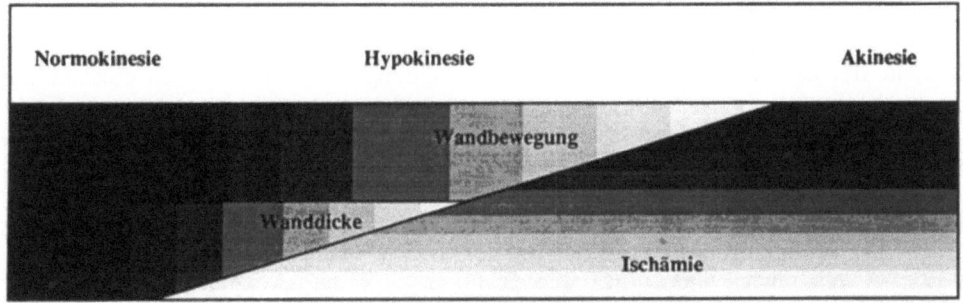

Abb. 4.7. Ischämiekaskade und Störungen der Myokardkinetik

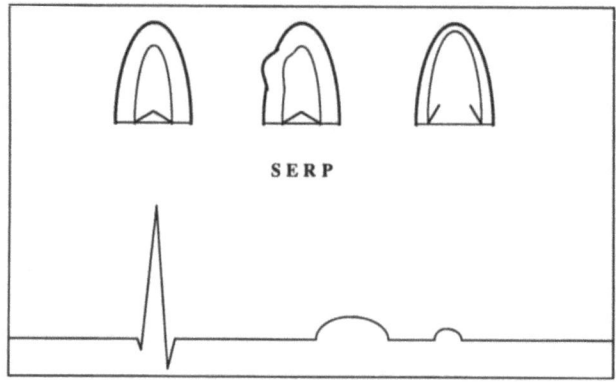

Abb. 4.8. Phänomen der vorzeitigen systolischen Relaxation („systolic early relaxation phenomenon") bzw. SERP-Phänomen

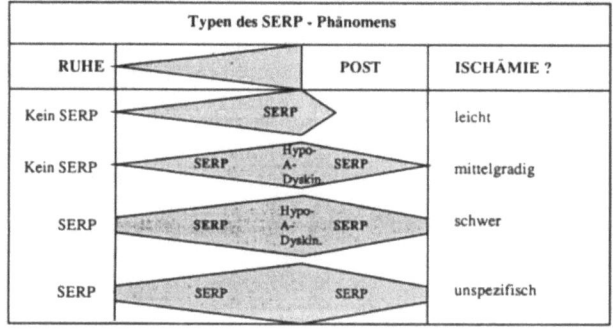

Abb. 4.9. Typeneinteilung des SERP-Phänomens in der dynamischen Streßechokardiographie

> Frühestes Zeichen einer ischämischen Störung der Myokardkinetik ist eine segmentale vorzeitige Wandauswärtsbewegung am Ende der Systole in der isovolumischen Relaxationsphase (Abb. 4.8). Dieses Phänomen ist als sogenanntes „systolic early relaxation phenomenon" oder SERP-Phänomen bekannt (1, 3-6, 19, 23-25, 27).

Die Bewertung des Phänomens als Ischämiezeichen ist in der Literatur jedoch widersprüchlich (11, 13, 37-40, 43-49, 52). Wir haben diese Zeichen erstmals in einer streßechokardiographischen Studie untersucht und unsere Befunde mit den Ergebnissen der Thallium-SPECT-Untersuchung und mit der Koronarangiographie verglichen (16). Die Streßechokardiographie bietet die einmalige Chance, myokardiale Relaxationsstörungen unter Belastungsbedingungen - in dieser Form bisher nur mit der Belastungsangiographie möglich - nichtinvasiv direkt sichtbar machen und Schlag für Schlag beobachten zu können. Bei der echokardiographischen Beobachtung dieses Phämonens entsteht der Eindruck, als ob die systolische Kontraktion ischämiebedingt nicht lange genug aufrecht erhalten werden kann. In der dynamischen Streßechokardiographie konnten wir vier verschiedene Typen dieses SERP-Phänomens herausarbeiten, die in Abb. 4.9 dargestellt sind.

▶ *Typ 1* zeigt in Ruhe eine normale Myokardkinetik, unter Belastung kommt es zum SERP-Phänomen, das nach Abbruch der Belastung wieder verschwindet.

▶ *Typ 2* weist unter Ruhebedingungen ein normales Wandbewegungsmuster auf, unter Belastung tritt jedoch dieses SERP-Zeichen auf und geht in eine Hypokinesie über, die als klassisches echokardiographisches Ischämiekriterium zum Abbruch der Belastung führt. In der Nachbeobachtungsphase klingt die Kontraktionsstörung mehr oder weniger schnell ab, die Myokardkinetik normalisiert sich über eine kurz dauernde Phase mit typischer SERP-Charakteristik.

▶ *Typ 3* läßt schon unter Ruhebedingungen eine segmentale vorzeitige Relaxation erkennen, die auf geringer Belastungsstufe bereits in eine Hypokinesie und eventuell A- und Dyskinesie übergeht und „post exercise" in eine anhaltende SERP-Phase übergeht.

▶ *Typ 4* zeigt ebenfalls schon in Ruhe diese Relaxationsstörung, aber meist global oder zumindest nicht eindeutig segmental begrenzt. Sie verstärkt sich unter Belastung, klingt in der Nachbeobachtungsphase wieder ab und bleibt weiter bestehen.

Ein Vergleich dieser Streßechokardiographiebefunde mit den Ergebnissen der Thallium-SPECT-Untersuchung und der Koronarangiographie läßt folgende Bewertung zu (siehe Abb. 4.9).

▶ *Typ 1* zeigt szintigraphisch häufig diskrete Redistributionen und koronarangiographisch mittelgradige Koronarstenosen. Wir interpretieren diesen Typ, passend zum pathophysiologischen Konzept der Ischämiekaskade als frühestes streßechokardiographisches Zeichen einer beginnenden Ischämie.

▶ *Typ 2* geht immer mit einer szintigraphisch segmentalen Redistribution, also einem eindeutig pathologischen SPECT-Befund einher und korreliert mit mittel- bis höhergradigen Koronarstenosen oder gut kollateralisierten Koronarverschlüssen ohne Narbe im entsprechenden Versorgungsgebiet. Wir bewerten diesen Typ als frühes Zeichen der entstehenden Ischämie, die sich schließlich in Form einer der klassischen Wandbewegungsstörungen Hypo-, A- oder Dyskinesie manifestiert. Klingt die Ischämie ab, verschwindet zunächst die systolische Kontraktionsstörung und schließlich auch die Relaxationsstörung. Dieses Phänomen konnten wir auch häufig in der Umgebung einer Narbe beobachten, es korrelierte dann mit einer szintigraphisch dokumentierten periinfarziellen Redistribution. In diesem Zusammenhang interpretierten wir das SERP-Zeichen als Hinweis auf eine geringgradig ausgeprägte periinfarzielle Ischämie.

▶ *Typ 3* korreliert meist mit ausgeprägten Redistributionen in der SPECT-Untersuchung und höher- bis höchstgradigen Koronarstenosen oder schlecht kollateralisierten Koronarverschlüssen ohne Narbe. Wir interpretieren diesen Typ als Ausdruck einer schon in Ruhe bestehenden, noch mäßig ausgeprägten Ischämie, die unter Belastung rasch in die klassischen Ischämiemarker Hypo- bis Dyskinesie übergeht.

▶ *Typ 4* geht entweder mit normalen oder diskreten und dann nicht eindeutig segmental zuzuordnenden Redistributionen in der SPECT-Untersuchung einher. In der Koronarangiographie finden sich meist Normalbefunde oder allenfalls leicht bis mittelgradige Stenosen. Häufig bestehen eine linksventrikuläre Hypertrophie oder Hinweise für eine hypertensive Herzerkrankung. Diesen Typ bewerten wir als nicht ischämiespezifisch, zumindest nicht als Hinweis auf eine koronare Herzkrankheit.

Das SERP-Phänomen läßt sich auch im 2-D-Bild echokardiographisch gut erkennen, wenn nur auf dieses diskrete Zeichen einer gestörten Myokardkinetik geachtet wird. Die dynamische Streßechokardiographie ist unseres Erachtens eine sehr geeignete Methode zur Beobachtung dieses Phänomens. Mit den pharmakologischen Techniken ist es bisher nicht systematisch untersucht worden. Tritt dieses Phänomen auf, sollte es vor, während und unter Umständen nach der Belastung in M-mode-Technik aufgrund der besseren Bildauflösung dokumentiert werden (Abb. 4.10). Möglicherweise verfügen wir in Kürze mit der farbkodierten „Doppler tissue imaging"-Technik über ein Verfahren, das diese vorzeitige Wandauswärtsbewegung noch besser sichtbar machen kann (siehe auch Kapitel 4.1.3).

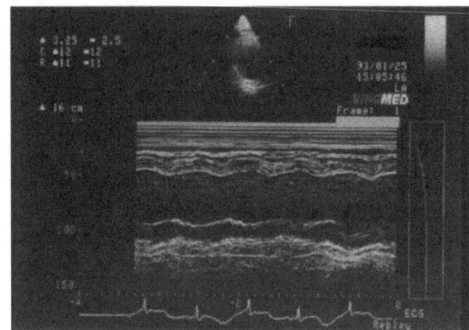 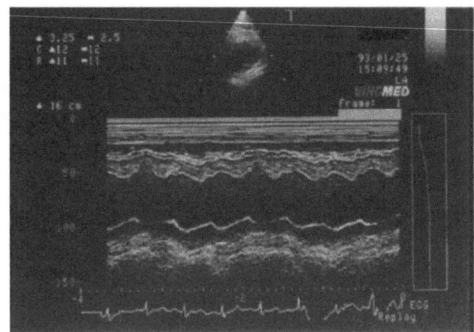

Abb. 4.10. M-mode-Darstellung des SERP-Phänomens **a** Normale Myokardkinetik in Ruhe **b** SERP-Phänomen unter dynamischer Belastung

> Die belastungsinduzierte endsystolische vorzeitige Relaxation (SERP) ist unseres Erachtens unter den genannten Voraussetzungen als frühes Zeichen einer beginnenden Ischämie zu werten, gilt jedoch bisher nicht als klassisches streßechokardiographisches Ischämiekriterium. Die klassischen allgemein akzeptierten streßechokardiographischen Ischämiemarker sind die systolischen Kontraktionsstörungen in Form der Hypo-, A- und Dyskinesie.

Wenn die regionalen Kontraktionsstörungen zu hämodynamischen Auswirkungen auf die globale linksventrikuläre Funktion führen, kann das endsystolische und enddiastolische Volumen zunehmen. Eine Zunahme der Ventrikelvolumina kann bei einer diffusen koronaren Dreigefäßerkrankung markantestes Zeichen einer schweren globalen Ischämie sein, wenn die Hypokinesie mehr global als segmental auftritt und visuell schwer oder erst relativ spät zu diagnostizieren ist.

> Die 2-D-Volumenparameter werden belastungs- bzw. streßinduziert meist erst bei schwerer globaler Ischämie pathologisch und sind dann späte Zeichen einer ischämischen Ventrikelfunktionsstörung.

Tabelle 4.1. Ursachen regionaler Wandbewegungsstörungen

- ▶ Ischämie
- ▶ „hibernating myocardium"
- ▶ „stunning myocardium"
- ▶ Infarktnarbe
- ▶ Myokarditis-Folgen
- ▶ Kardiomyopathie
- ▶ Schenkelblockbilder
- ▶ WPW-Syndrom
- ▶ Zustand nach kardiochirurgischem Eingriff
- ▶ Pulmonalarterielle Hypertonie
- ▶ Asymetrische Septumhypertrophie

Die genannten Kontraktionsstörungen sind aber nicht immer Ausdruck unterschiedlicher Schweregrade einer myokardialen Ischämie. Es gibt zahlreiche nichtischämische Ursachen einer regional gestörten Myokardkinetik, die belastungs- bzw. streßinduziert verstärkt in Erscheinung treten und Anlaß zu Fehlbeurteilungen geben können (Tabelle 4.1).

Sofern nicht strukturelle Veränderungen des Myokards wie Fibrose und Nekrose diesen regionalen Wandbewegungsstörungen zugrunde liegen, sondern beispielsweise Erregungsausbreitungsstörungen, so bereiten letztere kaum Schwierigkeiten bei der Interpretation, da sie lediglich zu veränderten myokardialen Bewegungsmustern führen, aber nicht zur verminderten Wanddickenzunahme und folglich nicht einer Perfusionsstörung zuzuordnen sind (Abb. 4.11).

An dieser Stelle sollen noch zwei Besonderheiten erwähnt werden, die immer wieder Anlaß zu Fehlbeurteilungen geben können. Bei Patienten mit asymmetrischer Septumhypertrophie unterschiedlicher Genese imponiert im Vierkammerblick das mediale septale Segment im Vergleich zum angrenzenden basalen septalen Segment relativ hypo-

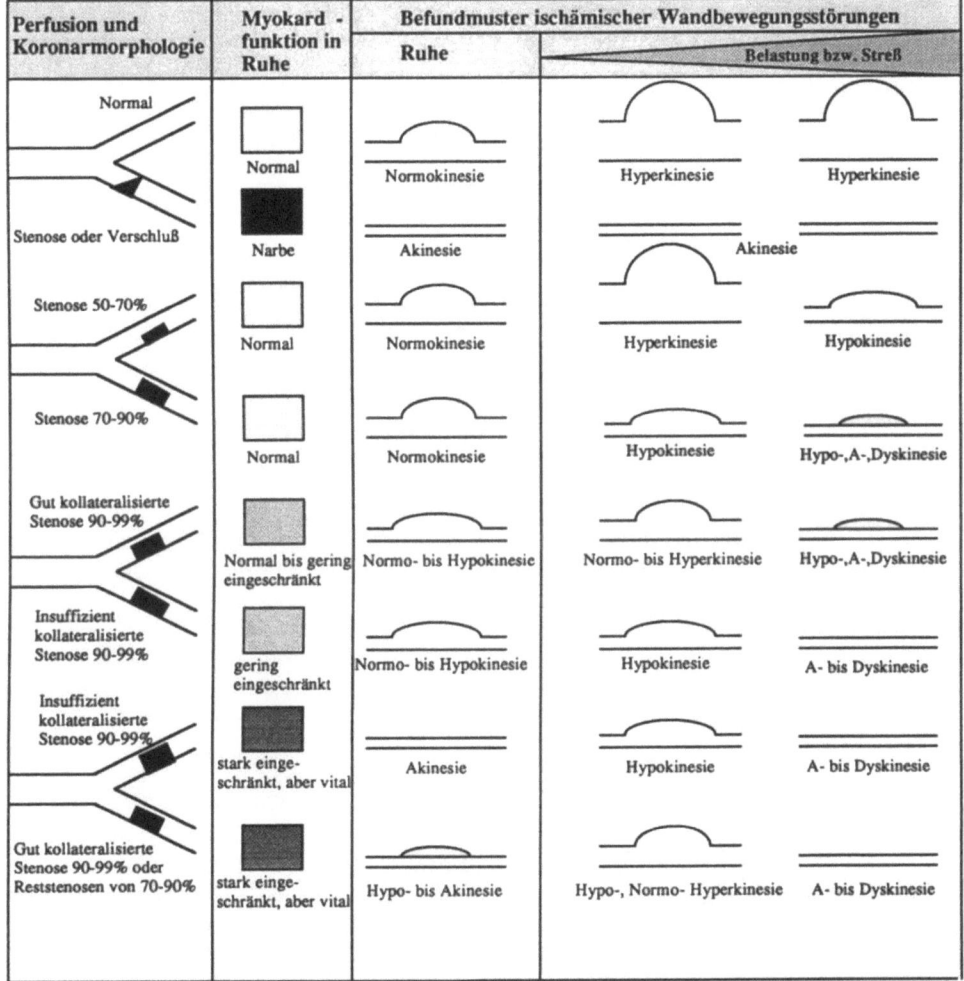

Abb. 4.11. Befundmuster ischämischer Wandbewegungsstörungen

kinetisch. In diesem Fall kann die zweite Ebene, z.B. die kurze Achse parasternal oder subkostal in Höhe der Papillarmuskeln Klarheit bringen. Das basalseptale Segment kann jedoch gelegentlich selbst fälschlicherweise als hypokinetisch beurteilt werden, wenn der Vierkammerblick leicht verkippt einem angeschnittenen Fünfkammerblick entspricht und Anteile des linksventrikulären Ausflußtraktes sich diesem Segment überlagern. Auch in dieser Situation bringt eine zweite Ebene Klarheit.

Wie bereits erwähnt, gelten die systolischen Kontraktionsstörungen Hypo-, A- und Dyskinesie, also Parameter einer eingeschränkten Wand*bewegung,* als klassische Ischämiemarker.

Unterschiedliche Grade einer Perfusionsstörung, einer metabolischen myokardialen Funktionsstörung oder strukturellen Schädigung des Myokard führen zu charakteristischen Mustern einer belastungs- bzw. streßinduziert eingeschränkten Myokardkinetik.

Die typischen Befundmuster ischämischer Wandbewegungsstörungen sind in Abb. 4.11 schematisch und vereinfachend in der Übersicht dargestellt.

▶ *Normokinesie in Ruhe und unter Streß Hyperkinesie*
Dieses Befundmuster entspricht einem normalen streßechokardiographischen Befundmuster. Bei ausreichender Perfusion sind die Wanddickenzunahme und Wandbewegung und damit die Myokardkinetik in Ruhe und unter Streß normal.

▶ *Akinesie in Ruhe und unter Streß*
Dieses Befundmuster ist charakteristisch für eine transmurale Narbe. Die Perfusion war oder ist kritisch reduziert und hat zur segmentalen Myokardnekrose geführt. Im fibrosierten Myokardareal ist weder eine Wanddickenzunahme noch eine systolische Kontraktion möglich, das betreffende Segment ist in Ruhe akinetisch und bleibt es auch unter Belastung.

▶ *Normokinesie in Ruhe, unter Streß zunächst Hyperkinesie, dann Hypokinesie*
Diesem Befundmuster liegt eine mittelgradige Koronarstenose und eine normale Myokardfunktion in Ruhe zugrunde. Die Perfusion kann bei geringer Belastung oder Streßapplikation im poststenotischen Versorgungsgebiet zunächst noch adäquat gesteigert werden. Die myokardiale Wanddickenzunahme und -bewegung nehmen zu, das Segment wird hyperkinetisch. Mit steigender Belastung bzw. unter verstärktem Streßeinfluß kommt es dann jedoch zur Reduktion des transmuralen Blutflusses, die Wanddickenzunahme wird geringer. Das nun einsetzende Mißverhältnis zwischen Substratangebot und -bedarf führt zur ischämisch gestörten Kontraktion, die Wandexkursion nimmt ab. Das Resultat ist eine Wandbewegungsstörung in Form der Hypokinesie.

▶ *Normokinesie in Ruhe, unter Streß Hypo-, A- bis Dyskinesie*
Ist die Perfusion in Ruhe für eine normale Myokardfunktion noch ausreichend, aber bereits unter geringer körperlicher Belastung bzw. niedrig dosierten Streßpharmaka kritisch reduziert, setzen die beschriebenen Wandbewegungsstörungen schon in frühen Streßphasen ein.

▶ *Normo- bis Hypokinesie in Ruhe, zunächst unter Streß Normo- bis Hyperkinesie, dann Hypo-, A- bis Dyskinesie*
Diese Situation findet sich häufig auf dem Boden gut kollateralisierter hochgradiger Koronarstenosen. Die poststenotische Perfusion ist bereits in Ruhe eingeschränkt, die myokardiale Funktion aber noch normal oder nur gering beeinträchtigt. Im betroffenen Segment ist die Wanddickenzunahme allenfalls leicht reduziert, die Wandbewegung noch normal oder nur leicht vermindert. Folglich finden wir in Ruhe noch eine Normokinesie oder eine segmentale Hypokinesie. Unter leichter Belastung oder

pharmakologischer Fluß- bzw. Inotropiesteigerung ist vorübergehend noch eine verbesserte transmurale Perfusion zu erreichen. Die Ruhehypokinesie kann sich zur Normokinesie verbessern, ein anfänglich noch normokontraktiles Segment kann für eine kurze Zeit hyperkinetisch werden. Mit steigender Belastung kommt es dann zum Substratmangel, und die einsetzende Ischämie wird über die klassischen Ischämiemarker sichtbar.

▶ *Normo- bis Hypokinesie in Ruhe, unter Streß Hypo- bis A- und Dyskinesie*
Ist die Kollateralversorgung des betreffenden Myokardsegments gering entwickelt, setzen die beschriebenen Veränderungen schon auf einem niedrigen Streßlevel ein, eine transiente Normo- oder gar Hyperkinesie kann sich nicht entwickeln.

▶ *Akinesie in Ruhe, unter Streß zunächst Hypokinesie, dann A- bis Dyskinesie*
Diesem Befundmuster können die gleichen Bedingungen zugrunde liegen wie bei der im vorangehenden Absatz geschilderten Situation. Die in Ruhe eingeschränkte Perfusion hat aber zu einer ausgeprägten myokardialen Funktionsstörung geführt, das betroffene Segment wird akinetisch sein und folglich avital erscheinen. Pathophysiologisch kann es sich bei diesen Zuständen um ein „hibernating myocardium" oder auch um ein „stunned myocardium" handeln. Die vorübergehende, belastungs- bzw. streßinduzierte Koronarfluß- oder Inotropiesteigerung kann dann zu einer kurzzeitigen Verbesserung der myokardialen Funktion führen. Das betreffende Segment läßt sich dadurch streßechokardiographisch als noch vital identifizieren.

▶ *Hypo- bis Akinesie in Ruhe, unter Streß zunächst Hypo- bis Normo- und eventuell Hyperkinesie, dann A- bis Dyskinesie*
Eine deutliche Funktionsverbesserung eines in Ruhe vermindert kontraktil oder sogar avital erscheinenden Myokardareals, wie sie im vorangehenden Absatz beschrieben wurde, ist dann eher zu erreichen, wenn dem Versorgungsgebiet dieses Segmentes

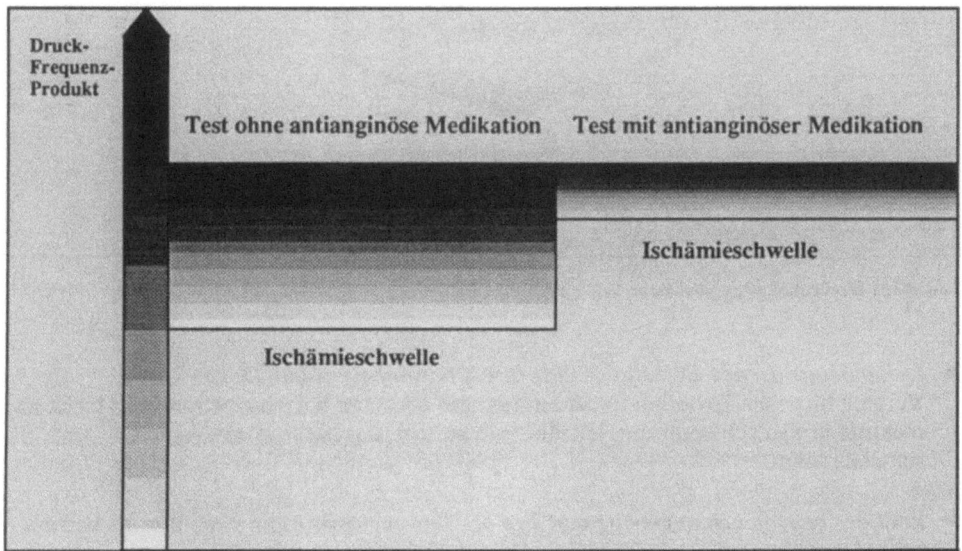

Abb. 4.12. Einfluß funktioneller Komponenten auf die Ischämieschwelle in Abhängigkeit vom Druck-Frequenz-Produkt

zwar eine höhergradige Stenose vorgeschaltet war, diese aber gut kollateralisiert ist oder durch interventionelle Maßnahmen reduziert werden konnte.

> Je komplexer Koronarmorphologie, myokardiale Struktur und Perfusion vom Normalen abweichen, um so mehr überlappen sich die Befundmuster ischämischer Wandbewegungsstörungen und erschweren die streßechokardiographische Wandbewegungsanalyse.

Schließlich müssen wir uns noch vor Augen führen, daß bei identischer Koronarmorphologie und Myokardstruktur die Schwelle der Ischämieentstehung in Abhängigkeit vom Druck-Frequenz-Produkt durch den Einfluß vielfältiger funktioneller Komponenten beim gleichen Patienten unter Medikation, im Verlauf und selbst zirkadian stark variieren kann (Abb. 4.12).

4.2.1.4 Schweregradbeurteilung

Streßechokardiographisch läßt sich der Schweregrad einer Ischämiereaktion anhand der folgenden Indikatoren abschätzen (Abb. 4.13):

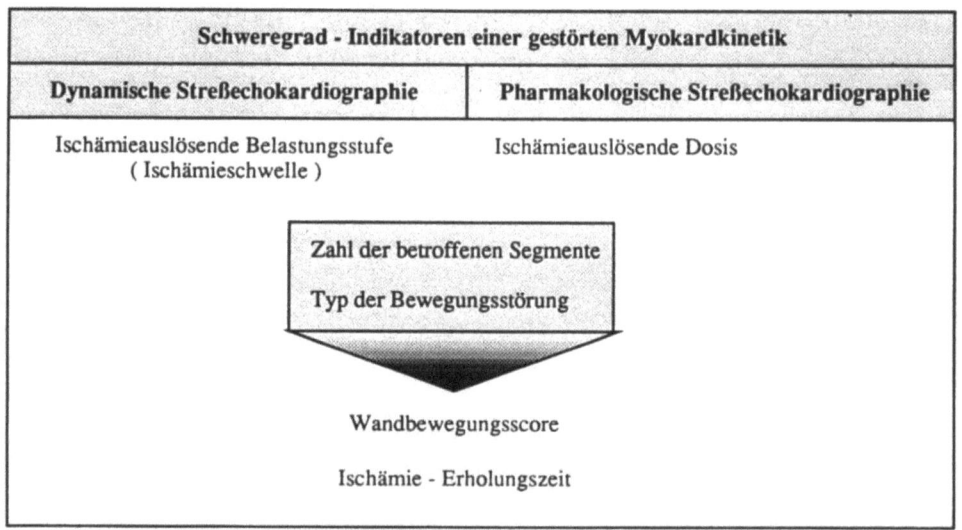

Abb. 4.13. Streßechokardiographische Schweregradindikatoren einer gestörten Myokardkinetik

▶ *Ischämieauslösende Belastungsstufe bzw. pharmakologische Dosis*
Vergleichbar den Kriterien in der Ergometrie schätzen wir eine provozierte Ischämiereaktion um so schwerer ein, je früher sie auftritt, das heißt je niedriger die Ischämieschwelle liegt.

▶ *Zahl der betroffenen Segmente und Typ der Bewegungsstörung bzw. Wandbewegungsscore*
Mit der Zahl der Myokardsegmente, die von einer ischämischen Wandbewegungsstörung betroffen sind, steigen die Auswirkungen auf die regionale und globale Myo-

kardkinetik und damit auch der Schweregrad einer Ischämiereaktion. Die Auswirkungen auf die Myokardfunktion werden umso gravierender sein, je schwerer die Art der Wandbewegungsstörung einzustufen ist. In diesem Zusammenhang stellt eine Hypokinesie die leichteste, eine Dyskinesie die schwerwiegendste Form einer ischämischen Wandbewegungsstörung dar.

Diese Schweregradabstufung findet ihren Ausdruck im Zahlenwert, der diesen Formen der Bewegungsstörung zugeordnet wird, wenn wir den sogenannten Wandbewegungsscore berechnen wollen. Normokinesie bewerten wir mit dem Zahlenwert 1, Hypokinesie mit dem Wert 2, Akinesie mit der Zahl 3 und Dyskinesie mit dem Faktor 4. Die Gesamtsumme der Bewertungspunkte aller beurteilten Segmente, geteilt durch die Anzahl der beurteilbaren Segmente, ergibt den Wandbewegungsscore (siehe Kapitel 4.2.1.2).

Je höher der Wandbewegungsscore ausfällt, um so schwerer ist die Störung der Myokardkinetik zu beurteilen.

Anhaltsmäßig kann eine Schweregradeinteilung in vier Gruppen vorgenommen werden:

Wandbewegungsscore 1: Normale Myokardkinetik in allen beurteilbaren Segmenten

Wandbewegungsscore 1,1-1,49: Leicht- bis mittelgradige Störung der Myokardkinetik

Wandbewegungsscore 1,5-1,99: Mittel- bis hochgradige Störung der Myokardkinetik

Wandbewegungsscore 2 und mehr: Höchstgradige Störung der Myokardkinetik

▶ *Ischämieerholungszeit*
Ähnlich den Verhältnissen in der Ergometrie ist eine Ischämiereaktion um so schwerer einzuschätzen, je länger sie in der Phase nach Abbruch der Belastung bzw. Beendigung der pharmakologischen Streßapplikation anhält.

Die Streßechokardiographie ermöglicht durch ihre bildliche Information nicht nur die Ischämieentstehung zu erkennen und ihren Schweregrad abzuschätzen, sondern auch das Abklingen ischämischer Wandbewegungsstörungen visuell zu verfolgen. Diese Vorteile machen die Methode so faszinierend und tragen zu ihrer Sicherheit wesentlich bei.

Literatur zu den Kapiteln 4.1 und 4.2.1

1. Abe H, Tmotsune K (1982) Asynchronous Relaxation of the Ischemic Left Ventricle. Jap Circulation J 46: 103-112
2. Assmann PE, Slager CJ, van der Borden SG, Tijssen JGP, Oomen JA, Roelandt JR (1993) Comparison of Models for Quantitative Left Ventricular Wall Motion Analysis from Two-Dimensional Echocardiograms During Acute Myocardial Infarction. Am J Cardiol 71: 1262-1269
3. Beeder C, Charuzi Y, Loh IK, Staniloff H, Swan HJC (1981) Relationship between segmental abnormalities and global left ventricular function in coronary artery disease: Validation of a theoretical model. Am Heart J 102: 330
4. Bonow RO, Vitale DF, Bacharach SL, Frederick TM, Kent KM, Green MV (1985) Asynchronous left ventricular regional function and impaired global diastolic filling in patients with coronary artery disease: reversal after coronary angioplasty. Circulation 71: 297-307
5. Dash H, Copenhaver GL, Ensminger S (1985) Improvement in regional wall motion and left ventricular relaxation after administration of diltiazem in patients with coronary artery disease. Circulation 72: 353-363
6. Devereux RB (1989) Left Ventricular Diastolic Dysfunction: Early Diastolic Relaxation and Late Diastolic Compliance. J Am Coll Cardiol 13: 337-339
7. Dißmann R, Brüggemann Th, Wegscheider K, Biamino G (1984) Normalbereiche der regionalen linksventrikulären Wandbewegung im zweidimensionalen Echokardiogramm. Z Kardiol 73: 686-694
8. Erbel R, Brennecke R, Goerge G, Mohr-Kahaly S, Wittlich N, Zotz R, Meyer J (1989) Möglichkeiten und

Grenzen der zweidimensionalen Echokardiographie in der quantitativen Bildanalyse. Z Kardiol 78 (Supplement 7) : 131
9. Fujii J, Sawada H, Aizawa T, Kato K, Onoe M, Kuno Y (1984) Computer analysis of cross sectional echocardiogram for quantitative evaluation of left ventricular asynergy in myocardial infarction. Br Heart J 51: 139-148
10. Gaasch WH, Blaustein AS, Bing OHL (1985) Asynchronous (Segmental Early) Relaxation of the Left Ventricle. J Am Coll Cardiol 56: 891-897
11. Gibson DG, Prewitt TA, Brown DJ (1976) Analysis of left ventricular wall movement during isovolumic relaxation and its relation to coronary artery disease. Br Heart J 38: 1010-1019
12. Ginzton LE, Conant R, Brizendine M, Thigpen T, Laks MM (1986) Quantitative analysis of segmental wall motion during maximal upright dynamic exercise: variability in normal adults. Circulation 73: 268-275
13. Grossman W, Tift Mann J (1978) Evidence for impaired left ventricular relaxation during acute ischemia in man. European J Cardiol 7 (Suppl): 239-249
14. Grube E, Backs B, Hanisch H, Zywietz M, Neumann G (1984) Quantitative rechnergestützte Bestimmung linksventrikulärer Kontraktionsanomalien im zweidimensionalen Echokardiogramm. II. Anwendung bei Patienten mit koronarer Herzkrankheit. Z Kardiol 73: 71-80
15. Grube E, Hanisch H, Zywietz M, Neumann G, Herzog H (1984) Rechnergestützte Bestimmung linksventrikulärer Kontraktionsanomalien mittels zweidimensionaler Echokardiographie. I. Analyse verschiedener Untersuchungsmethoden und Normalwertbestimmung. Z Kardiol 73: 41-51
16. Haug G, Lang G, Berghoff A (1993) Systolic early relaxation in stress echo: sign of ischemia? (Abstract) 1st International Symposium on Stress Echo, Pisa
17. Hoyt RH, Collins SM, Skorton DJ, Ericksen EE, Conyers D (1985) Assessment of fibrosis in infarcted human hearts by analysis of ultrasonic backscatter. Circulation 71: 740-744
18. Kerber RE, Marcus ML, Ehrhardt J, Wilson R, Abboud FM (1975) Correlation between Echocardiographically Demonstrated Segmental Dyskinesis and Regional Myocardial Perfusion. Circulation 52: 1097-1104
19. Klausner SC, Blair TJ, Bulawa WF, Jeppson GM, Jensen RL, Clayton PD (1982) Quantitative Analysis of Segmental Wall Motion Throughout Systole and Diastole in the Normal Human Left Ventricle. Circulation 65: 580-590
20. Lattanzi F, Di Bello V, Picano E, Caputo MT, Talarico L, Di Muro C, Landini L, Santoro G, Giusti C, Distante A (1992) Normal Ultrasonic Myocardial Reflectivity in Athletes With Increased Left Ventricular Mass. A Tissue Characterization Study. Circulation 85: 1828-1834
21. Lattanzi F, Spirito P, Picano E, Mazzarisi A, Landini L, Distante A, Vecchio C, L'Abbate A (1991) Quantitative Assessment of Ultrasonic Myocardial Reflectivity in Hypertrophic Cardiomyopathy. J Am Coll Cardiol 17: 1085-1090
22. Laudevicius A, Berukstis E, Konsinskas E, Jablonskiene D, Ivaskeviciene L (1991) Quantitative Assessment of Transient Left Ventricular Asynergy in Coronary Artery Disease. Clin Cardiol 14: 105-110
23. Lawson WE, Swinford RD, Brown EJ Jr, Proctor C, Cohn PF (1988) Regional Relaxation Abnormalities in Coronary Artery Disease. Am J Noninvasive Cardiol 2: 148-154
24. Le Goff G, Carfora A, Delarche N, Kilpatrick DD, Besse P (1988) Long-Term Beneficial Effects of PTCA on Segmental Early Relaxation in Disease of the Left Anterior Descending Coronary Artery. Angiology 5: 466-478
25. Ludbrook PA, Byrne JD, Tiefenbrunn AJ (1981) Association of Asynchronous Protodiastolic Segmental wall Motion with Impaired Left Ventricular Relaxation. Circulation 64: 1201-1211
26. Masuyama T, Goar FGSt, Tye TL, Oppenheim G, Schnittger I, Popp RL (1989) Ultrasonic Tissue Characterization of Human Hypertrophied Hearts In Vivo With Cardiac Cycle-Dependent Variation in Integrated Backscatter. Circulation 80: 925-934
27. Mattheos M, Shapiro E, Oldershaw PJ, Sacchetti R, Gibson DG (1982) Non-invasive assessment of changes in left ventricular relaxation by combined phono-, echo-, and mechanocardiography. Br Heart J 47: 253-260
28. Mertes H, Nixdorff U, Erbel R, Meyer J (1991) Normalwerte der globalen und regionalen Myokardfunktion für die Belastungsechokardiographie. Z Kardiol 80: 529-536
29. Oberman A, Fan P, Nanda NC, Lee JY, Huster WJ, Sulentic JA, Storey OF (1989) Reproducibility of Two-dimensional Exercise Echocardiography. J Am Coll Cardiol 14: 923-928
30. Pandian NG, Kerber RE (1982) Two-dimensional Echocardiography in Experimental Coronary Stenosis. I. Sensitivity and Specifity in Detecting Transient Myocardial Dyskinesis: Comparison with Sonomicrometers. Circulation 66: 597-603
31. Pandian NG, Kieso RA, Kerber RE (1982) Two-dimensional Echocardiography in Experimental Coronary Stenosis. II. Relationship Between Systolic Wall Thinning and Regional Myocardial Perfusion in Severe Coronary Stenosis. Circulation 66: 603-611
32. Pandian NG, Skorton DJ, Collins SM, Falsetti HL, Burke ER, Kerber RE (1983) Heterogeneity of Left Ventricular Segmental Wall Thickening and Excursion in two-dimensional Echocardiograms of Normal Human Subjects. Am J Cardiol 51: 1667-1673

33. Pérez JE (1991) Ultrasound Characterization of Myocardial Hypertrophy. J Am Coll Cardiol 17: 1091-1093
34. Pérez JE, Klein SC, Prater DM, Fraser CE, Cardona H, Waggoner AD, Holland MR, Miller JG, Sobel BE (1992) Automated, On-Line Quantification of Left Ventricular Dimensions and Function by Echocardiography with Backscatter Imaging and Lateral Gain Compensation. Am J Cardiol 70: 1200-1205
35. Pérez JE, Miller JG, Wickline SA, Holland MR, Waggoner AD, Barzilai B, Sobel BE (1992) Quantitative Ultrasonic Imaging: Tissue Characterization and Instantaneous Quantification of Cardiac Function. Am J Cardiol 69: 104H-111H
36. Picano E, Pelosi G, Marzilli M, Lattanzi F, Benassi A, Landini L, L'Abbate (1990) In Vivo Quantitative Ultrasonic Evaluation of Myocardial Fibrosis in Humans. Circulation 81: 58-64
37. Rousseau MF, Veriter C, Detry JMR, Brasseur L, Pouleur H (1980) Impaired Early Left Ventricular Relaxation in Coronary Artery Disease: Effects of Intracoronary Nifedipine. Circulation 62: 764-772
38. Ruttley MS, Adams DF, Cohn PF, Abrams HL (1974) Shape and Volume Changes During „Isovolumetric Relaxation" in Normal and Asynergic Ventricles. Circulation 50: 306-316
39. Sabbah HN, Khaja F, Brymer JF, McFarland TM, Stein PD (1984) Regional Left Ventricular Systolic Function in Patients With Segmental Early Relaxation and Normal Coronary Arteries. J Am Coll Cardiol: 45-49
40. Sabbah HN, Khaja F, Brymer JF, McFarland TM, Stein PD (1985) Regional left ventricular systolic function in patients with segmental early relaxation and single-vessel coronary artery disease. Am Heart J 110: 1001-1006
41. Schiller NB, Shah PM, Crawford M, DeMaria A, Devereux R, Feigenbaum H, Gutgesell H, Reichek N, Sahn D, Schnittgger I, Silverman NH, Tajik AJ (1989) Recommendations for Quantitation of the Left Ventricle by two-Dimensional Echocardiography. J Am Soc Echoc 2: 358-367
42. Schnittger I, Fitzgerald PJ, Gordon EP, Alderman EL, Popp RL (1984) Computerized quantitative analysis of left ventricular wall motion by two-dimensional echocardiography. Circulation 70: 242-254
43. Serruys PW, Wijns W, van den Brand M, Meij S, Slager C, Schuurbiers JCH, Hugenholtz PG, Brower RW (1984) Left ventricular performance, regional blood flow, wall motion, and lactate metabolism during transluminal angioplasty. Circulation 70: 25-36
44. Sharma B, Goodwin JF, Raphael MJ, Steiner RE, Rainbow RG, Taylor SH (1976) Left ventricular angiography on exercise. A new method of assessing left ventricular function in ischaemic heart disease. Br Heart J 38: 59-70
45. Takagi S, Yokota M, Iwase M, Yoshida J, Hayashi H, Sotobata I, Koide MS, Daito H (1989) The important role of left ventricular relaxation and left atrial pressure in the left ventricular filling velocity profile. Am Heart J 118: 954-962
46. Takeuchi M, Fujitani K, Fukuzaki H (1985) The relation between left ventricular asynchrony, relaxation, outward wall motion and filling characteristics during control period and pacing-induced myocardial ischaemia in coronary artery disease. Int J Cardiol 9: 45-58
47. Tepiltsky I, Wurzel M, Artul S, Aygen M (1989) Segmental Early Relaxation of the Left Ventricle. Angiology 9: 803-807
48. Theroux P, Ross J Jr, Franklin D, Kemper WS, Sasayama S (1976) Regional Myocardial Function in the Conscious Dog During Acute Coronary Occlusion and Responses to Morphine, Propranolol, Nitroglycerin, and Lidocaine. Circulation 53: 302-314
49. Upton MT, Gibson DG, Brown DJ (1976) Echocardiographic assessment of abnormal left ventricular relaxation in man. Br Heart J 38: 1001-1009
50. Vandenberg BF, Rath LS, Stuhlmuller P, Melton HE Jr, Skorton DJ (1992) Estimation of Left Ventricular Cavity Area With an On-line, Semiautomated Echocardiographic Edge Detection System. Circulation 86: 159-166
51. Vered Z, Barzilai B, Mohr GA, Thomas III LJ, Genton R, Sobel BE, Shoup TA, Melton HE, Miller JG, Pérez JE (1987) Quantitative ultrasonic tissue characterization with real-time integrated backscatter imaging in normal human subjects and in patients with dilated cardiomyopathy. Circulation 76: 1067-1073
52. Wilson CS, Krueger S, Forker AD, Weaver WF (1975) Correlation between segmental early relaxation of the left ventricular wall and coronary occlusive disease. Am Heart J 89: 474-479

4.2.2 Quantitative Methoden

Das Ziel der Belastungsechokardiographie ist die Erkennung von ischämischem Myokard, dessen Lokalisation und Ausdehnung sowie die Erfassung einer ischämiebedingten Einschränkung der globalen linksventrikulären Funktion. Die Beurteilung der Belastungsechokardiogramme erfolgte bisher überwiegend qualitativ, was eine erhebliche Untersuchererfahrung voraussetzt, mit einer beträchtlichen Intra- und Interobserver-

Variabilität verbunden sein kann und für Verlaufskontrollen nur bedingt geeignet ist (5). Deshalb wurden - ähnlich wie bei der linksventrikulären Angiographie - computergestützte Verfahren zur Berechnung der Volumina, Auswurffraktion und Druck-Volumenbeziehungen zusammen mit Algorithmen zur Bestimmung der Radianten- oder Halbachsenverkürzung eingeführt und durch vergleichende Untersuchungen validiert (3, 13).

Die wesentlichen 2-D-echokardiographisch zu bestimmenden Meßgrößen sind die systolischen und diastolischen Ventrikelflächen in der parasternalen kurzen Achse sowie dem apikalen 4- und 2-Kammerblick. Hieraus werden mono- oder biplan Volumina, Schlagvolumen und Auswurffraktion in Ruhe, während und nach Belastung errechnet (Abb. 4.14, 4.15).

> Voraussetzung für exakte, gut reproduzierbare Messungen ist eine klare Endokarddarstellung.

Prinzipiell ist zwar der biplanen Volumenbestimmung unter Belastung der Vorzug zu geben, andererseits ist nicht in allen Fällen eine technisch befriedigende Darstellung in zwei Ebenen zu erreichen. Ein besonderes Problem bei den apikalen Schnitten ist die Längsachsenverkürzung infolge zu hoher und paraapikaler Anlotung. Trotzdem ist die Reproduzierbarkeit der Meßmethode unter Belastung als gut zu bezeichnen (18). Für die unmittelbar nach maximaler Belastung gemessenen Werte wurde eine Interobserver-Variabilität von 4% für die Auswurffraktion und von 6% für einen Wandbewegungsscore gefunden (9).

4.2.2.1 Linksventrikuläre Diameter

Während die M-mode-Echokardiographie bei der Diagnostik der koronaren Herzkrankheit aus den bekannten Einschränkungen gänzlich verlassen wurde, findet diese Methode bei sportmedizinischen Belastungsuntersuchungen wegen ihres geringen apparativen Aufwandes immer noch Verwendung. Die M-mode-echokardiographisch bestimmten endsystolischen Diameter zeigten bei einigen Studien eine Abnahme unter Belastung (2,14), von anderen Untersuchern konnte dies nicht bestätigt werden (16, 17). Die sehr variablen Ergebnisse bezüglich der systolischen und diastolischen Diameterveränderung unter Belastung legen somit den Schluß nahe, daß eindimensionale Meßmethoden wie die M-mode-Echokardiographie zur Beschreibung der komplexen Volumenveränderungen des Herzens unter Belastung selbst bei gesunden Probanden bzw. Sportlern wenig geeignet sind.

4.2.2.2 Linksventrikuläre Volumina

Das linksventrikuläre endsystolische Volumen zeigt unabhängig von der Körperposition und dem Trainingszustand der Probanden sowohl monoplan als auch biplan eine signifikante Abnahme unter Belastung (4, 8, 18). Bezüglich des enddiastolischen Volumens kamen die Untersucher zu sehr unterschiedlichen Ergebnissen in Abhängigkeit vom Trainingszustand der Probanden, der Methodik und der Körperposition, so daß diese nur mit Vorbehalt vergleichbar sind. Zwehl et al. fanden bei 10 Probanden in liegender Position biplan unveränderte diastolische Volumina (18), Mertes bei 50 Probanden in halbliegender Position unter fahrradergometrischer Belastung monoplan tendentiell eine Abnahme, die jedoch statistisch nicht signifikant war (8). Di Bello et al. stellten sowohl bei 10 un-

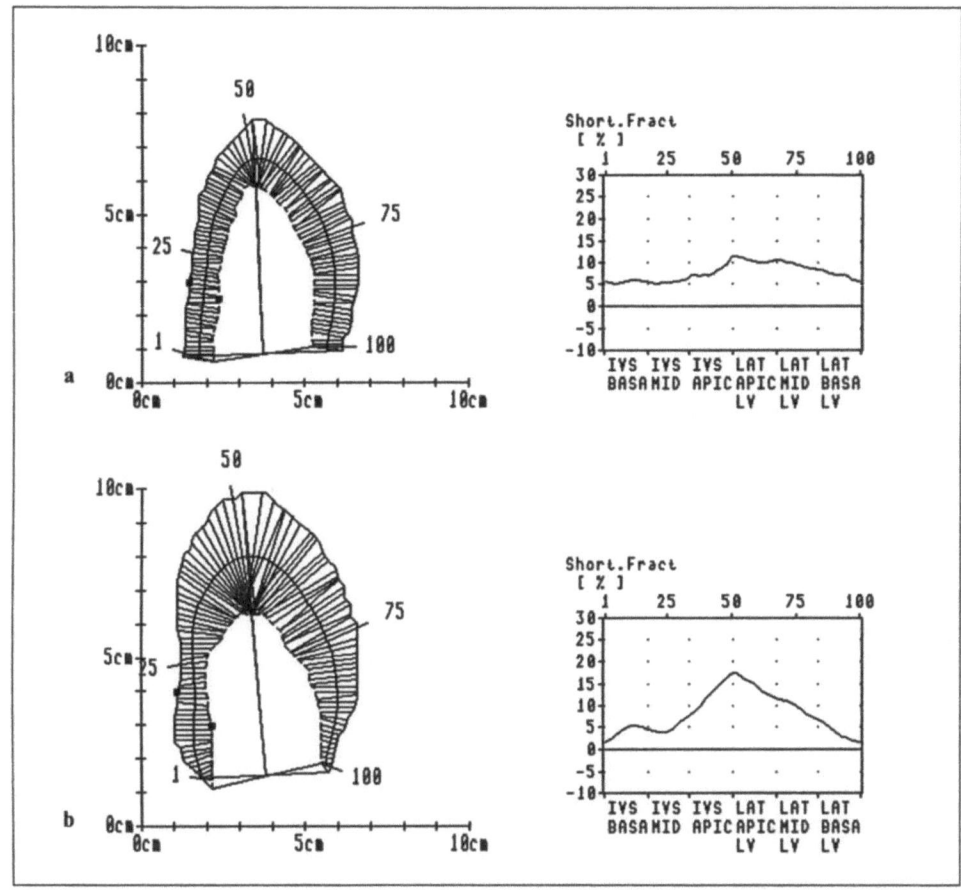

Abb. 4.14. Bestimmung der regionalen linksventrikulären Funktion in Ruhe (**a**) und unter maximaler Belastung (**b**) im Vierkammerblick (4-CH) nach der Centerline Methode bei einem 27jährigen Probanden. Angegeben werden die regionalen Verkürzungsfraktionen beginnend im proximalen basalen Septum (Nr. 1), über den apikalen Bereich (Nr. 50) bis zur basalen Lateralwand (Nr.100)

trainierten Probanden als auch bei 10 Sportlern in halbliegender Position einen Rückgang des diastolischen Volumens fest (2). Schairer fand bei untrainierten Probanden keine Veränderung des diastolischen Volumens, jedoch bei Sportlern einen Anstieg (12). Wir fanden sowohl bei untrainierten als auch bei trainierten Probanden einen initialen Anstieg des enddiastolischen Volumens bei fahrradergometrischer Belastung bis 50 Watt im Liegen, dann jedoch unter zunehmender Belastung keinen weiteren Volumenanstieg (Abb. 4.16, Tabelle 4.2).

Zusammenfassend kann gesagt werden, daß bei untrainierten Probanden unter Belastung im Liegen eine allenfalls geringe initiale Zunahme des enddiastolischen Volumens zu erwarten ist. Bei trainierten Probanden insbesondere bei Hochleistungssportlern wird das Herzminutenvolumen nicht nur durch Frequenzsteigerung, sondern auch durch das Wirksamwerden des Frank-Starling-Mechanismus erhöht, wobei ein stärkerer initialer Anstieg im Sitzen zu erwarten ist.

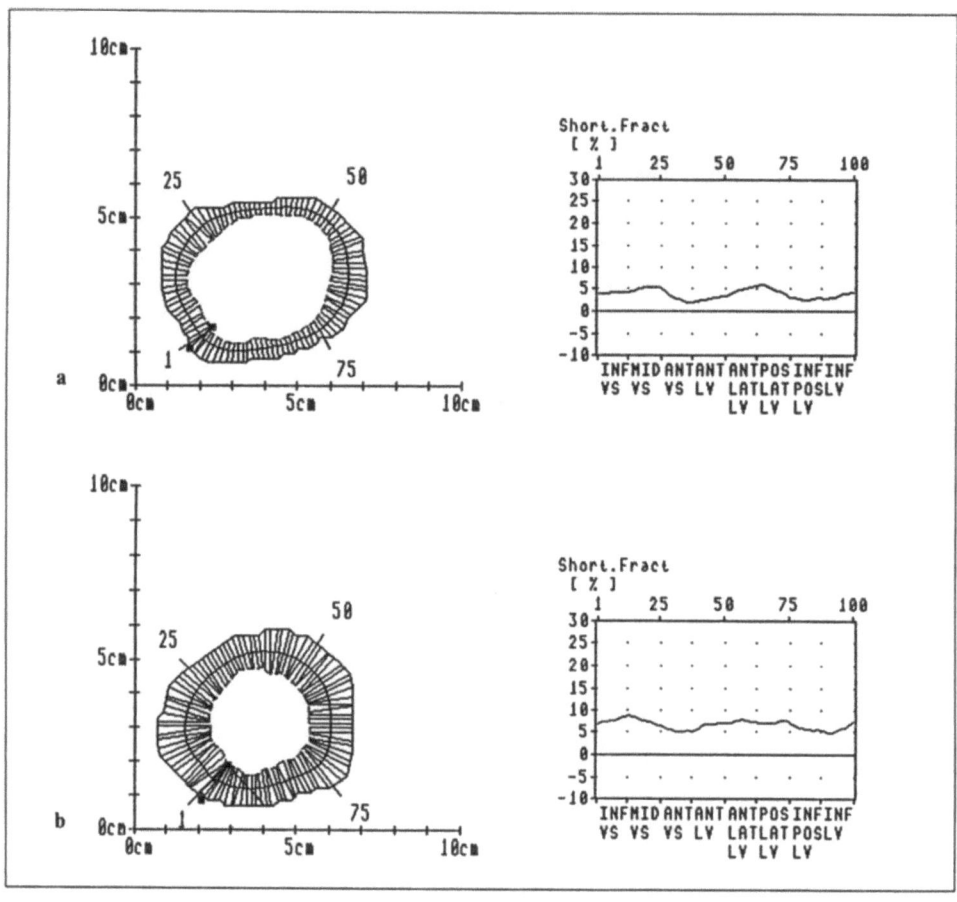

Abb. 4.15. Bestimmung der regionalen linksventrikulären Funktion in Ruhe (**a**) und unter maximaler Belastung (**b**)

4.2.2.3 Andere systolische Funktionsparameter

Die linksventrikuläre Auswurffraktion stieg in allen Studien um mindestens 10 % an (4, 12, 18). Bei Betrachtung der Studien, die eine monoplane Volumenbestimmung durchgeführt hatten, fielen insgesamt höhere maximale Werte für die Auswurffraktion auf im Vergleich mit den Studien, bei denen biplan gemessen wurde. Ferner lagen die Werte für die Ruhe-Auswurffraktion und das diastolische Volumen bei den Probanden, die im Liegen belastet wurden, höher als diejenigen der Probanden in aufrechter Position (4). Der Quotient aus systolischem Blutdruck und endsystolischem Volumenindex, ein sensitiver Indikator der linksventrikulären systolischen Funktion (7), zeigte erst in den mittleren und höheren Belastungsstufen einen signifikanten Anstieg. Dieser Index (E_{max}) ist nach Ginzton besser als die Auswurffraktion geeignet, zwischen normaler und eingeschränkter Myokardfunktion unter Belastung zu unterscheiden (6).

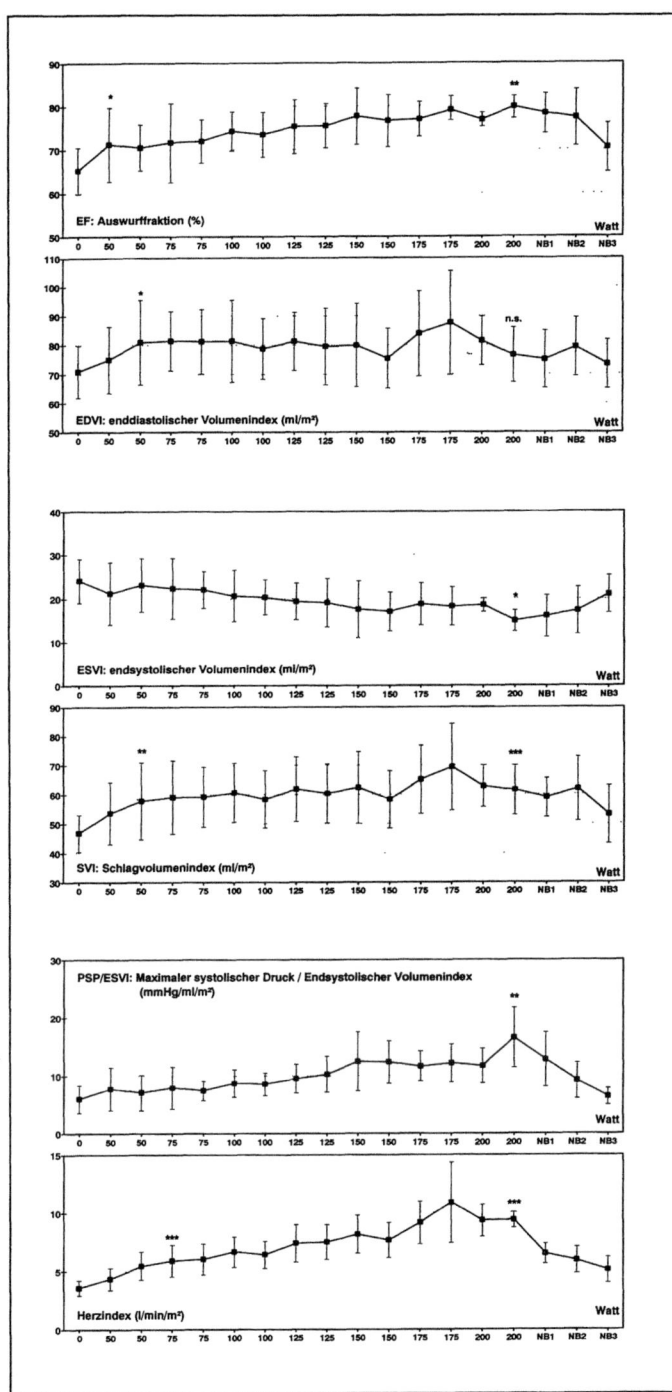

Abb. 4.16. Mittelwerte und Standardabweichungen der globalen LV-Funktionsparameter in Ruhe (Mittelwerte ± 1SD), unter stufenweiser ergometrischer Belastung mit Messungen in der 1.-2. und 3.-4. min pro Wattstufe und in der 1.-2.min, 3.-4.min und der 5.-6.min nach Belastung (NB1, NB2, NB3) von 13 herzgesunden Probanden. Alle Probanden erreichten 150 W, 8 erreichten 175 W und 4 erreichten 200 W. (10). $* = p < 0,05$, $** = p < 0,001$, $*** = p < 0,0001$

Tabelle 4.2. Bisher publizierte 2-D-echokardiographische Normalwerte der globalen linksventrikulären Funktion in Ruhe und unter/nach maximaler körperlicher Belastung (Mittelwerte ± 1 SD) von untrainierten Probanden (Werte gerundet)

Autor Jahr	Zwehl et al. 1981		Gehring et al. 1993		Mertes et al. 1991		Schairer et al. 1991		Schairer et al. 1992	
Probanden(n)	10		13		50		6		15	
Meßzeitpunkte	Ruhe - unter max. Bel.		Ruhe - alle 2 min. unter Bel.		Ruhe - unter max. Bel.		Ruhe - nach max. Bel.		Ruhe - unter max. Belastung	
Volumenbestimmung	biplan (kurze Achse, 4-CH)		biplan (kurze Achse, 4-CH)		monoplan (4-CH)		M-Mode-Diameter		M-Mode-Diameter	
Körperposition	liegend		liegend		halbsitzend		sitzend		sitzend	
Meßwerte (MW+1SD)	Ruhe	Belastung	Ruhe	Belastung	Ruhe	Belastung	Ruhe	Belastung	Ruhe	Belastung
ESV (ml)	28,1± 5,6	20,8± 4,3	23,7±3,7	18,2± 4,3	42,9±13,3	13,5± 5,5	55,0±17,0	26,0±14,0	33,0±11,0	16,0± 4,0
EDV (ml)	76,7±15,7	75,4±16,2	72,5±8,2	84,8±21,4	98,0±24,0	89,0±21,0	130,0±16,0	98,0±14,0	96,0±20,0	92,0±18,0
ESVI (ml/m²)	11,0± 0,6	8,8± 1,4	10,4±2,2	7,7± 2,1	22,1± 6,9	7,1± 3,1	-	-	-	-
EDVI (ml/m²)	19,6± 3,4	19,4± 3,7	22,5±2,1	23,5± 6,2	53,0±12,0	45,0±12,0	70,0±10,0	52,0± 7,0	-	-
ESA (m²)	-	-	3,6±0,6	9,2± 2,3	-	-	-	-	-	-
EDA (m²)	-	-	-	-	-	-	2,6± 0,7	5,1± 1,3	-	-
HI (l/min/m²)	63,4± 6,3	72,1± 5,7	66,4±5,4	77,5± 5,2	59,0± 6,0	85,0± 4,0	57,0±12,0	74,0±12,0	66,0± 8,0	82,0± 3,0
EF (l/min/m²)	-	-	-	-	-	-	75,0±17,0	71,0±13,0	63,0±15,0	76,0±16,0
SV (ml)	-	-	48,7±8,3	66,6± 5,4	-	-	40,0±10,0	38,0± 6,0	-	-
SVI (ml/m²)	-	-	-	-	-	-	-	-	-	-

ESV=endsystolisches Volumen, EDV=enddiastolisches Volumen, ESVI=endsystolischer Volumenindex, EDVI=enddiastolischer Volumenindex, ESA=endsystolische Fläche, EDA=enddiastolische Fläche, HI=Herzindex, EF=Auswurffraktion, SV=Schlagvolumen, SVI=Schlagvolumenindex

4.2.2.4 Centerline- und Radial-Achsen-Methoden

Die Erkennung einer regionalen linksventrikulären Wandbewegungsstörung unter Belastung ist neben der inadäquaten globalen linksventrikulären Funktion ein wichtiger Parameter einer Myokardischämie.

> Voraussetzung für eine quantitative Objektivierung regionaler Wandbewegungsstörungen sind jedoch Normalwerte für die regionale Wandexkursion und Wandverdickung, die jedoch in der Literatur bisher selten beschrieben worden sind.

Mertes et al. untersuchten 50 herzgesunde Probanden fahrradergometrisch in halbsitzender Position, in Ruhe und unter maximaler Belastung. Die linksventrikuläre Wandfunktion wurde monoplan aus dem 4-Kammerblick mittels unkorrigierter Radianten- und der Centerline-Methode bestimmt (Abb. 4.17). Die Radianten-Methode zeigte bis auf den apikalen Bereich wesentlich höhere Variationskoeffizienten als die Centerline-Methode (8). Zu ähnlichen Ergebnissen kamen Ginzton at al. (5). Die Autoren kommen zu dem Schluß, daß mit den genannten Methoden eine Unterscheidung zwischen normaler und hypokinetischer Wandbewegung nicht ausreichend zuverlässig möglich ist.

Bei unserem Probandenkollektiv nahm im apikalen 4-Kammerblick nach Längsachsenüberlagerung die Streubreite der regionalen Diameterverkürzung unter maximaler Belastung deutlich ab (4). Am geringsten ausgeprägt erschien die Wandexkursion im septalen Bereich. Entsprechend zeigte das Septum auch in der parasternalen kurzen

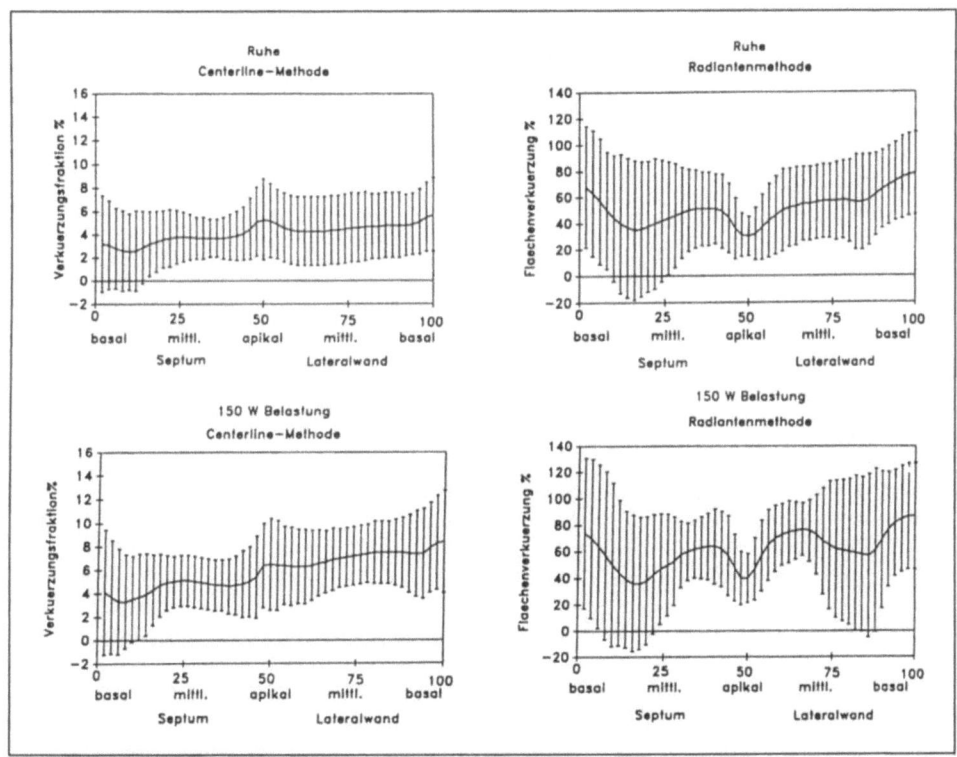

Abb. 4.17. Mittelwerte der mit der Centerline-Methode bestimmten Verkürzungsfraktion (links) und der Flächenverkürzung mit der Radiantenmethode (rechts) in Ruhe (oben) und unter Belastung (unten) mit Toleranzgrenzen) (17)

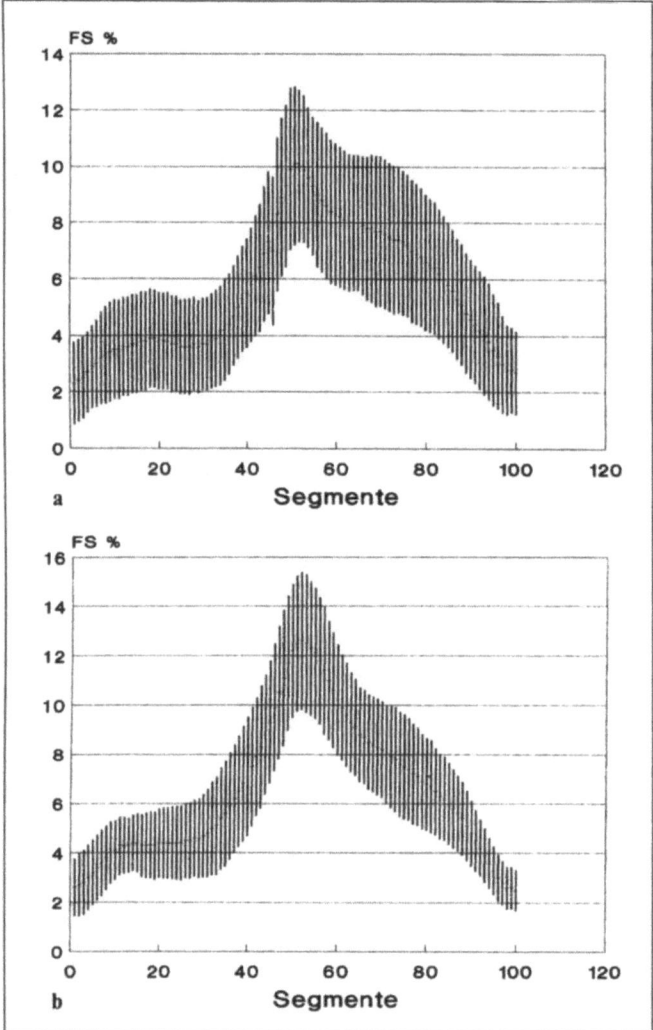

Abb. 4.18. Linksventrikuläre Wandbewegung (Centerline-Methode) im apikalen 4-Kammerblick (4-CH) in Ruhe (**a**) und unter maximaler Belastung (**b**) dargestellt durch die prozentuale Verkürzung von 100 Verbindungsachsen (Mittelwerte ± 1SD) (10)

Achse eine geringere Wandbewegung (Abb. 4.18, 4.19). Die Längsachsenüberlagerung verminderte somit zwar die Variationskoeffizienten der regionalen Diameterverkürzung, dieser Vorteil kann jedoch durch Vortäuschung abnormer Befunde infolge Achsenkorrektur relativiert werden.

> Trotz dieser methodischen Einschränkungen erscheint uns die Centerline-Methode von den derzeit verfügbaren Methoden am besten geeignet zu sein, die regionale Wandbewegung des linken Ventrikels in Ruhe und unter Belastung zu beschreiben (15).

4.2.2.5 Globale und regionale Ventrikelfunktion in der Erholungsphase

Die Bestimmung von Normalwerten der linksventrikulären Funktionsparameter für die Erholungsphase ist wichtig, da nach Ryan und anderen Autoren eine regionale Myokar-

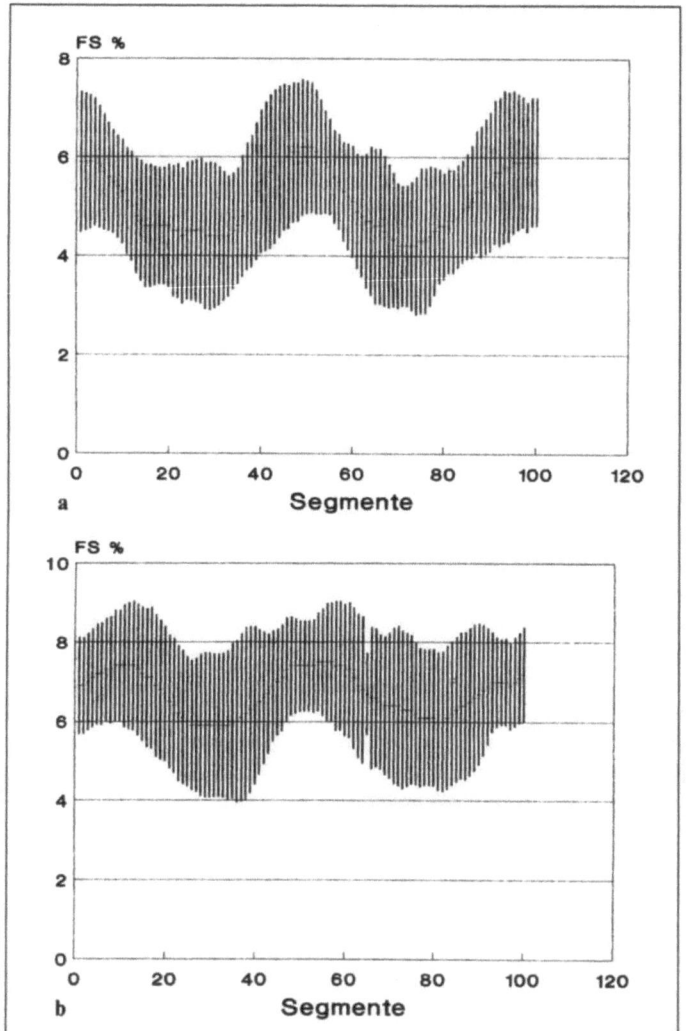

Abb. 4.19. Linksventrikuläre Wandbewegung (Centerline-Methode) in der parasternalen kurzen Achse (SAX) in Ruhe (a) und unter maximaler Belastung (b) dargestellt durch die prozentuale Verkürzung (Mittelwerte ± 1SD) von 100 Verbindungsachsen (10)

dischämie bei Mehrgefäßerkrankungen in der Erholungsphase bis zu vier Minuten persistieren kann, während sich die durch Eingefäßerkrankungen hervorgerufene Ischämie in der Regel bereits während der ersten Erholungsminute zurückbildet (11). Ein Vergleich mit den Referenzwerten der einzelnen Phasen der Nach-Belastungsphase kann - insbesondere bei technisch nicht befriedigender Darstellbarkeit der echokardiographischen Schnitte unter maximaler Belastung - die Diagnose einer ischämisch bedingten Kontraktionsstörung erleichtern. Bisher haben sich jedoch nur wenige Autoren mit der Untersuchung dieser Nach-Belastungsphase beschäftigt. Percy et al. fanden unmittelbar nach Belastung bei Ausdauersportlern ein gegenüber der maximalen Belastungsstufe erhöhtes Schlagvolumen vermutlich infolge noch erhöhtem Sympatikotonus und deutlicher Nachlastreduktion (10). Über ähnliche Ergebnisse berichteten Stein et al. (15). In unserer Untersuchung an 13 herzgesunden Probanden hatten Herzfrequenz und Blutdruck in der 4. Minute nach Belastung die Ruhewerte annähernd wieder erreicht, während die Auswurffraktion, enddiastolisches, endsystolisches Volumen, Schlagvolumenindex und Herzindex sich noch nicht normalisiert hatten. Selbst nach 6 Minuten lag die Auswurffraktion im Mittel noch 5 % über den Ruheausgangswerten (4). Die bis zu mindestens 6 Minuten andauernden Zeichen eines vermehrten adrenergen Antriebs werden durch eine Studie von Coplan et al. bestätigt, die Probanden untersuchten, die oberhalb einer Laktatschwelle mit 135 Watt belastet wurden. Bei diesen Probanden wurden 2 Minuten nach Belastung noch signifikant erhöhte Adrenalinspiegel gemessen. Die 5- und 10-Minutenwerte lagen ebenfalls noch über den Ausgangswerten (1). Diese Ergebnisse sind zwar nur mit Einschränkungen auf die meist schlechter belastbaren Patienten mit koronarer Herzkrankheit übertragbar, es erscheint jedoch dennoch geboten, die Untersuchung erst nach einer mindestens 4minütigen Erholungsphase zu beenden.

Zusammenfassung

Die vergleichende Betrachtung von Studien, die sich mit echokardiographischen Normalwerten vor, während und nach maximaler körperlicher Belastung beschäftigen, ist durch die Vielzahl der unterschiedlichen Untersuchungsprotokolle, Meßmethoden und Probandenkollektive erschwert. Von wesentlicher Bedeutung für einen Vergleich der Untersuchungsergebnisse sind das Alter und der Trainingszustand der Probanden, deren Körperposition unter Belastung, sowie Art und Zeitpunkt der erhobenen echokardiographischen Meßgrößen. Die sehr variablen Ergebnisse bezüglich der M-mode-echokardiographischen Diameterveränderungen lassen die M-mode-Echokardiographie zur Beschreibung komplexer Volumenveränderungen als wenig geeignet erscheinen. 2-D-echokardiographische Untersuchungen bei herzgesunden untrainierten Probanden zeigen unter Belastung im Liegen eine allenfalls geringe initiale Zunahme der diastolischen Volumina. Bei trainierten Probanden wird das Herzminutenvolumen sowohl durch den Frequenzanstieg als auch durch eine Zunahme des Schlagvolumens gesteigert, was neben dem adrenergen Antrieb auf ein Wirksamwerden des Frank-Starling-Mechanismus hindeutet. In der Erholungsphase kehrt die Mehrzahl der belastungsbedingt veränderten Parameter erst nach frühestens 6 Minuten zum Ausgangsbereich zurück.

> Die Auswurffraktion steigt in allen Studien um mindestens 10% an. Die quantitativ erfaßte regionale Wandbewegung, ausgedrückt durch eine prozentuale Diameter- oder Radiantenverkürzung, zeigt zwar unter Belastung eine Zunahme, die Einzelwerte überlappen jedoch deutlich. Somit ist eine Differenzierung zwischen Normo- und Hypokinesie nicht sicher möglich. Für Echokardiographielabors, die neben der noch weit verbreiteten qualitativen Beurteilung auch eine quantitative Auswertung anstreben, empfiehlt es sich, eigene Normalwerte zu erheben, um den jeweiligen methodischen Besonderheiten Rechnung zu tragen.

Literatur zu Kapitel 4.2.2

1. Coplan NL, Gleim GW, Nicholas JA (1989) Exercise-related changes in serum catecholamines and potassium: Effect of sustained exercise above and below lactate threshold. Am Heart J, 117: 1070-1075
2. Di Bello V, Santoro G, Cini G, Pentimone F, Ginanni A, Romano MF, Giusti C (1987) Cardiovascular adjustments induced by training evaluated during semisupine isotonic exercise and recovery period: An echocardiographic study. Int J Sports Med, 8: 407-414
3. Erbel R, Schweizer P, Henn G, Meyer J, Effert S (1982) Apikale zweidimensionale Echokardiographie. Dtsch med Wschr, 107: 1872-1877
4. Gehring J, Heinbuch S, Poller W, Hofmann H, Mond C (1992) Echokardiographische Normalwerte der globalen und regionalen linksventrikulären Funktion unter Belastung. Symposium Echokardiographische Diagnostik bei koronarer Herzkrankheit. Bernried
5. Ginzton LE, Conant R, Brizendine M (1984) Exercise subcostal two-dimensional echocardiography: A new method of segmental wall motion analysis. Am J Cardiol, 53: 805-811

6. Ginzton LE, Laks M, Brizendine M (1984) Noninvasive measurement of the rest and exercise peak systolic pressure/endsystolic volume ratio: A sensitive two-dimensional echocardiographic indicator of left ventricular function. J Am Coll Cardiol, 4: 509-516
7. Krayenbuehl HP (1985) Myocardial function. Europ Heart J, 6, (Suppl. C): 33-39
8. Mertes H, Nixdorf U, Erbel R, Meyer J (1991) Normalwerte der globalen und regionalen Myokardfunktion für die Belastungsechokardiographie. Z Kardiol 80: 529-536
9. Oberman A, Fan PH, Nanda NC, Lee JY, Huster WJ, Sulentic JA, Storey OF (1989) Reproducibility of two-dimensional exercise echocardiography. J Am Coll Cardiol, 14, 4: 923-928
10. Percy RF, Conetta DA, Miller AB (1990) Echocardiographic assessment of the left ventricle of endurance athlethes just before and after exercise. Am J Cardiol, 65: 1140-1144
11. Ryan T, Vasey CG, Presti CF, O'Donnel JA, Feigenbaum H, Armstrong WF (1988) Exercise echocardiography: Detecting of coronary artery disease in Patients with normal left ventricular wall motion at rest. J Am Coll Cardiol, 11: 993-999
12. Schairer JR, Stein PD, Keteyian S, Fedel F, Ehrman J, Alam M, Henry JW, Shaw T (1992) Left ventricular response to submaximal exercise in endurance-trained athletes and sedentary adults. Am J Cardiol, 70: 930-933
13. Schiller NB (1991) Two-dimensional echocardiographic determination of left ventricular volume, systolic function and mass. Summary and discussion of the 1989 recommendations of the American Society of Echocardiography. Circulation, 84, Suppl, I: 280-287
14. Schött D, Ong TS, Jaedicke W, Barmeyer J (1982) Echokardiographische Befunde unter dynamischer Belastung im Vergleich zur Hämodynamik bei Patienten mit koronarer Herzkrankheit. Herz-Kreislauf, 4: 189–192
15. Sheehan FH, Bolson EL, Dodge HT, Mathey DG, Schofer J, Woo HW (1986) Advantages and applications of the centerline-method for characterizing regional ventricular function. Circulation, 74: 293-305
16. Stein RA, Michielli D, Fox EL, Krasnow N (1978) Continuous ventricular dimensions in man during supine exercise and recovery. Am J Cardiol, 41: 655-660
17. Weiss JL, Weisfeldt ML, Mason SJ, Garrison JB, Livengood SV, Fortuin NJ (1979) Evidence of Frank-Starling effect in man during severe exercise. Circulation, 59: 655-661
18. Zwehl W, Gueret P, Meerbaum S, Holt D, Corday E (1981) Quantitative two-dimensional echocardiography during bicycle test in normal subjects. Am J Cardiol, 47: 866-859

4.3 Beurteilung streßdoppler-echokardiographisch gewonnener hämodynamischer Parameter

4.3.1 Beurteilung hämodynamischer Parameter der linksventrikulären Funktion

Das linksventrikuläre diastolische Flußprofil wird von zahlreichen Faktoren beeinflußt. Die entsprechenden Auswirkungen lassen sich durch Veränderungen von Relaxation und Dehnbarkeit des linken Ventrikels erklären (8, 12). Es konnte nachgewiesen werden, daß die Doppler-belastungsechokardiographisch gewonnenen transmitralen diastolischen Flußparameter im Vergleich zu den linksventrikulären systolischen Funktionsparametern in Ruhe und während dynamischer Belastung bei milden und mäßiggradigen Formen der Herzinsuffizienz als sensitiver gelten können. Andererseits zeigte sich, daß die diastolischen Flußparameter an der Mitralklappe bei hochgradiger Herzinsuffizienz häufig als falsch negativ zu bewerten sind (11). Die rechtsventrikulären Doppler-Parameter verändern sich in Abhängikeit von der rechtsventrikulären Nachlast und sind unabhängig von der linksventrikulären Relaxation und Dehnbarkeit (1-3). Die zu erwartenden Doppler-belastungsechokardiographischen Befunde an der Mitral- und Trikuspidalklappe in Abhängigkeit vom Schweregrad der Herzinsuffizienz sind in Tabelle 4.3 zusammengefaßt. Diese Angaben verlieren jedoch ihre Gültigkeit jenseits des 60. Lebensjahres.

Tabelle 4.3. Links- und rechtsventrikuläre diastolische Funktion in Ruhe und unter dynamischer Belastung

	V_E/V_A-mitral		V_E/V_A-trikuspidal	
	Ruhe	Belastung	Ruhe	Belastung
NYHA I	>1	<1	>1	>1
NYHA II	<1	<1	>1	</>1
NYHA III	>1	>1	</>1	<1
NORM*	>1	>1	>1	>1

* Normwerte im Alter unter 60 Jahren

Sensitivitätsunterschiede der transmitralen Flußparameter bei verschiedenen Entitäten resultieren aus einem unterschiedlichen Anteil von Relaxations- und Dehnbarkeitsstörungen. Da eine besonders hohe Empfindlichkeit gegenüber Relaxationsstörungen besteht, verändern sich die Flußparameter insbesondere bei der *koronaren und der hypertensiven Herzkrankheit* frühzeitig. So wird ein Abfall des Verhältnisses V_E/V_A an der Mitralklappe auf Werte unter 1 auch ohne Störung der Wandkinetik und bei noch unauffälliger Ejektionsfraktion beobachtet. Da diese Veränderung jedoch unspezifisch ist, besitzt der Parameter im Hinblick auf die koronare Herzkrankheit ausschließlich Bedeutung als Siebtest. Demgegenüber handelt es sich bei einem belastungsinduzierten Anstieg des Verhältnisses V_E/V_A auf über 1 um die Folge einer begleitenden Herzinsuffizienz, die bei einer dominierenden Dehnbarkeitsstörung mit stattgehabtem Myokardinfart auftritt. Dies ist insbesondere bei Patienten mit großer Infarktausdehnung zu erwarten. Die Veränderung des transtrikuspidalen Flußprofils hat für die Ischämiediagnostik keine Bedeutung. Bei *Kardiomyopathien* und *Myokarditis* dagegen sind sowohl die Relaxation als auch die Dehnbarkeit gestört, was eine etwas geringere Empfindlichkeit der transmitralen Flußparameter nach sich zieht (4). Eine durch *körperliches Hochleistungstraining* bedingte Hypertrophie des linksventrikulären Myokards führt im Gegensatz zu hypertonie- oder kardiomyopathiebedingten Hypertrophien nicht zu einer Veränderung des Flußprofils (5). Bei myokardialer *Amyloidinfiltration* kommt es bei einer geringen begleitenden Wanddickenzunahme zu einer prävalierenden Relaxationsstörung. Bei ausgeprägterer Infiltration bzw. Wanddicke ist durch eine Zunahme der Dehnbarkeitsstörung eine erneute Umkehr des V_E/V_A-Verhältnisses bis zu einer Erhöhung des Quotienten über den Normalwert hinaus zu erwarten. Die diastolischen Funktionsparameter besitzen bei dieser Erkrankung eine größere prognostische Bedeutung als andere echokardiographische Parameter, wie Wanddicke und Verkürzungsfraktion (10).

Die Hämodynamik bei *terminaler Niereninsuffizienz* ist sowohl durch eine Vorlast- wie auch eine Nachlasterhöhung gekennzeichnet. Dies bewirkt eine diastolische Funktionsstörung im Sinne einer überwiegenden Relaxationsstörung. Ursächlich sind sowohl die begleitende Hypertonie als auch eine Mitbeteiligung des Myokards anzusehen (9). Bei Herztransplantierten besteht eine Besonderheit in der fehlenden Erhöhung des atrialen Anteils am linksventrikulären Einstrom unter Belastung. Es handelt sich hier demnach nicht um eine linksventrikuläre Dysfunktion, sondern um eine linksatriale Störung (14). Hämodynamisch bedeutsame *Herzvitien* lassen in der Regel keine Aussage zur diastolischen Ventrikelfunktion durch Bewertung der Flußparameter zu, da Drücke und Flüsse zu heterogen verändert sind. Eine Ausnahme stellt dabei die Aortenstenose dar. Patienten mit Aortenstenose sollten jedoch keiner Belastungsuntersuchung unterzogen werden. Unter einer Belastung von mehr als 75 Watt kommt es häufig zur Herzfrequenzerhöhung auf >130/min. Die dann zu beobachtende Verschmelzung des früh- mit dem spätdiastolischen Doppler-Signal verhindert eine Auswertung. Eine submaximale Belastung ist jedoch nicht erforderlich, um latent vorhandene diastolische Funktionsstörungen Doppler-echokardiographisch registrieren zu können.

Nach Beginn oder Umstellung einer medikamentösen Therapie kann die zentrale Hämodynamik soweit beeinflußt werden, daß sich die Doppler-echokardiographischen Parameter bei *Herzinsuffizienz* im Verlauf verändern. Durch die Gabe von *Diuretika* kommt es zu einer Abnahme erhöhter rechts- und linksventrikulärer Füllungsdrücke sowie zu einer arteriellen Blutdrucksenkung (13). Durch eine rechts- bzw. linksventrikuläre Nachlastsenkung kommt es zur Senkung der diastolischen Ventrikeldrücke und damit zur Begünstigung des frühdiastolischen, passiven Einstroms. Eine Vorlastsenkung, die mit einer Senkung der Füllungsdrücke verbunden ist, kann im Falle der Unterfüllung den passiven atrio-ventrikulären Einstrom erschweren und damit eine verstärkte atriale Kontraktion auslösen. Eine stärkere normalisierende Wirkung auf die Doppler-echokardiographischen Füllungsparameter kann also von nachlastsenkenden Medikamenten, wie beispielsweise *ACE-Inhibitoren* erwartet werden (7). *Digitalispräparate* bewirken vorrangig eine Verbesserung der systolischen Ventrikelfunktion und lediglich mittelbar über die Linksverschiebung auf der Frank-Starling-Kurve eine Verbesserung des frühdiastolischen Einstroms. Auf die hämodynamischen Verhältnisse im rechten Herzen wirken am ehesten Diuretika durch ihren günstigen Effekt auf die Vorlast. Durch die sympathikolytische Wirkung von *Beta-Rezeptorenblockern,* durch die es ebenfalls zu einer Senkung des enddiastolischen linksventrikulären Drucks kommt, tritt ebenfalls eine den passiven transmitralen Einstrom begünstigende Wirkung ein (6). Eine Normalisierung der rechtsventrikulären Füllungsparameter erfolgt über eine Abnahme der linksventrikulären Rückwärtsinsuffizienz.

Bei der Diagnostik der koronaren Herzkrankheit stellt die Streß(-Doppler-)echokardiographie eine weitere Untersuchungsmethode im Vorfeld der Koronarographie dar. Die größere klinische Relevanz kommt jedoch Verlaufsuntersuchungen nach Bypass-Operation, interventionsradiologischen Eingriffen, wie der PTCA, für die Indikationsstellung zur Rekoronarographie zu.

Literatur zu Kapitel 4.3.1

1. Bartel T, Müller S, Borges AC, Baumann G (1994) Left and right heart Doppler stress echo in congestive heart failure. Int J Cardiac Imaging 10 (2): im Druck
2. Bartel T, Müller S, Borges AC, Förster A (1993) Doppler stress echocardiography of the left and right ventricle: A new echo device to quantify left ventricular backward failure. Eur J Med 2: 135-142
3. Bartel T, Müller S, Förster A, Borges AC (1993) Doppler-Belastungsechokardiographie des rechten Ventrikels: Einbeziehung der links-rechtsventrikulären Interaktion zur Beurteilung der Linksherzinsuffizienz. Herz/Kreisl 25: 195-199
4. Borges AC, Müller S, Bartel T (1993) Linksventrikuläre diastolische Dysfunktion nach Myokarditis Doppler-echokardiographische Untersuchungen unter Belastung. Herz/Kreisl 25: 330-334
5. Borges AC, Müller S, Bartel T (1993) Diagnostischer Wert der Belastungsechokardiographie - Teil I und II. Herz/Kreisl 25: 124-127 und 140-146
6. Brodsky MA (1988) Beta-blocker therapy in left ventricular dysfunction. Am Heart J 115: 799-803
7. Ertel G, Gaudron P, Eilles CH (1990) Beeinflussung der Hämodynamik durch Angiotensin-Conversions-Enzym-Hemmer bei Herzinsuffizienz. Herz 15: 158-163
8. Gallino RA, Milner MP, Goldstein SA, Pickard AD, Majchrzak C, Lindsay J (1989) Left ventricular filling patterns in aortic stenosis in patients older than 65 years of age. Am J Cardiol 63: 1103-1110
9. Josephs W, Oldenthal HJ, Lenga P, Wiechmann HW (1990) Doppler-echokardiographische Beschreibung einer diastolischen Funktionsstörung bei terminaler Niereninsuffizienz - Neucharakterisierung der urämischen Kardiomyopathie. Z Kardiol 79: 482-488
10. Klein AL, Hatle LK, Burstow DJ, Seward JB, Kyle RA, Bailey KR, Luscher TF, Gertz MA, Tajik AJ (1989) Doppler characterisation of left ventricular diastolic function in cardiac amyloidosis. J Am Coll Cardiol 13: 1017-1020
11. Müller S, Bartel T, Förster A, Borges AC (1993) Die Bewertung der linksventrikulären diastolischen Dysfunktion mittels Doppler-Belastungsechokardiographie: Klinische Anwendung bei Patienten mit Herzinsuffizienz. Herz/Kreisl 25: 255-259

12. Myreng Y, Smiseth OA (1990) Assessment of left ventricular relaxation by Doppler echocardiography. Comparison of isovolumic relaxation time and transmitral flow velocities with time constant of isovolumic relaxation. Circulation 81: 260-267
13. Schüren KP (1990) Differentialtherapie der chronischen Herzinsuffizienz. DMW 115: 1319-1324
14. Spes CH, Schnaack SD, Theisen K, Angermann CE (1993) Cardiac function during graded bicycle exercise: Doppler echocardiographic findings in normal subjects and heart transplant recipients. Z Kardiol 82: 324-331

4.3.2 Klappenfunktion

Streßdopplerechokardiographische Untersuchungen von Patienten mit Herzklappenerkrankungen gehören noch nicht zu den verbreiteten Routinetechniken. Im Rahmen dieses Buches können daher derzeit nur einige generelle Anmerkungen zu den häufigsten Herzklappenerkrankungen gemacht werden.

▶ *Patienten mit asymptomatischer Aortenstenose*
Sofern die Untersuchung auf *asymptomatische* Patienten mit weitgehend *normaler linksventrikulärer Funktion* in Ruhe beschränkt wird, ist der mittlere Aortenklappengradient unter Belastung der am meisten benutzte Parameter. Mit ihm gelingt die Bestimmung der funktionellen Stenosekomponente unter definierten Belastungsbedingungen (1, 3, 4, 8, 10, 14, 20, 21, 24). Dabei findet die aus der Ruheechokardiographie bekannte Schweregradeinteilung Verwendung. Eine leichtgradige Aortenstenose liegt danach bei mittleren Aortenklappengradienten zwischen 10 und 25 mmHg, eine mittelgradige Stenose bei Gradienten von 25 bis 50 mmHg und eine hochgradige Aortenklappenstenose bei einem mittleren Gradienten von über 50 mmHg vor. Die dynamische Streßechokardiographie läßt abschätzen, ab welcher Belastungsstufe und Herzfrequenz Ausdauerbelastungen *bei gegebener Aortenklappenöffnungsfläche* in einem Bereich geleistet werden, der einer leichten, mittleren oder höhergradigen Aortenstenose entspricht (siehe auch Kapitel 5.2 und 8.1.2).

Ob aus den Ruhegradienten verläßliche Vorhersagen auf die zu erwartenden Belastungsgradienten möglich sind, ist noch in wissenschaftlicher Diskussion.

▶ *Patienten mit Aortenklappenersatz*
Auch bei dieser Indikation sollte Voraussetzung für eine streßdopplerechokardiographische Beurteilung hämodynamischer Parameter eine weitgehend normale linksventrikuläre Funktion in Ruhe sein. Der am häufigsten untersuchte Parameter unter Belastung ist wiederum der mittlere transprothetische Aortenklappengradient (6,13). Die Schweregradeinteilung der funktionellen Stenosekomponente unter Belastung erfolgt in Analogie zur Einteilung bei den nativen valvulären Aortenstenosen in der Ruheechokardiographie, die im vorangehenden Absatz erläutert wurde.

Die Bestimmung der Belastungsgradienten könnte gerade bei Aortenklappenprothesen der Größen 19, 21 und 23 klinische Bedeutung gewinnen, da deren Ruhegradienten in Abhängigkeit vom Prothesentyp unter Belastung in einer exponentiellen Regression anzusteigen scheinen (13). Offensichtlich bestehen aber beim gleichen Prothesentyp enge Korrelationen zwischen Ruhe- und Belastungsgradienten (6), nicht so bei ungestenteten Bioprothesen, bei denen unerwartete Gradientenanstiege unter Belastung zur Beobachtung kommen können (siehe auch Kapitel 5.2 und 8.1.2).

▶ *Patienten mit Mitralklappenstenose*
Zur Bedeutung der Belastungs(-Doppler-)echokardiographie bei Patienten mit

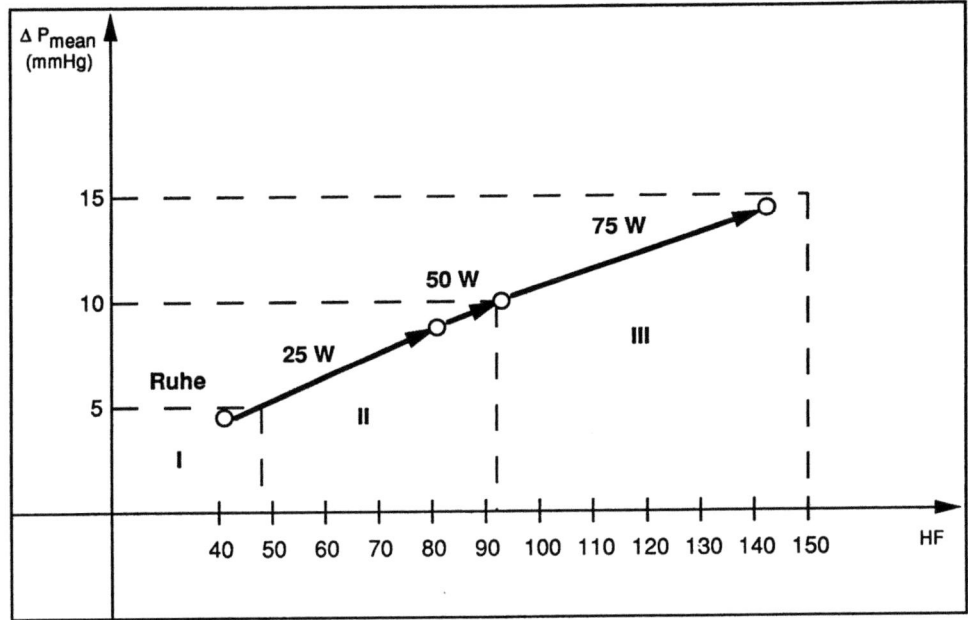

Abb. 4.20. Mitralstenose mittleren Schweregrades: Belastungsdopplerechokardiographisch gemessene mittlere Druckgradienten über die Mitralklappe in bezug zur Herzfrequenz und Belastungsstufe in der Fahrradergometrie

Mitralklappenstenose liegen bisher nur wenige Untersuchungen mit kleinen Fallzahlen vor (5, 16, 26).

Korrelationsstudien mit simultan und invasiv gewonnenen hämodynamischen Meßwerten sind bisher kaum durchgeführt worden (28). Die streßdopplerechokardiographisch gemessenen Werte scheinen aber mit den invasiv ermittelten Belastungsgradienten gut übereinzustimmen. Voraussetzung für solche Messungen ist eine weitgehend normale linksventrikuläre Funktion in Ruhe.

Streßdopplerechokardiographischer Beurteilungsparameter ist der mittlere Druckgradient unter Belastung. Seine Bewertung ergänzt die unter Ruhebedingungen gemessene Mitralklappenöffnungsfläche, die sich unter Belastung nur unwesentlich ändert (5).

Die Schweregradbeurteilung stützt sich auf die Einteilung, die auch bei dopplerechokardiographischen Ruhemessungen Verwendung findet. Mittlere Druckgradienten über die Mitralklappe bis 5 mmHg weisen auf eine leichte, Gradienten zwischen 5 und 10 mmHg auf eine mittelschwere und solche über 10 mmHg auf eine schwere Mitralstenose hin. Die Beurteilung der funktionellen Stenosekomponente stützt sich dann auf die Belastungsstufe und Herzfrequenz, bei der Ausdauerbelastungen in einem Bereich erbracht werden, der einer leichten, mittleren oder höhergradigen Mitralstenose mit den entsprechenden Auswirkungen auf die Kleinkreislaufdrucke entspricht (2, 7, 11, 15, 17-19, 22, 25, 27).

Abbildung 4.20 zeigt als Beispiel die bei einem Patienten mit erhaltenem Sinusrhythmus streßdopplerechokardiographisch gemessenen mittleren Druckgradienten über eine mittelgradig stenosierte Mitralklappe.

Die Mitralklappenöffnungsfläche war zuvor invasiv und dopplerechokardiographisch mit 1,5 cm^2 ermittelt worden. Der Patient wurde mit dem in Kapitel 3.1.2.2

beschriebenen Protokoll zur Beurteilung der Belastbarkeit auf dem Fahrradergometer in halbsitzender Position belastet. Die mittleren Druckgradienten überschritten schon bei 50 W und einer Herzfrequenz von 92/Minute den Bereich einer funktionellen Stenosekomponente vom Schweregrad II. Der Patient wurde auch beim Übergang von der 50-W- zur 75-W-Stufe mit beginnender Dyspnoe symptomatisch.

Ob sich aus der Kenntnis der belastungsdopplerechokardiographisch gemessenen mittleren Druckgradienten klinisch relevante Schlußfolgerungen für therapeutische Konsequenzen und eine sozialmedizinische Beratung ableiten lassen, ist derzeit noch nicht abschließend zu beurteilen.

▶ *Patienten mit Mitralklappenersatz bzw. -rekonstruktion oder -valvuloplastie*
Zu belastungsdopplerechokardiographischen Untersuchungen von Patienten mit Mitralklappenersatz, Mitralklappenrekonstruktion oder Mitralklappenvalvuloplastie liegen ebenfalls nur vereinzelt Berichte vor. Unter Belastung weisen kleine Bioprothesen höhere Gradienten auf als große Bioprothesen, der Gradientenanstieg scheint bei mechanischen Prothesen geringer auszufallen (12). Patienten nach Mitralklappenrekonstruktion bzw. -valvuloplastie können nach den gleichen Kriterien beurteilt werden, wie solche mit nativer Mitralstenose (siehe oben und Kapitel 5.2) (23).

> Die klinische Bedeutung streßdopplerechokardiographisch gewonnener hämodynamischer Parameter bei Patienten mit nativen und operierten Herzklappenerkrankungen ist derzeit noch nicht abschließend zu bewerten.

Literatur zu Kapitel 4.3.2

1. Areskog N-H (1984) Exercise testing in the evaluation of patients with valvular aortic stenosis. Clin Physiol 4: 201-8
2. Aris A, Crexells C, Auge JM, Orol A, Caralps JM (1985) Hemodynamic evaluation of the integral monostrut Björk - Shiley prosthesis in the aortic position. Ann Thorac Surg 40: 234-241
3. Balady GJ, Jacobs AK, Faxon DP, Ryan TJ (1990) Dynamic arm exercise during cardiac catheterization in the assessment of stenotic valvular disease. Clin Cardiol 13: 632-7
4. Bassand JP, Ba SA, Cucellier D, et al (1988) Adaptation of the left ventricular function parameters to dynamic exercise in aortic stenosis. Eur Heart J 9 (suppl E): 87-92
5. Braverman AC, Thomas JD, Lee RT (1991) Doppler Echocardiographic Estimation of Mitral Valve Area During Changing Hemodynamic Conditions. Am J Cardiol 68: 1485-1490
6. Brink van den RBA, Verheul HA, Visser CA, Koelemay MJW, Dunning AJ (1992) Value of Exercise Doppler Echocardiography in Patients with Prosthetic or Bioprosthetic Cardiac Valves. Am J Cardiol 69: 367-372
7. Chaitman Br, Boman R, Lepage G, Tubau JF, David PR, Dyrda I, Grondin CM (1979) Hemodynamic evaluation of the Carpentier Edwards porcine xenograft. Circulation 60: 1170-1183
8. Clyne C, Arrighi J, Cannon RO III (1990) Exercise hemodynamic responses of asymptomatic patients with aortic stenosis (abstr). Circulation 82 (suppl III): 242
9. Clyne C, Arrighi J, Cannon RO III, Bonow RO (1990) Left ventricular performance in asymptomatic patients with aortic stenosis (abstr). Circulation 82 (suppl III): 331
10. Clyne C, Arrighi JA, Maron BJ, Dilsizian V, Bonow RO, Cannon ROIII (1991) Systemic and left ventricular responses to exercise stress in asymptomatic patients with valvular aortic stenosis. Am J Cardiol 68: 1469-76
11. Cordoba M, Almeida P, Goicolea J, Andrade I, Frasle J, Rabago P, Rabago G (1983) Early in vivo hemodynamic evaluation of the mitral Medtronic Hall cardiac valve. J Thorac Cardovasc Surg 31: 85-88
12. Costard-Jäckle, Temmel A, Bruhn W, Kreymann G, Rödiger W, Kalmar P, Greten H (1992) Belastungsechokardiographie nach Mitralklappenersatz: Einfluß von Prothesengröße und -Typ auf transvalvuläre Gradienten. Z Kardiol 81 (suppl I): 188
13. Costard-Jäckle A, Temmel A, Rödiger W, Christiansen W, Kalmar P, Greten H (1993) Belastungs-Dopplerechokardiographie nach prothetischem Aortenklappenersatz. Z Kardiol 82 (Suppl I): 108

14. Cyran SE, James FW, Daniels S, Mays W, Shukla R, Kaplan (1988) Comparison of the cardiac output and stroke volume response to upright exercise in children with valvular and subvalvular aortic stenosis. J Am Coll Cardiol 11: 651-8
15. Ferrini M, Tartulier M, Boutarin J, Ritz B, Delahaye JP, Delaye J, Deyrieux F, Blum J, Corsini G, Mikaeloff P (1985) Controle hemodynamique au repos et a l'effort apres remplacement valvulaire mitral par prothese St. Jude Medical. Arch Mal Coer 78: 111-117
16. Hatle L, Brubakk A, Tromsdal A, Angelsen B (1978) Noninvasive assessment of pressure drop in mitral stenosis by Doppler ultrasound. Br Heart J 40: 131-140
17. Horstkotte D, Haerten K, Körfer R, Spiller P, Budde Th, Bircks W, Loogen F (1983) Hemodynamic findings at rest and during exercise after implantation of different aortic valve prostheses. Z Kardiol 72: 429-437
18. Horstkotte D, Haerten K, Seipel L, Körfer R, Budde T, Bircks W, Loogen F (1983) Central hemodynamics at rest and during exercise after mitral valve replacement with different prostheses. Circulation 68 (suppl II): II-161-II-169
19. Horstkotte D, Haerten K, Herzer JA, Seipel L, Bircks W, Loogen F (1981) Preliminary results in mitral valve replacement with the St. Jude Medical prosthesis: comparison with the Björk - Shiley valve. Circulation 64 (suppl II): II-203-II-210
20. Martin GR, Soifer SJ, Silverman NH, Dae MW, Stanger P (1987) Effects of activity on ascending aortic velocity in children with valvar aortic stenosis. Am J Cardiol 59: 1386-90
21. Martin TW, Slife DM, Moody JM Jr, Murgo JP (1990) Effect of exercise on indices of valve dysfunction in patients with aortic stenosis (abstr). Circulation 82 (suppl III): III-243
22. Nitter-Hauge S, Semb B, Abelnoor M, Hall KV (1983) A 5-year experience with the Medtronic - Hall disc valve prosthesis. Circulation 68 (suppl II): II-169-II-174
23. Oshima M, Yamazoe M, Tamura Y, Matsubara T, Suzuki M, Igarashi Y, Tanabe Y, Yamazaki Y, Koyama S, Yamaguchi T, Mito M, Izumi T, Shibata A, Miida T, Oda H, Toeda T, Higuma N (1992) Immediate Effects of Percutaneous Transvenous Mitral Commissurotomy on Pulmonary Hemodynamics at Rest and During Exercise in Mitral Stenosis. Am J Cardiol 70: 641-644
24. Otto CM, Pearlman AS, Comess KA, Reamer RP, Janko CL, Huntsman LL (1986) Determination of the stenotic aortic valve area in adults using Doppler echocardiography. J Am Coll Cardiol 7: 509-517
25. Reisner SA, Lichtenberg GS, Shapiro JR, Schwarz KQ, Meltzer RS (1989) Exercise Doppler echocardiography in patients with mitral prosthetic valves. Am Heart J 118: 755-760
26. Sagar KB, Wann LS (1990) Evaluation of exercise performance in mitral stenosis using Doppler echocardiography in Teague SM (ed): Stress Doppler Echocardiography. Kluwer Academic Publishers, pp 219-225
27. Tatineni S, Barner HB, Pearson C, Hlb D, Woodruff R, Labovitz AJ (1989) Rest and exercise evaluation of St. Jude Medical and Medtronic Hall prostheses. Circulation 80 (suppl): I-16-I-23
28. Völker W, Jacksch R, Dittmann H, Karsch KR (1990) Wertigkeit der Belastungs-Doppler-Echokardiographie bei Patienten mit Mitralstenose, in Schlepper M und Berwing K (Hrsg): Kontrast-, Doppler-, Farb-Doppler- und transösophageale Echokardiographie. Schattauer Stuttgart New York, S. 125-140

5 Indikationen und Differentialindikationen streßechokardiographischer Routinetechniken

Die Streßechokardiographie ist in ihren verschiedenen Modifikationen eine neue Methode im Spektrum der kardiologischen Funktionsdiagnostik. Ihr Indikationsschwerpunkt umfaßt alle Aspekte einer funktionellen Ischämiediagnostik der koronaren Herzkrankheit. Weitere Indikationen zeichnen sich ab. Sie erfordern meist den Einsatz streßdopplerechokardiographischer Techniken, deren klinischer Stellenwert noch nicht abschließend zu beurteilen ist (Tabelle 5.1). Wir haben sie daher unter dem Kapitel 5.2 als „Perspektiven zu erweiterten Indikationen" zusammengefaßt und können sie im Rahmen dieses Buches nur kurz beleuchten.

Tabelle 5.1. Indikationen zur Streßechokardiographie

Invasive Diagnostik?	Therapeutische Maßnahmen?	Belastbarkeit?
Funktionelle Ischämiediagnostik bei koronarer Herzkrankheit		

● Sreening
● Risikostratifikation nach Herzinfarkt
● Belastungs-EKG
  positiv ohne Beschwerden
          bei arterieller Hypertonie
          unter Digitalis u. a.
          nach PTCA
  negativ mit Beschwerden
          bei Schenkelblock
          bei WPW
          Schrittmacher-EKG
	▶ Lokalisation
	▶ Ausmaß
	▶ Vor PTCA/AC(V)B
	▶ Nach PTCA/AC(V)B
	▶ Periinfarzielle Ischämie
	▶ Insuffiziente Kollateralen nach Koronararterienverschluß ohne Narbe
	▶ „hibernating"/„stunning"/Narbe
		▶ Restischämie nach Ausschöpfen therapeutischer Maßnahmen
		▶ Ischämieschwelle mit/ohne antianginöse Medikation
		▶ Ischämieinduzierte LV-/Klappendysfunktion
		▶ Prognoseabschätzung

Perspektiven zu erweiterten Indikationen (überwiegend Streß-Doppler-Echokardiographie)		
	Arterielle Hypertonie mit/ohne linksventrikuläre Hypertrophie Nach Herztransplantation	Aortenstenose I°-(II°) Aortenklappenersatz Mitralstenose I° + II° Mitralklappenersatz-/-rekonstruktion/-valvuloplastie Hypertroph obstruktive Kardiomyopathie (HOCM)

5.1 Funktionelle Ischämiediagnostik bei koronarer Herzkrankheit

In der Erwachsenenkardiologie spielt die Frage, ob eine koronare Herzkrankheit vorliegt oder nicht, eine zentrale Rolle. Die Abklärung dieser Frage stellt keine leichte Aufgabe dar. Falsch positive und falsch negative Befunde der nichtinvasiven Routinediagnostik kommen sehr häufig vor, wenn subjektive Beschwerden der Patienten, Blutdruck, Herzfrequenz und EKG-Veränderungen als Endpunkte unserer üblichen Herzkreislaufbelastungstests herangezogen werden. Ein weiteres Problem kommt hinzu, wenn aus verschiedenen Gründen keine ausreichend hohe Belastung erreicht werden kann, um ST-Senkungen als objektive Ischämieparameter zu induzieren. Dies ist häufig der Fall bei älteren Patienten, unter Medikation, bei schlechter Ventrikelfunktion oder anderen nichtkardialen Einschränkungen der körperlichen Belastbarkeit. Der Bedarf ist immens, über eine nichtinvasive - und in der heutigen Zeit wichtiger denn je - über eine kostengünstige Methode ohne Strahlenbelastung für Patient und Umwelt zu verfügen, die eine höhere Sensitivität und Spezifität als die bisherigen Belastungstests auch bei eingeschränktem Leistungsvermögen aufweist. In dem vorliegenden Buch möchten wir zeigen, daß die Streßechokardiographie in ihren verschiedenen Modifikationen in der Lage ist, diese Aufgabe zu erfüllen.

5.1.1 Ischämiescreening: Ausschluß, Nachweis, Lokalisation, Ausmaß

Immer dann, wenn eine koronare Herzkrankheit vermutet wird, versuchen wir im Vorfeld der invasiven Abklärung unter Einsatz des gesamten Spektrums der kardiologischen Funktionsdiagnostik, entweder eine myokardiale Ischämie anhand objektiver Ischämiekriterien nachzuweisen oder auszuschließen. Doch was sind objektive Ischämiekriterien ?

Eine Redistribution in der Thallium-SPECT-Untersuchung macht eine inhomogene koronare Perfusion sichtbar, beweist aber nicht notwendigerweise das Vorliegen einer Ischämie in diesem Areal. Diese Methode wird auch dann eine koronare Herzkrankheit nachweisen lassen, wenn Koronarstenosen noch nicht hämodynamisch wirksam sind, also noch keine Ischämiephänomene nach sich ziehen.

> Zielt unsere Fragestellung ganz generell auf den weitgehenden Ausschluß einer koronaren Herzkrankheit (KHK), auch einer hämodynamisch noch nicht relevanten, so ist die nuklearkardiologische Methode, wenn sie überhaupt als Screening-Methode eingesetzt werden soll, eher als die Streßechokardiographie geeignet, diese Frage zu beantworten.
>
> Richtet sich hingegen die klinische Fragestellung auf den Ausschluß oder Nachweis objektiver Ischämiekriterien (16,60), wie das ja bei den üblichen Herzkreislaufbelastungstests und insbesondere beim Belastungs-EKG anhand der ST-Strecken der Fall ist, so stellt dies die ideale Indikation zu den verschiedenen streßechokardiographischen Techniken mit ihren jeweiligen Möglichkeiten dar.

Die *Dipyridamol-Streßechokardiographie* ist, vergleichbar mit der Thallium-SPECT-Untersuchung, in der Lage, koronarielle Perfusionsinhomogenitäten hervorzubringen und sichtbar zu machen, allerdings nur, wenn diese zu Wandbewegungsstörungen führen, die dann beweisend sind für eine myokardiale Ischämie. Werden mit dieser Methode, aber auch mit der *Dobutamin*- oder mit der *dynamischen Streßechokardiographie* Wandbewegungsstörungen aufgedeckt, so weisen diese objektiv und mit hoher Spezifität auf eine segmentale Ischämie hin. Finden sich keine neuen Wandbewegungsstörungen, so gilt eine regionale Ischämie als ausgeschlossen, was nicht gleichzusetzen ist mit dem Ausschluß einer koronaren Herzkrankheit!

> Der fehlende Nachweis einer belastungs- bzw. streßinduzierten segmentalen Wandbewegungsstörung schließt eine regionale myokardiale Ischämie weitgehend aus, nicht jedoch das Vorliegen einer koronaren Herzkrankheit! Im Extremfall können selbst hochgradige Koronarstenosen, ja komplette Koronararterienverschlüsse, dem streßechokardiographischen Nachweis entgehen, wenn sie gut kollateralisiert sind oder auf einem entsprechenden Belastungs- bzw. Streßlevel nicht zu ischämischen Wandbewegungsstörungen führen (15, 16).

Wir müssen uns immer wieder vor Augen führen, daß wir mit der Streßechokardiographie eine koronare Herzkrankheit nicht mit Sicherheit ausschließen können, auch wenn wir einen Ischämienachweis nicht haben erbringen können. Dies sollte gerade bei der Untersuchung von Berufsgruppen mit besonders hohen Sicherheitsanforderungen bedacht werden, bei denen unter Umständen die Kenntnis der gesamten Koronarmorphologie wünschenswert ist oder gar gefordert werden muß.

> Die Streßechokardiographie ist indiziert zum *funktionellen* Nachweis bzw. Ausschluß einer Ischämie, nicht jedoch von koronarmorphologischen Veränderungen. In dieser Indikation ist sie jedoch dem Belastungs-EKG an Sensitivität und Spezifität deutlich überlegen (siehe Kapitel 7.2). Ihre Indikation setzt gerade dann ein, wenn die Ergebnisse des Belastungs-EKG diagnostisch unklar sind.

In vielen Fällen kann es von praktischer Bedeutung sein, das Ausmaß ischämischer Myokardareale abschätzen zu können. Im kardiologischen Alltag kann diese Kenntnis bei schwierigen Entscheidungsprozessen zum Tragen kommen, bei denen wir aufgrund gewisser Begleitumstände wie beispielsweise einem massiven Übergewicht, einem hohen biologischen Alter oder anderweitiger Erkrankungen zögern, invasiv zu untersuchen, oder auch bei ungünstiger Koronarmorphologie interventionell vorzugehen. Gerade in solchen Situationen ist es wünschenswert, nicht nur mehr oder weniger große Areale einer Perfusionsinhomogenität als Entscheidungsgrundlage heranziehen zu müssen, sondern mit der *pharmakologischen* und *dynamischen Streßechokardiographie* über Methoden zu verfügen, die auch bei komplexer Koronarmorphologie erst dann sensitiv und spezifisch werden, wenn ein Myokardsegment ischämisch wird (4, 45, 55, 56).

Für differentialtherapeutische Überlegungen vor und nach PTCA spielt es eine große Rolle, nicht nur das Ausmaß einer Ischämie abschätzen zu können, sondern auch die Lokalisation ischämischer Areale objektivieren zu können. Ersteres ist mit dem Belastungs-EKG kaum, letzteres praktisch gar nicht verläßlich möglich. Ist beispielsweise bei einer koronaren Mehrgefäßerkrankung mit mittel- bis höhergradigen Stenosen mittels Belastungs-EKG ein Ischämienachweis gelungen, so kann häufig nicht entschieden werden, welche der Stenosen hinsichtlich der Ischämiefolgen führt und folglich vordringlich angegangen werden sollte, sofern die Koronarmorphologie nicht die Reihenfolge der interventionellen Maßnahmen diktiert (1, 9, 12, 32, 38, 39, 49, 58, 68). Ähnliche Fragen nach Ausmaß und Lokalisation ischämischer Myokardareale können auch in der meist komplexen Perfusionssituation vor und nach koronarer Bypassoperation aufkommen. Die zu revaskularisierenden Myokardareale, revaskularisierte und nicht revaskularisierte Versorgungsgebiete können lokalisiert und bei Verdacht auf Bypassdysfunktion Ausmaß und Lokalisation des gefährdeten Myokards erkannt werden (15, 16, 60).

Auch das Ausmaß einer periinfarziellen Ischämie kann differentialtherapeutische Konsequenzen nach sich ziehen, wenn beispielsweise eine Bypassversorgung oder Rekanalisation unter anderem davon abhängig gemacht wird, ob das entsprechende Infarktareal noch vital ist (siehe weiter unten) bzw. wie ausgedehnt die periinfarzielle Ischämie einzuschätzen ist (12). Die *Dobutamin-Streßechokardiographie* ist aufgrund ihres Wirkmechanismus mit vorrangiger Steigerung der Inotropie und damit Kontraktilität besonders zur Beantwortung dieser Fragen geeignet (48, 53). Aber auch die dynamische Technik ist dazu in der Lage.

Es soll aber nicht verschwiegen werden, daß die Beantwortung dieser Fragen bei komplexer Koronarsituation ähnliche Probleme wie bei der szintigraphischen Abklärung aufwerfen kann, insbesondere dann, wenn die Perfusionsverhältnisse zu einer diffusen und nicht mehr segmental zuzuordnenden Ischämie und Wandbewegungsstörung führen (siehe auch Kapitel 7.4).

> Alle streßechokardiographischen Techniken sind indiziert und geeignet, Ausmaß und Lokalisation ischämischer Myokardsegmente nachzuweisen. Dies gilt in besonderem Maße vor und nach PTCA und etwas eingeschränkt nach AC(V)B-Operation. Die Dobutamin-Streßechokardiographie ist vorrangig geeignet, das Ausmaß einer periinfarziellen Ischämie sichtbar zu machen und von avitalen Segmenten abzugrenzen.

5.1.2 Kollateralisation: „hibernation", „stunning", Narbe

Eine regelrechte Myokardkinetik ist von einer ausreichenden epikardialen Blutzufuhr und einem adäquaten epikardial-subendokardialen transmuralen Blutfluß abhängig. Kommt es zum akuten und bleibenden Verschluß einer der großen Kranzarterien, wird das Myokardgewebe im zugehörigen Versorgungsgebiet nekrotisch. Das Resultat ist eine *komplette transmurale Narbe*.

> Vornehmlich die *Dobutamin-Streßechokardiographie*, aber auch alle anderen Techniken, sind geeignet, avitale, in ihrer Kontraktilität und damit Wandkinetik nicht steigerbare Myokardsegmente zu identifizieren und von noch stimulierbarem *vitalen Myokard* abzugrenzen (18, 19-21, 46, 51, 53, 66).

Pathophysiologisch kann einer mehr oder weniger eingeschränkten Myokardkinetik eine schon unter Ruhebedingungen chronisch verminderte Perfusion zugrunde liegen. Wir sprechen dann von sogenanntem „hibernating myocardium" oder von „hibernation". Eine Kontraktionsstörung vitalen Myokards kann aber auch auf einer postischämischen metabolisch-strukturellen Schädigung beruhen, die über die Zeit der Ischämie hinaus andauert und die wir als „stunning myocardium" bezeichnen. Zwischen beiden Funktionszuständen bestehen fließende Übergänge.

Die genannten Definitionen beziehen sich auf eine Betrachtung unter Ruhebedingungen. „Hibernation" beruht danach auf einer schon in Ruhe so weitgehend eingeschränkten Perfusion, daß ein Zustand deutlich reduzierter Myokardkinetik bis hin zur Akinesie in der Ruheechokardiographie zu erkennen ist. Kommt es belastungsinduziert oder pharmakologisch stimuliert zur Zunahme der Kontraktilität, ist das betreffende Myokardsegment als noch vital identifiziert. Eine Verschlechterung der Myokardkinetik unter weiter ansteigender Belastung oder streßbedingter Zunahme des Sauerstoffbedarfs kann dann auf eine vorgeschaltete kritische Stenose hinweisen, und die Ruhekontraktionsstörung tatsächlich als chronisch hypoperfundiert und damit als „hibernation" identifizieren. Die therapeutische Konsequenz wäre dann die Revaskularisation dieses Versorgungsgebietes. Bleibt unter Stimulation die verbesserte Wandkinetik erhalten, kann dem Ausgangszustand aber auch ein postischämisch strukturell geschädigtes Myokard und damit ein sogenanntes „stunning" zugrunde liegen. Eine kritische Stenose ist einem solchen Gebiet nicht oder nicht mehr vorgeschaltet, revaskularisierende Maßnahmen sind nicht indiziert. Ob es tatsächlich auch im Alltag gelingt, diese beiden Funktionszustände „hibernating und stunning myocardium" zu differenzieren, ist noch in wissenschaftlicher Diskussion.

Chronische Hypoperfusion bedeutet aber nicht notwendigerweise chronische myokardiale Dysfunktion und Wandbewegungsstörung. Komplette oder funktionelle Koronararterienverschlüsse sind bekanntermaßen nicht immer mit einem avitalen Narbenareal im betroffenen Versorgungsgebiet assoziiert. Ob ein solches fatales Ereignis eintritt, hängt nicht zuletzt von der *Kollateralisation* ab.

Üblicherweise beurteilen wir das Ausmaß der Kollateralzirkulation angiographisch. Eine semiquantitative Einteilung reicht von nicht sichtbaren Kollateralgefäßen über dünnkalibrige bis hin zu ausgeprägten Kollateralen mit guter retrograder Darstellung des poststenotischen Gefäßes. Gut belegt ist der Wert der Kollateralisation in der Aufrechterhaltung der Ruheperfusion und Ruhefunktion in der Myokardprotektion beim akuten Koronargefäßverschluß. Es scheint ihr aber keine große Bedeutung für die Belastungshämodynamik bzw. Belastungsischämie zuzukommen (10, 69). In kollateralisierten nicht infarzierten Myokardarealen mit vorgeschaltetem funktionellen Koronararterienverschluß unterscheidet sich nämlich in der Regel der Ruheflow in kontraktionsgestörten und nicht kontraktionsgestörten Arealen nicht. Diese kontraktionsgestörten Areale erfüllen also strenggenommen nicht die Definition von „hibernation", die ja ein gestörtes Kontraktionsverhalten in Ruhe auf dem Boden einer Hypoperfusion im Vergleich zu normal kontrahierenden Wandabschnitten voraussetzt. Kontraktionsgestörte Areale unterscheiden sich von normokontraktilen Segmenten lediglich in ihrem positronenemissionstomographisch feststellbaren Substratmetabolismus. Ihre Koronarreserve ist jedoch deutlich eingeschränkt, so daß wiederholte Belastungen zu repetitiven Ischämien führen und schließlich auch strukturelle Schäden im Sinne des „stunning" setzen können. Diese Befunde machen fließende Übergänge zwischen diesen Funktionszuständen wahrscheinlich und plausibel (69).

> Das Ausmaß der funktionellen Kollateralzirkulation, nicht unbedingt der angiographisch sichtbaren, und Funktionszustände des Myokard mit gestörter Wandkinetik wie „hibernation" und „stunning" scheinen pathophysiologisch in enger Beziehung zu stehen. Die Indikation zu ihrer Differenzierung mit streßechokardiographischen Techniken ist noch in wissenschaftlicher Diskussion. Bei Koronararterienverschlüssen ohne Narbe in ihrem Versorgungsgebiet ergeben sich aber klinisch relevante Indikationen zur Differentialdiagnostik einer in Ruhe normalen, unter Belastung jedoch *funktionell* suffizienten oder insuffizienten Kollateralzirkulation. Letztere führt bei noch regelrechter Myokardkinetik in Ruhe zu klassischen belastungs- bzw. streßinduzierten Wandbewegungsstörungen und damit zum objektiven Ischämienachweis im kollateralenabhängigen Segment.

Häufig beobachten wir im Ursprungsgebiet der Kollateralen ein sogenanntes SERP-Phänomen (siehe Kapitel 4.2.3.1), das wir als Ausdruck einer geringgradigen Ischämie infolge von Stealmechanismen interpretieren. Eine größere Studie zu diesem Phänomen steht kurz vor ihrem Abschluß.

Zur Beantwortung dieser Fragestellung ist unter der Voraussetzung einer bekannten Koronarmorphologie vorrangig die *dynamische Streßechokardiographie* indiziert und geeignet, da nur sie den Bezug zu alltagsnahen Belastungen herstellen läßt (siehe weiter unten).

5.1.3 Ischämieinduzierte LV- und Klappendysfunktion

Belastungsinduzierte Verschlechterungen zweidimensionaler Volumenparameter können auf einem diffus ischämischen Myokard beruhen. Häufig, aber nicht immer segmental erkennbar, gehen ihnen regionale Wandbewegungsstörungen voraus. Sie können zu einem Abfall streßdopplerechokardiographisch meßbarer systolischer hämodynamischer Parameter führen. Im Vorfeld einer pathologischen Ejektionsdynamik und einer globalen Störung der Myokardkinetik sind oft charakteristische Veränderungen der diastolischen Flußdynamik erfaßbar. Sie sind zwar ischämietypisch, unterliegen aber vielfältigen Einflußfaktoren.

Ischämiebedingte Klappendysfunktionen sind vor allem an der Mitralklappe bekannt, können als Mitralinsuffizienz in Erscheinung treten und unter Belastung zunehmen. Sie sind dann weniger Ausdruck einer ischämischen Papillarmuskeldysfunktion, sondern eher Folge einer globalen ischämischen LV-Dysfunktion.

> Streß(-Doppler-)echokardiographische Parameter einer global gestörten systolischen Ejektionsdynamik und Myokardkinetik sowie eine belastungsinduzierte ischämische Mitralinsuffizienz sind späte Ischämiezeichen, Veränderungen der diastolischen Flußdynamik zu unspezifisch. Indikation und Stellenwert dieser Parameter im Rahmen der Ischämiediagnostik bei koronarer Herzkrankheit sind noch nicht abschließend zu bewerten.

5.1.4 Ischämieschwelle und ischämiefreie Belastbarkeit

Die Domäne streßechokardiographischer Methoden ist der funktionelle Ischämienachweis. Insbesondere mit der *dynamischen Technik* gelingt es, den Beginn objektiver Ischämieparameter während der ansteigenden Fahrradergometrie zu erkennen. Die mit dem Ischämiebeginn assoziierte Belastungsstufe in W oder W / kg und Herzfrequenz kann zumindest auf die körperlichen Anforderungen in Beruf, Freizeit und Sport übertragen werden. Die Verschiebung der Ischämieschwelle nach oben kann unter der antianginösen Medikation dokumentiert und die Medikation auf rationaler Basis optimiert werden.

Voraussetzung ist, daß die Ischämie die Hauptdeterminante der Belastbarkeit darstellt und Arrhythmien, eine eingeschränkte LV-Funktion, eine Klappendysfunktion oder auch eine inadäquate Blutdruckregulation nicht im Vordergrund der individuellen Problematik des Patienten stehen (siehe auch Kapitel 8.3).

Auch mit den pharmakologischen Methoden wurde versucht, die Ischämieschwelle zu bestimmen (11, 33, 50). Sie gestatten zwar, den Schweregrad einer provozierten Ischämie abzuschätzen, nicht aber den Ischämiebeginn einer Belastungsstufe zuzuordnen, die dem individuellen Anforderungsprofil eines Patienten gerecht wird.

> Ideale Indikation für die dynamische Streßechokardiographie ist die Objektivierung der Ischämieschwelle und damit der ischämiefreien Belastbarkeit. Sie kann mit und ohne Medikation bestimmt werden und ist geeignet zur Steuerung von Trainingsprogrammen in der stationären Bewegungstherapie und in ambulanten Herzgruppen und zur umfassenden sozialmedizinischen Beurteilung der Belastbarkeit in Beruf, Freizeit und Sport, vor allem bei diagnostisch unklarem Belastungs-EKG.

5.1.5 Risikostratifikation und Beurteilung der Prognose

Eines der Hauptziele kardiologischer Funktionsdiagnostik stellt die Risikostratifikation von Patienten mit kardialen Symptomen oder positivem Belastungs-EKG dar. Die Ergebnisse derartiger Untersuchungen haben zwangsläufig auch prognostische Bedeutung. Der Wert streßechokardiographischer Methoden zur Planung des weiteren therapeutischen Vorgehens und zur Beurteilung der Prognose ist gut belegt (2, 3, 5-7, 14, 39-41, 47, 48, 52, 57, 61, 62, 64, 65, 68). Dies gilt sowohl für die dynamische Belastungsechokardiographie (13, 62) als auch für die Dobutamin-Streßechokardiographie (48, 61) und die Dipyridamol-Technik (52).

Streßechokardiographisch gelingt es, Patienten mit niederem von solchen mit einem hohen Risiko und schlechter Prognose zu differenzieren. Patienten in der Postinfarktphase mit einem belastungs- bzw. streßinduzierten Anstieg des Wandbewegungsscore, das heißt einer Zunahme ischämischer Wandbewegungsstörungen, haben mit einem beträchtlichen Risiko kardialer Ereignisse zu rechnen.

Andererseits können wir bei Patienten mit typischer oder auch atypischer Angina pectoris-Symptomatik und pathologischem Belastungs-EKG von einer exzellenten Prognose ausgehen, wenn die Streßechokardiographie einen unauffälligen Befund ergibt (22, 24, 25).

> Alle streßechokardiographischen Verfahren sind zur Risikostratifikation und Beurteilung der Prognose geeignet und dem Belastungs-EKG in dieser Hinsicht deutlich überlegen.

5.2 Perspektiven zu erweiterten Indikationen

Die im folgenden angesprochenen Indikationen sind mehr als Anregungen denn als gesicherte Einsatzgebiete für zukünftige streßechokardiographische Untersuchungen zu verstehen. Sie spiegeln einen Teil des erweiterten Indikationsspektrums wieder, das sich in der rasant entwickelnden streßdopplerechokardiographischen Literatur ständig ausweitet, dessen klinischer Stellenwert aber nur ansatzweise aufgezeigt und keinesfalls derzeit abschließend bewertet werden kann.

Hypertonie und hypertensive Herzkrankheit

Mit den neuen streßdopplerechokardiographischen Techniken bieten sich interessante Perspektiven, unter alltagsnahen Bedingungen die Veränderungen der regionalen Myokardkinetik und der intrakardialen systolischen und vor allem diastolischen Flußdynamik bei Patienten mit Hypertonie mit und ohne linksventrikuläre Hypertrophie zu untersuchen.

Aus Perfusionsstudien mit der Positronenemissionstomographie (PET) ist bekannt, daß bei Patienten mit pathologischer Linksherzhypertrophie eine teils diffuse, teils die lateralen Wandabschnitte betreffende inhomogene Thallium-Aktivitätsverteilung beobachtet werden kann, deren pathogenetischer Mechanismus nicht eindeutig geklärt ist (17). Erste Berichte von Sportlern mit Übergängen zwischen physiologischer und pathologischer linksventrikulärer Hypertrophie in Abhängigkeit von der jeweiligen Sportart beschreiben in Einzelfällen regionale Wandbewegungsstörungen während und nach einer Fahrradergometerbelastung. Systematische streßechokardiographische Studien an Sportlern wie Hypertonikern stehen aber noch aus.

Die meisten bisher vorliegenden Untersuchungen erfolgten mit der Streß-Doppler-Technik, um einerseits frühe Veränderungen in der isovolumischen Relaxationsphase und andererseits die diastolische Flußdynamik bei Hypertonikern ohne und mit unterschiedlichen Graden einer linksventrikulären Hypertrophie zu erfassen (26, 67). Aber auch dynamische systolische Ausflußbahnobstruktionen trotz normalem Ruheflußmuster sind bei Patienten mit sekundärer Linksherzhypertrophie beschrieben worden (23). Diese Befunde könnten Einfluß auf die Differentialtherapie beispielsweise mit Vor- und Nachlastsenkern haben.

> Der Stellenwert der neuen Techniken zur funktionellen Diagnostik und differentialtherapeutischen Strategie bei arterieller Hypertonie ist noch nicht abzuschätzen.

Hypertroph obstruktive Kardiomyopathie (HOCM)

Patienten mit hypertroph obstruktiver Kardiomyopathie zeigen häufig schon in Ruhe, teilweise aber erst unter Provokationsmanövern (Auslösen von ventrikulären Extrasystolen, Einsatz von Sympathomimetika oder die Vor- und Nachlast senkenden Pharmaka, Valsalva-Manöver) einen systolischen Druckgradienten über dem linksventrikulären Ausflußtrakt. Das Verhalten des linksventrikulären Ausflußbahngradienten unter körperlichen Belastungen bzw. Streßbedingungen ist bisher nur vereinzelt untersucht worden (28, 30, 37, 42-44). Die farbkodiert gesteuerte cw-Technik bietet ideale Möglichkeiten, diese Gradienten unter alltagsnahen Belastungsformen wie der aktiv-isometrischen und vor allem der aktiv-dynamischen Streß(-Doppler-)echokardiographie nichtinvasiv zu untersuchen (63) und die Auswirkungen therapeutischer Interventionen zu erfassen. Mit Hilfe der gepulsten Dopplertechnik kann auch das Verhalten der diastolischen Flußdynamik untersucht werden.

Der belastungsdopplerechokardiographisch ansteigende systolische Gradient im linksventrikulären Ausflußtrakt scheint vorwiegend auf einer systolischen Flußzunahme und weniger auf einer Widerstandserhöhung im Ausflußtrakt selbst zu beruhen (43, 44, 63).

> Die Höhe des Gradientenanstiegs unter dynamischer Belastung ist aus den Ruhegradienten nicht vorherzusagen. Der Gradient steigt unmittelbar nach Abbruch einer Belastung in einem geringen Ausmaß weiter an (30, 63). Er fällt im Sitzen höher aus als bei einer Untersuchung in liegender Position. Die klinische Wertigkeit der belastungsdopplerechokardiographisch ermittelten systolischen Gradienten und diastolischen Flußdynamik für therapeutische Konsequenzen, eine sozialmedizinische Beratung oder Prognoseabschätzung ist derzeit noch nicht zu beurteilen.

Herzklappenerkrankungen

Die Untersuchung von Patienten mit Herzklappenerkrankungen gehört zu den erweiterten Indikationen und betrifft vornehmlich die *Belastungs(-Doppler-)echokardiographie*. Unter der Voraussetzung einer weitgehend normalen LV-Funktion kann bei Patienten mit *Aorten-* und *Mitralklappenstenose leichten bis mittleren Schweregrades, nach prothetischem Aortenklappenersatz, nach Mitralvalvuloplastie, operativer Mitralklappensprengung, Mitralklappenrekonstruktion und Mitralklappenersatzoperation* der transvalvuläre bzw. transprothetische mittlere Klappengradient unter Belastung ermittelt werden. Es ist zu erwarten, daß aus der Gradientendynamik unmittelbare (bewegungs)therapeutische *Konsequenzen* abzuleiten sind, möglicherweise aber auch differentialdiagnostisch wegweisende oder klinische Entscheidungsprozesse beeinflussende Erkenntnisse zu gewinnen sind. Im kardiologisch-kardiochirurgischen Alltag sind zahlreiche derartige Indikationen denkbar: Beratung von Patienten mit prothetischem Klappenersatz kleiner Ringgrößen in Aorten- und Mitralposition oder auch Klappenvitien mit führender Stenosekomponente hinsichtlich ihrer beruflichen Situation und Freizeitaktivitäten, Abklärung von Diskrepanzen zwischen unerklärlichen, inadäquaten subjektiven Beschwerden (Klappendysfunktion, ungestentete Bioprothesen in Aortenposition), Entscheidungshilfe zur Operationsindikation (siehe auch Kapitel 4.3.2, 8.1.2 und 8.3).

> Native und interventionell-operativ behandelte Herzklappenerkrankungen bieten interessante Perspektiven erweiterter Indikationen zur dynamischen belastungsdopplerechokardiographischen Untersuchung. Ihr klinischer Stellenwert ist potentiell immens, aber noch nicht abschließend zu bewerten.

Sonstige Indikationen

In diesem praktischen Leitfaden können nicht alle denkbaren Indikationen für den differentialdiagnostischen Einsatz der verschiedenen Streßechokardiographietechniken Erwähnung finden. Beispielhaft seien die folgenden genannt: peri- und postoperative Nachsorge nach Herztransplantation zur Abstoßungsdiagnostik (siehe auch Kapitel 8.1.2), Differenzierung verschiedener Schweregrade myokardialer Insuffizienz und Dokumentation medikamentöser Therapieeffekte (siehe auch Kapitel 4.3.1), Schweregradbeurteilung bei chronischem Cor pulmonale, einige spezifische Fragestellungen zur Belastbarkeit in der Kinderkardiologie und vieles andere mehr.

> Bereits heute läßt sich feststellen, daß die Streßechokardiographie in ihren verschiedenen Modifikationen bei einer Fülle denkbarer Indikationen pathophysiologisch begründet eingesetzt werden kann. Viele dieser Indikationen, vor allem zur Belastungs(-Doppler-)echokardiographie, bedürfen aber teilweise noch der wissenschaftlichen Bestätigung. Simultan durchgeführte invasive Vergleichsuntersuchungen sind bei einzelnen Indikationen wünschenswert und notwendig. Gesicherte Hauptindikation für alle streßechokardiographischen Routinetechniken stellt vorerst die funktionelle Ischämiediagnostik bei der Abklärung unterschiedlichster Aspekte der koronaren Herzkrankheit dar.

Literatur zu Kapitel 5

1. Aboul-Enein H, Bengtson JR, Adams DB, Mostafa MA, Ibrahim MM, Hifny AA, Sheikh KH (1991) Effect of the degree of effort on exercise echocardiography for the detection of restenosis after coronary artery angioplasty. Am Heart J 122: 430-437
2. Amanullah AM, Lindvall K, Bevegard S (1993) Prognostic significance of exercise thallium-201 myocardial perfusion imaging compared to stress echocardiography and clinical variables in patients with unstable angina who respond to medical treatment. Int J Cardiol 39: 71-78
3. Applegate RJ, Dell'Italia LJ, Crawford MH (1987) Usefulness of Two-Dimensional Echocardiography During Low-Level Exercise Testing Early After Uncomplicated Acute Myocardial Infarction. Am J Cardiol 60: 10-14
4. Armstrong WF, O'Donnell J, Ryan T, Feigenbaum H (1987) Effect of Prior Myocardial Infarction and Extent and Location of Coronary Disease on Accuracy of Exercise Echocardiography. J Am Coll Cardiol 10: 531-538
5. Bolognese L, Aralda D, Sarasso G, Bongo S, Piccinino C, Rossi L, Rossi P (1990) Silent Vs Symptomatic Dipyridamole Induced Ischemia After Myocardial Infarction: Prognostic Significance. Circulation 82 (suppl III): 75

6. Bolognese L, Sarasso G, Aralda D, Bongo S, Piccinino C, Rossi L, Rossi P (1989) High Dose Dipyridamole Echocardiography Early After Uncomplicated Acute Myocardial Infarction: Correlation with Exercise Testing and Coronary Angiography. JACC 14: 357-363
7. Bolognese L, Piccinino C, Sarasso G, Aralda D, Rossi L, Bongo S, Prando M, Dellavesa P, Rossi P (1990) Risk Stratification of Patients with First Uncomplicated Non-Q Wave Infarction by Means of High Dose Dipyridamole Echocardiography. Circulation 82 (suppl III): 193
8. Bonow RO, Dilsizian V, Cuocolo A, Bacharach SL (1991) Identification of Viable Myocardium in Patients With Chronic Coronary Artery Disease and Left Ventricular Dysfunction. Comparison of Thallium Scintigraphy With Reinjection and PET Imaging With 18F-Fluorodeoxyglucose. Circulation 83: 26-37
9. Broderick T, Sawada S, Armstrong WF, Ryan T, Dillon JC, Bourdillon PDV, Feigenbaum H (1990) Improvement in Rest and Exercise-Induced Wall Motion Abnormalities After Coronary Angioplasty: An Exercise Echocardiographic Study. JACC 15: 591-599
10. Buxton DB (1993) Dysfunction in Collateral-Dependent Myocardium. Circulation 87: 1756-1758
11. Colles P, Juneau M, Gregoire J, Larivee L, Desideri A, Waters D (1993) Effect of Standardized Meal on the Threshold of Exercise-Induced Myocardial Ischemia in Patients With Stable Angina. JACC 21: 1052-1057
12. Coma-Canella I, Daza NS, Orbe LC (1992) Detection of restenosis with dobutamine stress test after coronary angioplasty. Am Heart Journal 124: 1196-1204
13. Corday S, Martin S, Areeda J, Hajduczki I (1990) Prognostic Value of Treadmill Echocardiography in Patients with Chest Pain and Positive Stress ECG. Circulation 84 (suppl III): 247
14. Crawford MH (1991) Risk Stratification After Myocardial Infarction With Exercise and Doppler Echocardiography. Circulation 84 (suppl I): 163
15. Crouse LJ, Harbrecht JJ, Vacek JL, Rosamond TL, Kramer PH (1991) Exercise Echocardiography as a Screening Test for Coronary Artery Disease and Correlation with Coronary Arteriography. Am J Cardiol 67: 1213
16. Crouse LJ, Vacek JL, Beauchamp GD, Porter CB, Rosamond TL, Kramer P H (1992) Exercise Echocardiography After Coronary Artery Bypass Grafting. Am J Cardiol 70: 572-576
17. DePuey EG, Guertler-Krawczynska E, Perkins JV, Robbins WL, Whelchel JD, Clements SD (1988) Alterations in Myocardial Thallium-201 Distribution in Patients with Chronic Systemic Hypertension Undergoing Single-Photon Emission Computed Tomography. Am J Cardiol 62: 234-238
18. Deutsch HJ, Voth E, Baer FM, Theissen P, Sechtem U, Schicha H, Hilger HH (1993) Low-dose Dobutamin-TEE zur myokardialen Vitalitätsdiagnostik im Vergleich zur FDG-Positronen-Emissions-Tomographie (PET) (Poster). Herbsttagung der Deutschen Gesellschaft für Herz- und Kreislaufforschung, Aachen, Abstract in press
19. Dilsizian V, Bonow RO (1993) Current Diagnostic Techniques of Assessing Myocardial Viability in Patients With Hibernating and Stunned Myocardium. Circulation 87: 1-20
20. Dilsizian V, Perrone-Filardi P, Arrighi JA, Bacharach SL, Quyyumi AA, Freedman NMT, Bonow RO (1993) Concordance and Discordance Between Stress-Redistribution-Reinjection and Rest-Redistribution Thallium Imaging for Assessing Viable Myocardium. Circulation 88: 941-952
21. Dilsizian V, Rocco TP, Freedman NMT, Leon MB, Bonow RO (1990) Enhanced Detection Of Ischemic But Viable Myocardium By The Reinjection Of Thallium After Stress-Redistribution Imaging. N Engl J Med 323: 141-146
22. Douglas PS, O'Toole ML, Woolard J (1990) Regional wall motion abnormalities after prolonged exercise in the normal left ventricle. Circulation 82: 2108-2114
23. Faber L, Klempt HW, Dumitriu M (1991) Provokation einer dynamischen Obstruktion des linksventrikulären Ausflußtrakts bei sekundärer Myokardhypertrophie. Dtsch med Wschr 116: 1417-1423
24. Fisman EZ, Drory Y, Pines A, Ben-Ari E (1991) Exercise-Induced Left Ventricular Wall Motion Abnormalities in Athletes. Circulation 82: 1094
25. Fisman EZ, Frank AG, Ben-Ari E, Kessler G, Pines A, Drory Y, Kellermann JJ (1990) Altered left ventricular volume and ejection fraction responses to supine dynamic exercise in athletes. JACC 15: 582-588
26. Galanti G, Comeglio M, Vinci M, Cappelli B, Vono MC, Bamoshmoosh M (1993) Echocardiographic Doppler Evaluation of Left Ventricular Diastolic Function in Athletes Hypertrophied Hearts. Angiology 44: 341-346
27. Gould KL (1993) Myocardial Viability. What Does It Mean and How Do We Measure It? Circulation 83: 333-335
28. Grbic H, Sigwart U, Rivier JL, Payot M, Jarger M (1983) Effet d'un effort dynamique sur l'hemodynamique du ventricule gauche lors d'une cardiomyopathie obstructive. Schweiz Med Wochenchr 110: 1292-1696
29. Hamm CW, Weber PW, Reimers J, Markworth P, Hinrichs A (1992) Biphasic Recovery of Left Ventricular Dysfunction in Hibernating Myocardium. Circulation 86 (suppl I): I-190
30. Harrison DC, Braunwald E, Glick G, Mason DT, Chidsey DA, Ross J Jr (1964) Effects of beta adrenergic blockade on the circulation, with particular reference to observations in patients with hypertrophic subaortic stenosis. Circulation 29: 84-98

31. Haubold-Reuter, Haldemann R, Amann F, Turina J, Reist W, Leenders K, von Schulthess GK (1992) Die Positronenemissionstomographie (PET) zur Beurteilung des metabolischen Zustands des Herzmuskels. Schweiz med Wschr 1/2: 14
32. Hecht HS, DeBord L, Shaw R, Dunlap R, Ryan C, Stertzer SH, Myler RK (1993) Usefulness of Supine Bicycle Stress Echocardiography for Detection of Restenosis After Percutaneous Transluminal Coronary Angioplasty. Am J Cardiol 71: 293-296
33. Heller GV, McFarland Barbour M, Dweik RB, Corning JJ, McClellan JR, Garber CE (1993) Effects of Intravenous Theophylline on Exercise-Induced Myocardial Ischemia. I. Impact on the Ischemic Threshold. JACC 21: 1075-1079
34. Herregods M-C, Vandeplas A, Van de Werf F, De Geest H (1992) Comparison of predischarge dipyridamole echocardiography with exercise electrocardiography for the prediction of multivessel coronary artery disease after uncomplicated acute myocardial infarction. Coronary Artery Disease 3: 617-621
35. Jaarsma W, Visser CA, Funke Kupper AJ, Res JCJ, van Eenige MJ, Roos JP (1986) Usefulness of Two-Dimensional Exercise Echocardiography Shortly After Myocardial Infarction. Am J Cardiol 57: 86-90
36. Kirsch CM, Erdmann E (1993) Hibernating myocardium-Diagnostik mit 99mTc-MIBI. Herz/Kreislauf 25: 188-189
37. Klues HG, Leuner C, Kuhn H (1992) Left ventricular outflow tract obstruction in patients with hypertrophic cardiomyopathy: no increase of the pressure gradient during exercise. JACC, in press
38. Kramer P A, Beauchamp GD, Vacek L, Rowland J, Crouse LJ (1990) Exercise Echocardiography Predicts Restenosis After Coronary Angioplasty. Circulation 82 (suppl III): 192
39. Labovitz AJ, Lewen M, Kern MJ, Vandormael M, Mrosek DG, Byers SL, Pearson AC, Chaitman BR (1989) The effects of successful PTCA on left ventricular function: Assessment by exercise echocardiography. Am Heart J 117: 1003-1008
40. Lane RT, Sawada SG, Ryan T, Armstrong WF, Feigenbaum H (1991) Dobutamine stress echocardiography as a predictor of perioperative cardiac events. Am J Cardiol 68: 976-977
41. Lane RT, Sawada SG, Segar DS, Ryan T, Lalka SG, Williams R, Brown SE, Armstrong WF, Feigenbaum H (1991) Dobutamine Stress Echocardiography for Assessment of Cardiac Risk Before Noncardiac Surgery. Am J Cardiol 68: 976-977
42. Lösse B, Kuhn H, Loogen F, Schulte HD (1983) Exercise performance in hypertrophic cardiomyopathy. Eur Heart J 4 (suppl F): 197-208
43. Maron BJ, Epstein SE (1986) Clinical significance and therapeutic implications of the left ventricular outflow tract pressure gradient in hypertrophic cardiomyopathy. Am J Cardiol 58: 1093-1096
44. Maron BJ, Spirito P, Green KJ, Wesley Y, Bonow R, Arce J (1987) Noninvasive assessment of left ventricular diastolic function by pulsed Doppler echocardiography in patients with hypertrophic cardiomyopathy. JACC 10: 33-42
45. Marwick T, Salcedo E, Stewart WJ, Go R, Saha G, MacIntyre WJ (1990) Diagnosis of Ischemia and Infarction by Exercise Echocardiography and RB-82 PET. Circulation 82 (suppl III): 192
46. Marzullo P, Parodi O, Reisenhofer B, Sambuceti G, Picano E, Distante A, Gimelli A, L'Abbate A (1993) Value of Rest Thallium-201/Technetium-99m Sestamibi Scans and Dobutamine Echocardiography for Detecting Myocardial Viability. Am J Cardiol 71: 166-172
47. Massa D, Pirelli S, Gara E, Faletra F, Alberti A, Piccalo G, Corrada E, Mafrici A, Formentini A, Campolo L (1989) Exercise testing and dipyridamole echocardiography test before and 48 h after successful coronary angioplasty: prognostic implications. European Heart J 10 (suppl G): 13-17
48. Mazeika PK, Nadazdin A, Oakley CM (1993) Prognostic Value of Dobutamine Echocardiography in Patients with High Pretest Likelihood of Coronary Artery Disease. Am J Cardiol 71: 33-39
49. McNeill AJ, Fioretti PM, El-Said EM, Salustri A, de Feyter PJ, Roelandt JRTC (1992) Dobutamine Stress Echocardiography Before and After Coronary Angioplasty. Am J Cardiol 69: 740-745
50. Picano E, Lattanzi F, Masini M, Distante A, L'Abbate A (1987) Different Degrees of Ischemic Threshold Stratified by the Dipyridamole-Echocardiography Test. Am J Cardiol 59: 71-73
51. Picano E, Marzullo P, Gigli G, Reisenhofer B, Parodi O, Distante A, L'Abbate A (1992) Identification of Viable Myocardium by Dipyridamole-Induced Improvement in Regional Left Ventricular Function Assessed by Echocardiography in Myocardial Infarction and Comparison with Thallium Scintigraphy at Rest. Am J Cardiol 70: 703-710
52. Picano E, Severi S, Michelassi C, Lattanzi F, Masini M, Orsini E, Distante A, L'Abbate A (1989) Prognostic Importance of Dipyridamole-Echocardiography Test in Coronary Artery Disease. Circulation 80: 450-457
53. Pierard LA, De Landsheere CM, Berthe C, Rigo P, Kulbertus HE (1990) Identification of Viable Myocardium by Echocardiography During Dobutamine Infusion in Patients With Myocardial Infarction After Thrombolytic Therapy: Comparison With Positron Emission Tomography. JACC 15: 1021-1031
54. Poldermans D, Fioretti PM, Forster T, Thomson IR, Boersma E, El-Said EM, du Bois NAJJ, Roelandt JRTC, van Urk H (1993) Dobutamine Stress Echocardiography for Assessment of Perioperative Cardiac Risk in Patients Undergoing Major Vascular Surgery. Circulation 87: 1506-1512

55. Pozzoli MA, Fioretti PM, Salustri A, Reijs AEM, Roelandt JRT C(1991) Exercise Echocardiography and Technetium-99m MIBI Single-Photon Emission Computed Tomography in the Detection of Coronary Artery Disease. Am J Cardiol 67: 350-355
56. Pozzoli M, Salustri A, Sutherland GR, Tuccillo B, Tijssen JGP, Roelandt JRTC, Fioretti PM, Bakker W, Reijs A, Vletter W (1991) The comparative value of exercise echocardiography and 99m Tc MIBI single photon emission computed tomography in the diagnosis and localization of myocardial ischemia. European Heart J 12: 1293-1299
57. Rodrigues DM, Ginzton LE, Conant R, Laks MM (1988) Post-Myocardial Infarction Exercise Echocardiography - A Prognostic Indicator (Abstract). Circulation 78 (suppl II): 274
58. Rowland J, Rdzanek S, Beauchamp GD, Kramer PH, Crouse LJ (1990) Exercise echocardiography correctly predicts restenosis in patients undergoing emergent PTCA for non-Q-wave myocardial infarction. JACC 15: 52A
59. Sasson Z, Yock P, Hatle L, Alderman EL, Popp RL (1988) Doppler echocardiographic determination of the pressure gradient in hypertrophic cardiomyopathy. JACC 11: 752-756
60. Sawada S G, Judson W E, Ryan T, Armstrong W F, Feigenbaum H (1989) Upright Bicycle Exercise Echocardiography After Coronary Artery Bypass Grafting. Am J Cardiol 64: 1123-1129
61. Sawada S G, Segar D S, Ryan T, Williams R, Dohan A, Radtke N, Smart S C, Feigenbaum H (1990) Dobutamine Stress Echocardiography: Assessment of Prognosis after Myocardial Infarction. Circulation 84 (suppl III): 75
62. Sawada SG, Ryan T, Conley MJ, Corya BC, Feigenbaum H, Armstrong WF (1990) Prognostic Value of a normal exercise echocardiogram. Am Heart J 120: 49-55
63. Schwammenthal E, Schwartzkopff B, Block M, Johns J, Lösse B, Engberding R, Borggrefe M, Breithardt G (1992) Doppler Echocardiographic Assessment of the Pressure Gradient During Bicycle Ergometry in Hypertrophic Cardiomyopathy. Am J Cardiol 69: 1623-1628
64. Sclavo MG, Noussan P, Pallisco O, Presbitero P (1992) Usefulness of dipyridamole-echocardiographic test to identify jeopardized myocardium after thrombolysis. European Heart Journal 13: 1348-1355
65. Severi S, Picano E, Michelassi C, Lattanzi F, Orsini E, Masini M, Distante A (1988) Prognostic value of Dipyridamole-echocardiography test (Abstract). Circulation 78 (suppl II): 274
66. Smart SC, Sawada S, Ryan T, Segar D, Atherton L, Berkovitz K, Bourdillon PDV, Feigenbaum H (1993) Low-Dosed Dobutamine Echocardiography Detects Reversible Dysfunction After Thrombolytic Therapy of Acute Myocardial Infarction. Circulation 88: 405-415
67. Tauber E, Neudert J, Scheidt v W, Autenrieth G (1993) Diastolische Flußveränderungen im Ausflußtrakt des linken Ventrikels. Eine Doppler-echokardiographische Untersuchung bei arterieller Hypertonie. Z Kardiol 82: 192-199
68. Tischler MD, Lee TH, Hirsch AT, Lord CP, Goldman L, Creager MA, Lee RT (1991) Prediction of Major Cardiac Events After Peripheral Vascular Surgery Using Dipyridamole Echocardiography. Am J Cardiol 68: 593-597
69. Vanoverschelde J-LJ, Wijns W, Depre C, Essamri B, Heyndrickx GR, Borgers M, Bol A, Melin JA (1993) Mechanisms of Chronic Regional Postischemic Dysfunction in Humans. New Insights From the Study of Noninfarcted Collateral-Dependent Myocardium. Circulation 87: 1513-1523

Einige praxisrelevante Forschungsergebnisse dieser neuen Methode sind bisher nur im Abstractband des 1. Weltkongresses für Streßechokardiographie in Pisa erschienen. Sie werden hier im folgenden aufgeführt und können über den Herausgeber angefordert werden.

Camerieri A (1993) The prognostic value of early dipyridamole echocardiography testing in elderly patients after uncomplicated MI. 1st International Symposium on Stress Echo, Pisa
Cassone R (1993) Dipyridamole-echo vs scintigraphy in hypertensive patients (Poster). 1st International Symposium on Stress Echo, Pisa
Chiaranda G (1993) Low dose dobutamine early after AMI (Poster). 1st International Symposium on Stress Echo, Pisa
Chiarella F (1993) Ultra early risk stratification by stress echo: rationale and results. 1st International Symposium on Stress Echo, Pisa
Decoulx EM (1993) Stress echo-doppler and isoproterenol infusion in hypertrophic CMP. 1st International Symposium on Stress Echo, Pisa
Galati G (1993) Risk stratification by dobutamine echo (Poster). 1st International Symposium on Stress Echo, Pisa
Ofilif EO (1993) Ejection fraction during exercise in cardiomyopathy (Poster). 1st International Symposium on Stress Echo, Pisa
Pasierski T (1993) Dobutamine stress echo in hypertensive patients with chest pain. 1st International Symposium on Stress Echo, Pisa

Petix N (1993) MIBI-SPECT vs stress-echo in prognostication after AMI (Poster). 1st International Symposium on Stress Echo, Pisa

Rosselli P (1993) Dobutamine test vs dipyridamole test early after AMI. 1st International Symposium on Stress Echo, Pisa

Salustri A (1993) Dobutamine stress early after AMI (Poster). 1st International Symposium on Stress Echo, Pisa

Sciarra A (1993) Dobutamine echo for viability early after AMI (Poster). 1st International Symposium on Stress Echo, Pisa

Schröder K (1993) Identification of jeopardized myocardium after AMI: a comparison of 4 different stress-echo techniques. 1st International Symposium on Stress Echo, Pisa

Stojkovic S (1993) The collateral factor in stress echo (Poster). 1st International Symposium on Stress Echo, Pisa

6 Kontraindikationen und Nebenwirkungen streßechokardiographischer Routinetechniken

6.1 Dynamische Streßechokardiographie

Da die dynamische Streßechokardiographie im Grunde genommen nichts anderes darstellt als eine echokardiographische Untersuchung während einer Fahrradergometrie, sind die Kontraindikationen und Nebenwirkungen denen einer ergometrischen Untersuchung gleichzusetzen. Die Fahrradergometrie ist seit ihrer Einführung in den 30er Jahren eine der wichtigsten funktionsdiagnostischen Methoden der Kardiologie. Ihre Sicherheit ist in riesigen Patientenkollektiven gut belegt (25, 30).

Die wichtigsten *Kontraindikationen* und lebensbedrohlichen Komplikationen sind in Tabelle 6.1 zusammenfassend dargestellt.

Besondere Vorsicht ist geboten beim ersten Belastungstest nach einem Herzinfarkt, bei Angina pectoris auf niedriger Belastungsstufe, bedrohlichen Herzrhythmusstörungen in der Anamnese, Schenkelblockbildern, bei Patienten mit großem Infarkt und Aneurysma oder bekannter Herzvergrößerung anderer Genese, hypertroph obstruktiver Kardiomyopathie, angeborenen und erworbenen Herzfehlern und Patienten mit Herzschrittmacher.

Die Kontraindikationen und Abbruchkriterien können je nach klinischem Zustand des Patienten, der Erfahrung des Ergometrieteams und den adäquaten Behandlungsmöglichkeiten der jeweiligen Institution enger oder weiter gefaßt werden. In Kapitel 9.3.2.3 werden die Abbruchkriterien detailliert beschrieben und die Problematik methodenspezifischer Abbruchindikationen ausführlich diskutiert.

6.2 Pharmakologische Streßechokardiographie

6.2.1 Dipyridamol-Typ

Dipyridamol

Die Dipyridamol-Streßechokardiographie dürfte die weltweit am häufigsten eingesetzte streßechokardiographische Methode sein. Die Indikationen und Kontraindikationen dieser Technik sind klar definiert, ihre Nebenwirkungen aus Untersuchungen sehr großer Patientenkollektive gut bekannt und die Sicherheit dieses Verfahrens in umfangreichen Studien gut belegt (4, 9, 13, 21, 33). Allein die internationale Echo-Persantin-Kooperationsstudie unter Führung der Arbeitsgruppe in Pisa faßt die Erfahrungen aus nahezu 20 000 Untersuchungen zusammen (23).

Dipyridamol wird vor allem in den USA in der Nuklearkardiologie in großem Umfang eingesetzt. Nebenwirkungsprofil und Sicherheit sind auch dort in großen Studien gut belegt (24).

Tabelle 6.1. Checkliste zu den Kontraindikationen, lebensbedrohlichen Komplikationen und Abbruchkriterien der dynamischen Streßechokardiographie (*-***** siehe Abb. 9.3 in Kapitel 9.3.2.3)

Kontraindikationen
Akuter Myokardinfarkt
Instabile Angina pectoris
ST-Senkungen-/Hebungen bei akuter (stummer) Ischämie
Herzinsuffizienz NYHA (III)-IV
Bedrohliche Herzrhythmusstörungen
Akute kardiale und systemische Erkrankungen
Arterielle Hypertonie (>210mmHg systolisch, >120mmHg diastolisch)
Komplexe Herzrhythmusstörungen
Schwere Aortenstenose
Langes QT-Syndrom
Schlechter Allgemeinzustand und chronische Erkrankungen mit der Gefahr der Dekompensation, Anämie, respiratorische Insuffizienz u.a.

Lebensbedrohliche Komplikationen (in ‰)			
Linksherzinsuffizienz	0,24	oder	1 : 42 000
Myokardinfarkt	0,14-0,64	oder	1 : 71 000-16 000
Kammerflimmern	0,73	oder	1 : 14 000

Abbruchkriterien (siehe Abb. 9.3 in Kapitel 9.3.2.3)

▶ *Subjektive Abbruchkriterien in der Ergometrie* *
  Schwindel
  Ataxie
  Progrediente Angina pectoris
  Progrediente Dyspnoe

▶ *Objektive Abbruchkriterien in der Ergometrie*
  Progrediente Arrhythmien
  Progrediente Erregungsleitungsstörungen **
  Progrediente Erregungsrückbildungsstörungen
  - ST-Streckensenkung horizontal über 0,2 mV ***
  - ST-Streckenhebung progredient oder monophasisch
  Progredienter Blutdruckabfall
  - unzureichender Blutdruckanstieg (weniger als 10 mmHg pro Belastungsstufe)
  Progredienter übermäßiger Blutdruckanstieg ****

▶ *Objektive methodenspezifische Abbruchkriterien in der dynamischen Streßechokardiographie*
  - Neu auftretende Wandbewegungsstörungen *****
    nur unter Beachtung der oben genannten Abbruchkriterien, allerdings ist eine Fortsetzung der Belastung trotz signifikanter ST-Streckensenkungen möglich bei
    - einwandfreier Beurteilbarkeit aller Wandsegmente
    - gleichbleibenden bis sich verkleinernden Ventrikelvolumina
    - qualifiziertem Untersucher
    - eher nur in der Klinik

Kontraindikation ist eine instabile Angina pectoris, eine arterielle Hypotension, ein weniger als 3 Tage altes Infarktereignis und eine obstruktive Lungenerkrankung (33).
  Nebenwirkungen bei der Anwendung von Dipyridamol sind relativ häufig, aber überwiegend leichterer Art. Tabelle 6.2 zeigt eine Übersicht der wichtigsten Nebenwirkungen. Da es unter Dipyridamol zu Übelkeit und Erbrechen kommen kann, sollten die Patienten nüchtern untersucht werden, um Komplikationen vorzubeugen. Ernste Nebenwir-

Tabelle 6.2. Checkliste der Kontraindikationen und Nebenwirkungen der Dipyramol-Streßechokardiographie und Adenosin-Streßechokardiographie (Die Prozentangaben beziehen sich auf unterschiedlich große Patientenkollektiven in der Literatur (siehe Text))

Dipyridamol-Typ		Adenosin-Typ	
Kontraindikationen			
Instabile Angina pectoris		AV-Block II. und III. Grades	
Myokardinfarkt (<3 Tage)		Syndrom des kranken Sinusknotens	
Arterielle Hypotonie		Instabile Angina pectoris	
Obstruktive Lungenerkrankungen		Akuter Myokardinfarkt (<3 Tage)	
		Arterielle Hypotonie	
		Obstruktive Lungenerkrankungen	
		Gleichzeitige Gabe von Dipyridamol und Kalziumantagonisten vom Verapamiltyp	
Nebenwirkungen (in %)			
Insgesamt	47	*Insgesamt*	83-94
Antidotgabe erforderlich	18-33	*Antidotgabe erforderlich*	6- 8
Angina pectoris, thorakale Beschwerden	20-49	Angina pectoris, thorakale Beschwerden	57
Kopfschmerzen	12-31	Kopfschmerzen	22-35
Schwindel	12-16	Schwindel	2
Dyspnoe	3- 9	Dyspnoe	13-62
Übelkeit	5- 9	Übelkeit	24
Erbrechen	2	Erbrechen	
Flush	4	Flush	29-61
Hypotonie	0,3- 2	Hypotonie	7
Herzrhythmusstörungen	5- 7	Herzrhythmusstörungen	
Asystolie	0,03- 2	Asystolie	
Parästhesien	1,5	Parästhesien	
Tödlicher Myokardinfarkt	0,01- 0,05	Tödlicher Myokardinfarkt	
Nicht tödlicher Myokardinfarkt	0,02- 0,05	Nicht tödlicher Myokardinfarkt	
Akuter Bronchospasmus	0,05- 0,15	Akuter Bronchospasmus	
AV-Block II°	0,05	AV-Block II°	3- 6
AV-Block III°		AV-Block III°	2
AV-Block I°		AV-Block I°	10
SA-Block		SA-Block	1

kungen sistieren meist 1 bis 2 Minuten nach Gabe des Antidots Theophyllin, können im Einzelfall aber auch länger anhalten. Insgesamt lassen sich mehr als 96% aller Nebenwirkungen durch Aminophyllin beheben, in weiteren 3% deutlich bessern (24). Pektanginöse Beschwerden unter oder nach Theophyllingabe können durch Koronarspasmen bedingt sein und machen die Gabe von Nitroglycerin erforderlich.

Schwere Nebenwirkungen sind ausgesprochen selten, erfordern dann aber zügiges Handeln in Form der Theophyllingabe, Nitro- und gegebenenfalls auch Atropinapplikation, Volumenersatz bis hin zur kardiopulmonalen Reanimation (2, 7, 11, 14, 15) (siehe auch Kapitel 10).

Adenosin

Wie zu erwarten, sind die pathophysiologischen Mechanismen und damit das Nebenwirkungsprofil von Dipyridamol und Adenosin prinzipiell ähnlich (33). Nebenwirkungen treten aber unter Adenosinapplikation deutlich häufiger auf. Sie sind mäßig ausgeprägt und aufgrund der extrem kurzen Halbwertszeit von Adenosin meist 30 bis 60 Sekunden nach Unterbrechen der Applikation abgeklungen. Eine Antidotgabe von Aminophyllin ist nicht oder nur sehr selten erforderlich.

Schwere *Nebenwirkungen* treten im Vergleich mit Dipyridamol noch ausgeprägter in Erscheinung. Der depressorische Effekt auf die Sinus- und AV-Knotenaktivität kann zu komplettem SA- und AV-Block führen. Diese Effekte sind dosisabhängig. Sie scheinen bei Patienten, die mit Kalziumantagonisten und Betablockern vorbehandelt sind, verstärkt aufzutreten (5, 8, 19, 32, 35, 36).

Ein signifikanter Blutdruckabfall kann bei Patienten mit Anämie aufgrund eines verzögerten Adenosin-„reuptakes" und bei Patienten mit intravaskulärem Volumenmangel (Diuretika) oder eingeschränkter Möglichkeit zur Reflextachykardie (Betablocker) auftreten.

Die *Kontraindikationen* und das Nebenwirkungsprofil sind in Tabelle 6.2 zusammengefaßt. Die Erfahrungen mit Adenosin sind derzeit noch limitiert und lassen ein abschließendes Urteil über die Sicherheit der Substanz noch nicht zu.

6.2.2 Dobutamin-Typ

Die Dobutamin-Streßechokardiographie wird weltweit zunehmend häufiger eingesetzt, vorwiegend im stationären Bereich, aber auch bei ambulanten Patienten (26). Inzwischen liegen Erfahrungen aus mehreren tausend Untersuchungen vor, die die Dobutamin-Streßechokardiographie als eine relativ sichere Streßmethode einstufen lassen (1, 3, 6, 10, 16, 17, 18, 23, 27, 31).

Als *Kontraindikationen* gelten eine schwere arterielle Hypertonie und eine hypertroph-obstruktive Kardiomyopathie (33). Mit der Anwendung von Dobutamin - entsprechend den in Kapitel 3.2 und 10 vorgestellten Streßprotokollen - ist eine Reihe kardialer und systemischer Nebenwirkungen verbunden, die von leichter subjektiver Beeinträchtigung bis hin zu objektiver Gefährdung reichen.

In Tabelle 6.3 sind die wichtigsten Kontraindikationen genannt und die in der Literatur berichteten *Nebenwirkungen* aufgelistet (20, 21, 22, 28).

Schwere kardiale Nebenwirkungen scheinen eher bei Patienten aufzutreten, die mit einem sogenannten High-dose-Protokoll untersucht werden. Keinen Einfluß auf die Rate schwerer Herzrhythmusstörungen haben offensichtlich die Addition von Atropin, vorbestehende Wandbewegungsstörungen und eine kurze Zeitspanne (allerdings frühestens 3 Tage) nach akutem Myokardinfarkt. Ischämiereaktionen klingen aufgrund der kurzen Halbwertszeit der Substanz häufig allein nach Beendigung der Infusion in wenigen Minuten ab. Die Gabe eines Betablockers wird allerdings bei anhaltenden Ischämiezeichen und inadäquatem Frequenzrückgang nach Beendigung der Streßphase empfohlen (22).

Im Vergleich zu pharmakologischen Streßsubstanzen vom Dipyridamol-Typ wird ein Abbruch der Dobutamin-Streßechokardiographie weniger durch subjektive Beschwerden der Patienten erzwungen, sondern trotz asymptomatischem Patienten aufgrund objektiver Abbruchkriterien häufiger vom Untersucher vorgenommen. Supraventrikuläre Herzrhythmusstöungen und nicht anhaltende ventrikuläre Tachykardien sistieren aber in der Regel nach Beendigung der Infusion spontan. Sie erfordern nur selten eine elektrische Kardioversion (22, 29).

Die Dobutamin-Streßechokardiographie ist eine relativ sichere Untersuchungsmethode mit befriedigender Nebenwirkungsrate. In Einzelfällen ist jedoch mit gravierenden und potentiell lebensbedrohlichen Nebenwirkungen zu rechnen. Diese Technik sollte

Tabelle 6.3. Checkliste der Kontraindikationen und Nebenwirkungen der Dobutamin-Streßechokardiographie (Die Prozentangaben beziehen sich auf unterschiedlich große Patientenkollektive und Testprotokolle in der Literatur (siehe Text)) * Grenzbereiche in der Literatur unterschiedlich definiert

Kontraindikationen	
Schwere arterielle Hypertonie	
Hypertroph obstruktive Kardiomyopathie	
Nebenwirkungen (in %)	
Insgesamt	31-65
Ohrensausen	18
Angina pectoris	13-31
Atypische thorakale Beschwerden	8-13
Nasenbluten	6
Dyspnoe	5
Übelkeit	2- 8
Kopfschmerzen	4
Angstgefühl	3
Frösteln	6
Tremor	4
Ventrikuläre Herzrhythmusstörungen	
VES (>6/min)*	3-22
Couplets	1,5-15
nichtanh. VT (>3 konsekutive VES)	1,5- 3,5
Kammerflimmern	0,2
Supraventrikuläre Herzrhythmusstörungen	
SVES (>6/min)*	8-13
SVT	1- 4
Vorhofflimmern	0,6- 2
Vorhofflattern	0,1
Blutdruckabfall	
systolisch > 20 mmHg *	2,5-25
Blutdruckanstieg	3- 5
systolisch > 200 mmHg	3
bis 250 mmHg	1
Vorzeitiger Testabbruch wegen Nebenwirkungen *	2-36
Betablockergabe erforderlich	10

daher ausschließlich in kardiologisch erfahrenen Institutionen eingesetzt werden, wo Reanimationsmaßnahmen und ein optimales Management schwerer kardialer Komplikationen gewährleistet sind.

Literatur

1. Bach DS, Hepner A, Marcovitz PA, Armstrong WF (1993) Dobutamine stress echocardiography: Prevalence of a nonischemic response in a low-risk population. Am Heart J 125: 1257-1261
2. Berthe C, Pierard LA, Hiernaux M, Trotteur G, Lempereur P, Carlier J, Kulbertus HE (1986) Predicting the extent and location of coronary artery disease in acute myocardial infarction by echocardiography during dobutamine infusion. Am J Cardiol 58: 1167-72

3. Bayliss J, Pearson M, Sutton GC (1983) Ventricular dysrhythmias following intravenous dipyridamole during „stress" myocardial imaging. Br J Radiol 56: 686
4. Bolognese L, Sarasso G, Aralda D, Bongo AS, Rossi L, Rossi P (1989) High dose dipyridamole echocardiography early after uncomplicated acute myocardial infarction: correlation with exercise testing and coronary angiography. J Am Coll Cardiol 14: 37-63
5. Cohen JL, Greene TO, Alston JR, Wilchfort SD, Kim CS (1989) Usefulness of oral dipyridamole digital echocardiography for detecting coronary artery disease. Am J Cardiol 64: 385-6
6. Coyne EP, Belvedere DA, Vande Streek PR, Weiland FL, Evans RB, Spaccavento LJ (1991) Thallium-201 Scintigraphy After Intravenous Infusion of Adenosine compared With Exercise Thallium Testing in the Diagnosis of Coronary Artery Disease. JACC 17: 1289-94
7. Friedman HZ, Goldberg SF, Hauser AM, O'Neill WW (1988) Death with dipyridamole-thallium imaging (letter). Ann Intern Med 109: 990-1
8. Heinle S, Hanson M, Gracey L, Coleman E, Kissslo J (1993) Correlation of adenosine echocardiography and thallium scintigraphy. Am Heart J 125: 1606-1613
9. Herregods M-C, Vandeplas A, Van de Werf F, De Geest H (1992) Comparison of predischarge dipyridamole echocardiography with exercise electrocardiography for the prediction of multivessel coronary artery disease after uncomplicated acute myocardial infarction. Clinical Physiology 3: 617-621
10. Hoffmann R, Lethen H, Kleinhans E, Flachskampf FA, Büll U, Hanrath P (1992) Vergleich von Belastungs-Echokardiographie mit Dobutamin-Streßechokardiographie zur Identifizierung von Patienten mit koronarer Herzkrankheit (Abstract). Z Kardiol 81 (Suppl) 1: 189
11. Homma S, Gilliland Y, Guoney TE, Strauss HW, Boucher CA (1987) Safety of intravenous dipyridamole for stress testing with thallium imaging. Am J Cardiol 59: 152-4
12. Lam JYT, Chaitman BR, Glaenzer M, Byers S, Fite J, Shah Y, Goodgold H, Samuels L (1988) Safety and diagnostic accuracy of dipyridamole-thallium imaging in the elderly. JACC 11: 585-589
13. Lattanzi F, Picano E, Masini M, Distante A, L'Abbate A (1988) Safety of high dose dipyridamole echocardiography test (abstr). J Am Coll Cardiol 11:317 A
14. Lewen MK, Labovitz AJ, Kern MJ, Chaitman BR (1987) Prolonged myocardial ischemia after intravenous dipyridamole-thallium imaging. Chest 92: 1102-4
15. Mann JS, Hogate ST (1985) Specific antagonism of adenosine-induced bronchoconstriction in asthma by oral theophylline. Br J Clin Pharmacol 19: 685-692
16. Mannering D, Cripps T, Leech G, Mehta N, Valantine H, Gilmour S, Bennett ED (1988) The dobutamine test is an alternative to exercise testing after acute myocardial infarction. Br Heart J 59: 521-6
17. Marcovitz PA, Armstrong WF (1991) Accuracy of Dobutamine Stress Echocardiography in Detecting Coronary Artery Disease. Am J Cardiol 69: 1269-1273
18. Martin TW, Seaworth JF, Johns JP, Pupa LE, Condros WR (1992) Comparison of adenosine, dipyridamole and dobutamine in stress echocardiography. Ann Intern Med 116: 190-196
19. Marwick T, Willemart B, D'Hondt A-M, Baudhuin T, Wijns W, Detry J-M, Melin J (1993) Selection of the Optimal Nonexercise Stress for the Evaluation of Ischemic Regional Myocardial Dysfunction and Malperfusion. Circulation 87: 345-354
20. Marwick T, D'Hondt AM, Baudhuin T, Willemart B, Wijns W, Detry JM, Melin J (1992) Optimal Use of Dobutamine Stress for the Detection and Evaluation of Coronary Artery Disease: Combination With Echocardiography or Scintigraphy, or Both? J Am Coll Cardiol 22: 159-167
21. Mazeika P, Nadazdin A, Oakley CM (1992) Dobutamine Stress Echocardiography for Detection and Assessment of Coronary Artery Disease. JACC 19: 1203-11
22. Mertes H, Sawada SG, Ryan T, Segar DS, Kovacs R, Foltz J, Feigenbaum H (1992) Symptoms, Adverse Effects, and Complications Associated With Dobutamine Stress Echocardiography. Circulation 88: 15 -19
23. Picano E, Marini C, Pirelli S, Maffei S, Bolognese L, Chiriatti G, Chiarella F, Orlandini A, Seveso G, Colosso MQ, Sclavo MG, Magaia O, Agati L, Previtali M, Lowenstein J, Torre F, Rosselli P, Ciuti M, Ostojic M, Gandolfo N, Margaria F, Giannuzzi P, DiBello V, Lombardi M, Gigli G, Ferrara N, Santoro F, Lusa AM, Chiaranda G, Papagna D, Coletta C, Boccardi L, De Cristofaro M, Papi L, Landi P, on behalf of the Echo-Persantine International Cooperative Study Group (1992) Safety of Intravenous High-Dose Dipyridamole Echocardiography. Am J Cardiol 70: 252-258
24. Ranhosky A, Kempthorne-Rawson J, and the Intravenous Dipyridamole Thallium Imaging Study Group (1990) The safety of intravenous dipyridamole thallium myocardial perfusion imaging. Circulation 81: 205-9
25. Rochmis P, Blackburn H (1971) A survey of procedures, safety and litigation experience in approximately 170 000 tests. JAMA 217: 1061-1066
26. Rosamond A, Rowland J, Harbrecht JJ, Willhoite DJ, Vacek JL, Owens SD, Kramer PH, Crouse LJ (1990) Outpatient Dobutamine Echocardiography: Safety and Clinical Utility. Circulation 82 (suppl III):III-744
27. Ryan T, Feigenbaum H (1992) Exercise Echocardiography Am J Cardiol 69: 82H-89H
28. Salustri A, Fioretti PM, Pozzoli MMA, McNeill AJ, Roelandt JRTC (1990) Dobutamine stress echocardiography: its role in the diagnosis of coronary artery disease. Europ Heart J 13: 70-77
29. Sawada SG, Segar DS, Ryan T, Brown SE, Dohan AM, Williams R, Fineberg NS, Armstrong WF, Feigen-

baum H (1991) Echocardiographic detection of coronary artery disease during dobutamine infusion. Circulation 83: 1605-1614
30. Scherer D, Kaltenbach M (1979) Häufigkeit lebensbedrohlicher Komplikationen bei ergometrischen Belastungsuntersuchungen. Z Kardiol 68: 240
31. Smart SC, Sawada S, Ryan T, Segar D, Atherton L, Berkovitz K, Bourdillon PDV, Feigenbaum H (1993) Low-Dosed Dobutamine Echocardiography Detects Reversible Dysfunction After Thrombolytic Therapy of Acute Myocardial Infarction. Circulation 88: 405-415
32. Van Rugge FP, Van der Wall EE, Bruschke AVG (1991) New developments in pharmacologic stress imaging. Am Heart J 124: 468-485
33. Verani MS, Mahmarian JJ, Hixson JB, Boyce TM, Staudacher RA (1990) Diagnosis of Coronary Artery Disease by Controlled Coronary Vasodilation With Adenosine and Thallium-201 Scintigraphy in Patients Unable to Exercise. Circulation 82: 80-87
34. Von Dohlen TW, Frank MJ (1988) Risk of significant complications with intravenous diypyridamole thallium imaging. Clin Res 36: 34 A
35. Wilson RF, Wyche K, Christensen BV, Zimmer S, Laxson DD (1990) Effects of Adenosine on Human Coronary Arterial Circulation. Circulation 82: 1595-1606
36. Zoghbi WA, Cheirif JH, Kleiman NS, Verani MS, Trakhtenbroit A (1991) Diagnosis of ischemic heart disease with adenosine echocardiography. J Am Coll Cardiol 18: 1271-1298

7 Stellenwert streßechokardiographischer Techniken im Spektrum der kardiologischen Funktionsdiagnostik

Kardiologische Funktionsdiagnostik umfaßt im wesentlichen folgende Zielsetzungen:

▶ Definition des psychophysischen Leistungsvermögens.

▶ Entscheidung über invasive Diagnostik und Therapie zur Risikostratifikation, zur Abschätzung der Prognose, zur Einleitung medikamentöser oder interventioneller Maßnahmen und zu ihrer funktionsdiagnostischen Überprüfung.

▶ Beurteilung der Belastbarkeit.

Neben der Feststellung eines individuell eingeschränkten Leistungsvermögens gehören Entscheidungen über diagnostische und therapeutische Maßnahmen zur Domäne akutkardiologischer Diagnostik. Die objektive Beurteilung der Belastbarkeit hingegen stellt eine der zentralen funktionsdiagnostischen Aufgaben in der kardiologischen Rehabilitation dar (26-30).

Differentialindikationen und der Stellenwert streßechokardiographischer Techniken in der rehabilitativen Kardiologie werden in Kapitel 8.3 eingehend diskutiert.

Die *Definition des psychophysischen Leistungsvermögens* basiert auf Anamnese, Beschwerden, psychosozialen Kriterien sowie subjektiven Abbruchkriterien in der Ergometrie und bedarf für sich allein genommen nicht der Ergänzung durch echokardiographische Techniken. Sobald jedoch *Entscheidungen über invasive Diagnostik und Therapie* erfolgen sowie *Aussagen über die Belastbarkeit* getroffen werden, tritt dieses neue Verfahren in Konkurrenz zu den etablierten Untersuchungsmethoden (Abb. 7.1).

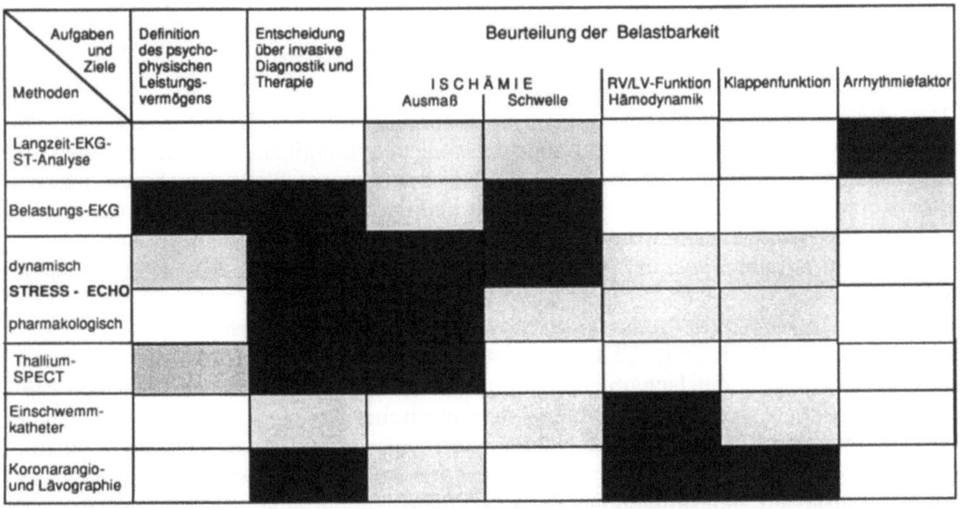

Abb. 7.1. Stellenwert streßechokardiographischer Techniken im Spektrum kardiologischer Funktionsdiagnostik
Weißes Feld: keine Bedeutung, hellgraues Feld: geringe Bedeutung, dunkelgraues Feld: große Bedeutung

7.1 Streßechokardiographie und Langzeit-EKG-ST-Analyse

Das Langzeit-EKG mit ST-Analyse ist zwar Methode der ersten Wahl zur Beurteilung des Arrhythmiefaktors, trägt jedoch in der klinischen Routine eher untergeordnet zu Entscheidungen über interventionelle Maßnahmen bei der koronaren Herzerkrankung bei. Es kann im Einzelfall aufschlußreiche Informationen für die Zuordnung ischämischer, vor allem auch stummer Episoden zu Alltagsverrichtungen des Patienten erbringen. Die Registrierung solcher Ischämieepisoden und ihrer Schwelle ist jedoch letztlich nur frequenzassoziiert möglich. Die jeweils zugrundeliegende Belastung basiert auf den Angaben des Patienten, unterliegt seiner subjektiven Einschätzung und ist nicht objektiv beurteilbar. Der Indikationsschwerpunkt dieses Verfahrens überschneidet sich daher nur bedingt mit dem der streßechokardiographischen Techniken.

7.2 Streßechokardiographie und Belastungs-EKG

Methode der ersten Wahl zum Ausschluß oder Nachweis einer Ischämie ist und bleibt sicherlich auch weiterhin das Belastungs-EKG in Form der Fahrrad- oder Laufbandergometrie. Allerdings ist das Streßecho in jeglicher Methodik dem Belastungs-EKG an Sensitivität und Spezifität hinsichtlich des Ischämienachweises deutlich überlegen (siehe Kapitel 3.1.7).

> Die Streßechokardiographie bietet den wesentlichen Vorteil, Ausmaß und Lokalisation ischämischer Wandbewegungsstörungen direkt sichtbar machen und beurteilen zu können. Ihre herausragende Indikation setzt gerade in den Fällen ein, in denen die Ergebnisse des Belastungs-EKG unklar zu interpretieren sind oder in Diskrepanz zu den Beschwerden des Patienten stehen (25-30).

Die *dynamisch-ergometrischen steßechokardiographischen Methoden* könnten zukünftig bei weiterer Verbreitung zumindest einen gleichrangigen, wenn nicht sogar im Vergleich zum herkömmlichen Belastungs-EKG bevorzugten Platz einnehmen, das bei diesen Verfahren ja mitregistriert und beurteilt, jedoch durch die Analyse der regionalen und globalen Wandbewegung und Ventrikelfunktion ergänzt wird. Diese zusätzlichen Informationen erlauben es, den Schweregrad der Ischämiereaktion abzuschätzen (siehe Kapitel 4).

Schrittmacherinduzierte Methoden in transthorakaler wie transösophagealer Technik besitzen eine dem Belastungs-EKG mindestens gleichwertige oder überlegene Sensitivität und Spezifität in der Ischämieerkennung (siehe Kapitel 3.3). Sie ermöglichen Entscheidungen über interventionelle Maßnahmen mit hoher Aussagekraft und können auch Ischämieschwellen zumindest frequenzassoziiert definieren. Diese Verfahren dürften sich jedoch wegen ihrer Semiinvasivität sowie aufgrund eingeschränkter Übertragbarkeit ihrer Ergebnisse auf Belastungen des täglichen Lebens nicht allgemein durchsetzen. Sie bieten sich aber durchaus für solche Patienten an, die aus angiologischen, orthopädischen oder anderen Gründen nicht oder nicht ausreichend ergometrisch belastbar sind.

In Fällen unzureichender ergometrischer Belastbarkeit stellen die *pharmakologischen Methoden* eine auch für die klinische Routine überaus praktikable und kostengünstige Alternative dar. Indikationsschwerpunkte dieser Techniken sind entsprechend ihrem

Wirkmechanismus der Nachweis oder Ausschluß ischämischer Wandbewegungsstörungen und die Beurteilung regionaler wie globaler Kontraktionsparameter. Mit den pharmakologischen Verfahren sind wir zwar in der Lage, den Beginn einer regionalen oder globalen Ventrikeldysfunktion zu erkennen, jedoch nicht, eine auf Alltagsbedingungen übertragbare Ischämieschwelle zu definieren. Sie eignen sich daher besonders zum Ischämiescreening ganz allgemein sowie vor und nach interventionellen Maßnahmen (siehe auch Abb. 7.1). Sie sollen daher als Alternative zur dynamischen Streßechokardiographie vor allem im Vergleich zu nuklearkardiologischen Verfahren näher besprochen werden.

7.3 Streßechokardiographie und Thallium-Myokard-Szintigraphie (SPECT) bzw. Positronenemissionstomographie (PET)

Aus neueren nuklearkardiologischen Stoffwechseluntersuchungen ist bekannt, daß szintigraphisch dokumentierte Speicherdefekte mit Redistribution ab einem koronarangiographischen Stenosegrad von etwa 50-60% beobachtet werden können, ohne jedoch im Einzelfall gleichbedeutend mit einem „ischämischen" Areal sein zu müssen. Dies bedeutet, daß die Szintigraphie eine koronare Herzerkrankung an Hand von Perfusionsinhomogenitäten schon ab mittleren Stenosegraden aufzudecken vermag, diese mangels „Ischämie" unter Umständen aber noch keiner angioplastischen Intervention bedarf (6, 7, 20, 32, 37).

Die *Dipyridamol-Streßechokardiographie* wird ebenfalls ab etwa 60%igen Stenosen sensitiv, jedoch in Form von Wandbewegungsabnormalitäten, die allgemein als ischämieinduziert angesehen werden. Diese können als sichtbar gemachter Ausdruck von Ischämie nach Lokalisation, Ausmaß und Schweregrad bewertet werden (52-55, 63).

Die gleichen Beurteilungsparameter liegen auch der dynamischen Streßechokardiographie zugrunde, die diese eindeutigen Ischämiekriterien ab ca. 70%igen Stenosen zeigt (37, 41, 42, 61). Die ergometrischen Methoden sind daher besonders in der Indikationsstellung zu interventionellen Therapieverfahren und beide zur Überprüfung ihrer Effizienz geeignet (1, 2, (5, 9, 13, 21, 31, 36, 39, 40, 45, 46, 58, 59)).

An dieser Stelle möchten wir die Zusammenhänge zwischen koronarangiographischem Stenosegrad und Koronarflow einerseits und funktionellen Veränderungen der regionalen Wandkinetik andererseits etwas eingehender darstellen. Die Kenntnis dieser Zusammenhänge ist für die Bewertung streßechokardiographischer Befunde im Vergleich zu den konkurrierenden bzw. ergänzenden funktionsdiagnostischen Methoden der Kardiologie unerläßlich.

Wie in Abb. 7.2 und 7.3 dargestellt, nimmt der koronare Blutfluß mit zunehmendem Stenosegrad ab. Von der Höhe des Koronarflusses ist es abhängig, ab welchem Stenosegrad die Reduktion des Koronarflow einsetzt. Ein ausreichender koronarer Blutfluß ist wiederum Voraussetzung für eine normale Wandkinetik. Ein Rückgang des Blutflusses in einem bestimmten koronaren Versorgungsgebiet führt zum Sauerstoff- und Substratmangel und schließlich zur ischämischen segmentalen Wandbewegungsstörung.

Für eine funktionelle Betrachtungsweise ist die Feststellung wichtig, daß der Nachweis eines verminderten Blutflusses in einem Versorgungsterritorium mit einem Perfusionstracer wie zum Beispiel Thallium noch nicht zwangsläufig das Vorliegen einer myokardialen Ischämie beweist. Erst wenn der abnehmende Blutfluß zu einem myokardialen Substratmangel führt, was sich positronenemissionstomographisch differenzieren läßt, liegt eine echte Ischämie vor. Die Folgen dieser Ischämie, nämlich die einsetzende Wandsteifigkeit, die fehlende systolische Wandverdickung und die gestörte Wandbewegung, können wir dann streßechokardiographisch erfassen (siehe auch Kapitel 2.2).

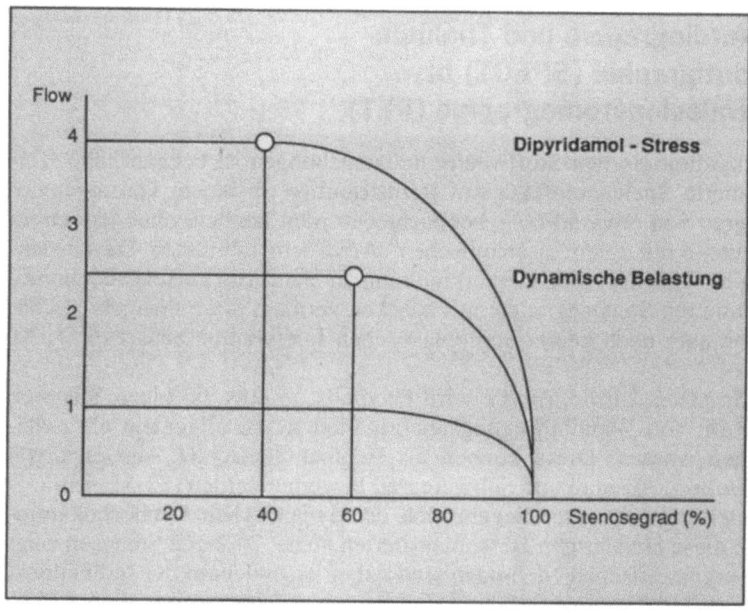

Abb. 7.2. Thallium-Myokardszintigraphie (SPECT) als Perfusionstracer: Störungen der Aktivitätsverteilung in Abhängigkeit von Koronarflow und Koronarmorphologie
○: Beginn der Flow-Inhomogenität, nicht Beginn der Ischämie

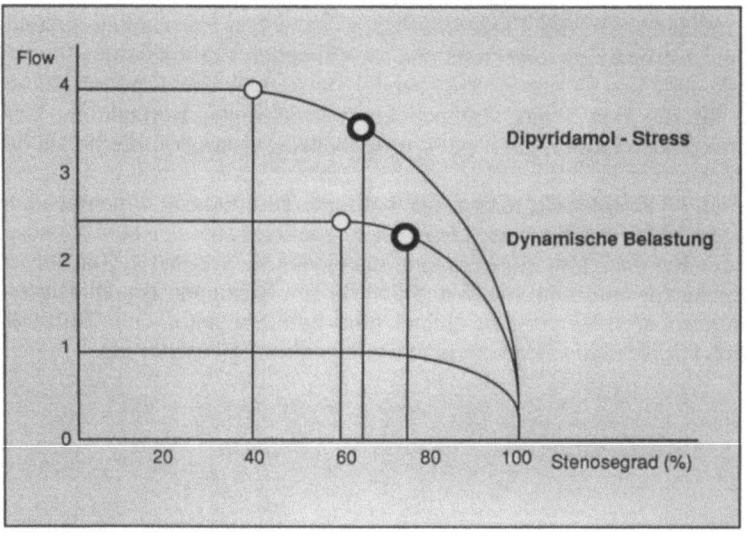

Abb. 7.3. Streßechokardiographie als Ischämiemarker: Störungen der Myokardkinetik in Abhängigkeit von Koronarflow und Koronarmorphologie
○: Beginn der Flow-Inhomogenität, nicht Beginn der Ischämie
⬤: Beginn der Wandbewegungsstörung = Ischämieschwelle

Wird der koronare Blutfluß durch einen potenten Vasodilatator auf das gut vierfache des Ruheflusses und damit maximal erhöht, wie dies z.B. bei der Dipyridamolgabe der Fall ist, so kann durch den Perfusionstracer Thallium der abfallende koronare Blutfluß in einer bestimmten Koronararterie schon ab Stenosen von etwa 40 bis 50% in Form einer Verteilungsinhomogenität nachgewiesen werden. Unter einer körperlichen Belastung, die den koronaren Flow nur auf das 1,5- bis etwa 2,5fache der Norm steigern kann, wird dieser Nachweis erst ab einem Stenosegrad von 50-60% möglich, unter Ruhebedingungen erst bei höhergradigen Stenosen (s. Abb. 7.2).

> Obwohl bei einer 50%igen Stenose unter maximaler Steigerung des Koronarflusses nuklearkardiologisch eine Perfusionsinhomogenität aufgedeckt werden kann, führt diese erst ab einer ca. 60%igen Koronarstenose zu einer so bedeutsamen Flußreduktion, daß eine echte Ischämie entstehen und diese echokardiographisch als Wandbewegungsstörung nachweisbar werden kann. Bei einer körperlichen Belastung setzen Perfusionsinhomogenitäten ab ca. 60%igen Stenosen ein und erreichen bei einem Stenosegrad über 70% jene kritische Grenze, ab der Ischämiephänomene auftreten und streßechokardiographisch über eine gestörte segmentale Wandkinetik erfaßbar werden können (siehe Abb. 7.3).

Die methodenspezifischen Unterschiede sind für einen Teil der Diskrepanzen thalliumszintigraphischer und streßechokardiographischer Befunde bei mittleren Stenosegraden verantwortlich. Strenggenommen gilt diese pathophysiologische Betrachtung nur für Eingefäßerkrankungen ohne ausgeprägte Kollateralisation.

Ein Vergleich szintigraphischer und streßechokardiographischer Methoden anhand ihrer Sensitivität und Spezifität macht nur in Bezug auf einen bestimmten Stenosegrad und in Kenntnis der gesamten Koronarmorphologie und der pathophysiologisch-methodischen Unterschiede Sinn.

Sobald Kollateralen oder Mehrgefäßstenosen vorliegen, werden die Auswirkungen auf Perfusionsverteilung und Ischämieentstehung komplexer. Einerseits kann so im Einzelfall ein erniedrigter „Gesamt-„wash-out" zwar auf eine Mehrgefäßerkrankung hinweisen, eine Perfusionsinhomogenität zuungunsten eines bestimmten Versorgungsterritoriums sich aber dem szintigraphischen Nachweis entziehen. Andererseits kann auch streßechokardiographisch unter Umständen keine segmental zuzuordnende Wandbewegungsstörung erkannt werden. Eine diffuse Mehrgefäßerkrankung ist dann eventuell nur anhand von Veränderungen zweidimensionaler Volumenparameter zu vermuten. Eine Eingefäßerkrankung in Form eines gut kollateralisierten Koronarverschlusses ohne Narbe wird szintigraphisch eine ausgeprägte Perfusionsverteilungsstörung nach sich ziehen. Streßechokardiographisch muß in dieser Situation eine Wandbewegungsstörung auf niedrigem bis mittlerem Belastungsniveau noch nicht unbedingt erkennbar sein. Diese Befundkonstellation wäre ein Hinweis darauf, daß bei gegebener Belastung eine Ischämie funktionell noch nicht vorliegt. Umgekehrt könnte aber auch in diesem Beispiel mit beiden Methoden ein objektiver Ischämienachweis gelingen. Im Thallium-SPECT würde dann z.B. nach einer hohen Belastung zwar eine ausgeprägte Redistribution auftreten, aber das Einsetzen der Ischämiezeichen wäre nur streßechokardiographisch zu beobachten und damit wäre nur mit dieser Methode die Ischämieschwelle unter Umständen auf einem sehr niedrigen Niveau zu erkennen.

An dieser Betrachtung soll deutlich werden, wie problematisch ein einfacher Vergleich nuklearkardiologischer Methoden mit streßechokardiographischen Techniken ist. Beide Verfahren besitzen durchaus konkurrierende Indikationen im Rahmen der Ischämiediagnostik. Bei differenzierter Bewertung ihrer jeweiligen Möglichkeiten und Grenzen weisen sie ganz spezifische Indikationen auf und ergänzen sich somit in vielen Fragestellungen (64, 69).

Schließlich haben aufwendige nuklearmedizinische Stoffwechselstudien nachweisen können, daß szintigraphische Speicherdefekte ohne Redistribution durchaus nicht immer „nekrotisches Narbengewebe" darstellen müssen, sondern noch vitalem Myokard entsprechen können im Sinne des „hibernating myocardium" mit weitgehend funktioneller Restitution nach erfolgreicher Reperfusion oder chronisch eingeschränkter aber nicht aufgehobener myokardialer Funktion im Sinne des „stunned myocardium". Diese im klinischen Alltag nicht selten vorkommenden Situationen stellen eine der besonderen Differentialindikationen für die pharmakologischen Techniken, insbesondere für die *Low-dose-Dobutamin-Streßechokardiographie,* dar (3, 4, 6, 7, 10, 17-19, 22-24, 34, 42-44, 56, 57, 62, 70).

> Die Dobutamin-Streßechokardiographie ist in der Lage, Segmente mit aufgehobener von solchen mit reduzierter, aber erholungsfähiger Funktion über eine echokardiographisch faßbare Kontraktilitätszunahme zu differenzieren. Aber auch die dynamische Technik läßt diese Differenzierung zu.

Abschließend möchten wir nochmals betonen, daß eine klinisch relevante streßechokardiographische Befundinterpretation häufig nur unter Kenntnis der Koronarmorphologie sinnvoll möglich ist. Streßechokardiographische Techniken können aber auch zu einer differenzierteren Indikation zur invasiven Untersuchung und interventionellen Therapie beitragen, wie dies ausführlich in Kapitel 5.1 beschrieben ist.

7.4 Streß(-Doppler-)echokardiographie und Einschwemmkatheteruntersuchung

Die Differentialdiagnostik Ischämie versus Compliancestörung unterschiedlicher Genese, vor allen Dingen postinfarziell, ist im Einzelfall mit der Einschwemmkatheteruntersuchung problematisch. Die Beantwortung von Fragen nach Lokalisation und Ausmaß ischämischer Wandareale vor und nach PTCA, nach Vorhandensein und Ausdehnung periinfarzieller Ischämien oder nach der Unterscheidung „vitalen Myokards" von definitiver Narbe ist nicht möglich. Bisher konnte eine Klärung dieser in der Praxis sehr häufigen Fragestellungen nur mit nuklearkardiologischen Methoden versucht werden (siehe Kapitel 7.3). Die Einschwemmkatheteruntersuchung steht daher nicht in direkter Konkurrenz zur Streßechokardiographie.

> Die Streßechokardiographie kann die Einschwemmkatheteruntersuchung jedoch ergänzen, indem sie einen belastungsinduziert erhöhten Füllungsdruck als überwiegend ischämieinduziert erkennen läßt, Lokalisation und Ausmaß sichtbar macht und Narbenareale von noch vitalem und somit gefährdetem Myokard unterscheiden kann.

Werden nach solchen Kriterien Segmente als avital und damit als Narbengewebe interpretiert, so sind Füllungsdruckanstiege am ehesten auf narbenbedingte Compliancestörungen zurückzuführen. Darüberhinaus können als zusätzliche Ursache pathologischer Füllungsdruckanstiege noch ischämisch bedingte periinfarzielle Wandbewegungsstörungen aufgedeckt und ihr Beitrag hierzu abgeschätzt werden.

> Wir möchten jedoch unterstreichen, daß zur Beurteilung der Belastbarkeit in allen Fällen, in denen weniger ischämie- als compliancebedingte Störungen der linksventrikulären Funktion dominieren, die Einschwemmkatheteruntersuchung weiterhin eine unverzichtbare Methode kardiologischer Funktionsdiagnostik darstellt und in keiner Weise durch streßechokardiographische Untersuchungen zu ersetzen ist.

Die Einschwemmkatheteruntersuchung beurteilt vor allem die Ventrikelfunktion und zentrale Hämodynamik sowie einzelne Klappenfunktionen und bietet sich für Korrelationsstudien zwischen streß(-doppler-)echokardiographischen und hämodynamischen Untersuchungen dieser Parameter an (8, 11, 12, 14-16, 33, 35, 38, 47, 51, 60, 65-68).

Klinisch relevante Aussagen zur Gradientendynamik unter Belastung scheinen bei Patienten mit leicht- bis mittelgradigen Mitralvitien und dominierender Stenosekomponente sowie Patienten nach Mitralklappenersatz bzw. -rekonstruktion möglich. Gute Übereinstimmungen mit hämodynamisch gewonnenen Meßwerten sind in einzelnen kleinen Fallstudien belegt. Weitere Untersuchungen werden zeigen, ob die Kenntnis belastungsassoziierter Gradienten therapeutische Konsequenzen ermöglicht. Vielversprechende Ansätze zeichnen sich auch bei der peri- und postoperativen Beurteilung von Patienten mit Aortenklappenersatz ab (s. a. Kapitel 8.1.2 und 8.3).

> Die meisten streßdopplerechokardiographischen Untersuchungen befassen sich derzeit mit der Beurteilung der links- und rechtsventrikulären Funktion unter Belastung. Anhand intrakardialer Flußprofile werden vor allem Parameter der diastolischen LV-Funktion bei unterschiedlichen Krankheitsbildern analysiert (s. a. Kapitel 2.3 und 4.3). Ihre Bedeutung für den klinischen Alltag ist zur Zeit noch nicht abschließend zu bewerten.

7.5 Streßechokardiographie und Koronarangiographie

Die Koronarangiographie beschreibt die Koronarmorphologie und liefert damit die Basis jeglicher funktionell-diagnostischer Methoden. Sie läßt Einengungen der Koronararterien erkennen, und in vielen Fällen leiten sich allein aus der Kenntnis von Aussehen, Lokalisation, visuell geschätztem Schweregrad und dem Ausmaß von Kollateralen interventionelle oder operative Konsequenzen ab. Häufig ist jedoch allein aufgrund des koronarmorphologischen Befundes nicht eindeutig über das weitere Procedere zu entscheiden. Dann kommt das ganze Spektrum funktionsdiagnostischer Methoden ins Spiel. Sie haben die Aufgabe, die koronarmorphologische Befundkonstellation unter funktionellen Aspekten zu bewerten und zur Entscheidung über das weitere Vorgehen beizutragen. Dieser Beitrag kann beispielsweise darin bestehen, Ischämiekriterien generell oder auf einem bestimmten Belastungsniveau zu objektivieren. Er besteht dann aus der Information über die Ischämieschwelle und kann klären, ob die Ischämie auf einem niedrigen oder hohen Belastungsniveau einsetzt.

> Fragen nach Ausmaß, Lokalisation und Schwelle einer Ischämie oder nach der Vitalität eingeschränkter Kontraktionsareale im entsprechenden Versorgungsgebiet einer Koronararterie sind prinzipiell mit funktionsdiagnostischen Methoden zu beantworten, so auch mit den neuen streßechokardiographischen Techniken.

Bei der Bewertung von Angaben zur Sensivität und Spezifität streßechokardiographischer Methoden, unterschiedliche koronarangiographische Stenosegrade aufzudecken, müssen wir uns vor Augen führen, daß mit echokardiographischen Techniken diese Stenosen nur dann sensitiv und spezifisch zu erkennen sind, wenn sie über eine belastungsinduzierte poststenotische Flußreduktion auch tatsächlich eine Ischämiereaktion zur Folge haben. Diese kann selbst bei höhergradigen Stenosen ausbleiben, wenn keine ausreichende Steigerung des Druck-Frequenz-Produktes oder ganz allgemein des Koronarflusses erreicht wurde, eine ausgeprägte Kollateralisation vorliegt oder auch der Stenosegrad visuell überschätzt wurde.

Bei derartigen Korrelationen bezieht sich die Sensitivität und Spezifität eines Ischämiemarkers, nämlich der Streßechokardiographie, auf die morphologische Methode Koronarangiographie und nicht auf eine Referenzmethode wie z.B. die PET, deren Beurteilungsparameter ebenfalls unmittelbare Ischämiefolge sind. Nur dann nämlich würde der sensitive Ischämiemarker Streßechokardiographie mit einem noch sensitiveren positronenemissionstomographischen Ischämiemarker verglichen. Eine solche funktionelle Betrachtungsweise, die die koronarangiographisch-morphologischen Befunde durch eine funktionelle Bewertung ergänzt, ist noch ungewohnt und noch nicht allgemein akzeptiert, wenngleich gut belegt (siehe auch Kapitel 7.3). Diese Betrachtungsweise zieht auch immer häufiger therapeutische Konsequenzen nach sich, indem z.B. die Dilatation einer Koronarstenose in Abhänigigkeit vom *funktionellen* Ischämienachweis diskutiert wird. Die Wertigkeit streßechokardiographischer Methoden im Entscheidungsprozeß interventioneller Therapieverfahren ist zur Zeit noch Gegenstand wissenschaftlicher Diskussion.

Zusammenfassend läßt sich schon heute feststellen, daß die Streßechokardiographie in ihren verschiedenen Techniken eine Fülle von differenzierten Fragestellungen des klinischen Alltages zu beantworten vermag und eine wesentliche Bereicherung des funktionsdiagnostischen Spektrums in der Kardiologie darstellt.

Literatur zu Kapitel 7

Einige praxisrelevante Forschungsergebnisse dieser neuen Methode sind bisher nur in Abstractbänden bedeutender Kongresse erschienen. Sie wurden hier im Literaturverzeichnis aufgeführt und können über den Herausgeber angefordert werden.

1. Aboul-Enein H, Bengtson JR, Adams DB, Mostafa MA, Ibrahim MM, Hifny AA, Sheikh KH (1991) Effect of the degree of effort on exercise echocardiography for the detection of restenosis after coronary artery angioplasty. Am Heart J 122: 430-437
2. Akosah KO, Porter TS, Simon R, Funai JT, Minisi AJ, Mohanty PK (1993) Ischemia-Induced Regional Wall Motion Abnormality Is Improved After Coronary Angioplasty: Demonstration by Dobutamine Stress Echocardiography. J Am Coll Cardiol 21: 584-589
3. Bathmann J, Botsch H, Blaschke H (1992) Re-Injektion von 201 Tl bei Postinfarktpatienten zur besseren Abgrenzung von Narbe und Ischämie. Nuklearmedizin 31: 220-224
4. Beller GA, Glover DK, Edwards NC, Ruiz M, Simanis JP, Watson DD (1993) 99mTc-Sestamibi Uptake and Retention During Myocardial Ischemia and Reperfusion. Circulation 87: 2033-2042
5. Bengtson JR, Sheikh KH, Aboul-Enein H, Burgess R, Stack RS, Kisslo J (1990) Exercise echocardiography is a valuable adjunct to treadmill testing for detection of restenosis after coronary angioplasty. J Am Coll Cardiol 15: 52A
6. Bonow RO, Dilsizian V, Cuocolo A, Bacharach SL (1991) Identification of Viable Myocardium in Patients With Chronic Coronary Artery Disease and Left Ventricular Dysfunction. Comparison of Thallium Scintigraphy With Reinjection and PET Imaging With 18F-Fluorodeoxyglucose. Circulation 83: 26-37
7. Botsch H (1990) Nuklearmedizinische Methoden in der kardiologischen Diagnostik. Internist 31: 333-337
8. Braverman AC, Thomas JD, Lee RT (1991) Doppler Echocardiographic Estimation of Mitral Valve Area During Changing Hemodynamic Conditions. Am J Cardiol 68: 1485-1490
9. Broderick T, Sawada S, Armstrong WF, Ryan T, Dillon JC, Bourdillon PDV, Feigenbaum H (1990) Improvement in Rest and Exercise-Induced Wall Motion Abnormalities After Coronary Angioplasty: An Exercise Echocardiographic Study. J Am Coll Cardiol 15: 591-599

10. Buxton DB, Vaghaiwalla Mody F, Krivokapich J, Phelps ME, Schelbert HR (1992) Quantitative Assessment of Prolonged Metabolic Abnormalities in Reperfused Canine Myocardium. Circulation 85: 1842-1856
11. Channer KS, Culling W, Wilde P, Jones JV (1986) Estimation Of Left Ventricular End-diastolic Pressure By Pulsed Doppler Ultrasound. Lancet May 3: 1005-1007
12. Christie J, Sheldahl LM, Tristani FE, Sagar KB, Ptacin MJ, Wann S (1987) Determination of stroke volume and cardiac output during exercise: comparison of two-dimensional and Doppler echocardiography, Fick oxymetry, and thermodilution. Circulation 76: 539-547
13. Coma-Canella I, Daza NS, Orbe LC (1992) Detection of restenosis with dobutamine stress test after coronary angioplasty. Am Heart Journal 124: 1196-1204
14. Corn CR, Teague SM (1990): Doppler left ventricular ejection dynamics: Correlation with nuclear ejection indices during exercise. In: Steve M. Teague (ed): Streß Doppler Echocardiography, Kluwer Academic Publishes, Dordrecht, Boston, London, pp 95-105
15. Costard-Jäckle A, Temmel A, Rödiger W, Christiansen W, Kalmar P, Greten H (1993) Belastungs-Dopplerechokardiographie nach prothetischem Aortenklappenersatz (Abstract). Z f Kardiol 82 (suppl I): 108
16. Decoulx EM (1993) Stress echo-doppler and isoproterenol infusion in hypertrophic CMP 1st International Symposium on Stress Echo, Pisa
17. Dilsizian V, Bonow RO (1993) Current Diagnostic Techniques of Assessing Myocardial Viability in Patients With Hibernating and Stunned Myocardium. Circulation 87: 1-20
18. Dilsizian V, Perrone-Filardi P, Arrighi JA, Bacharach SL, Quyyumi AA, Freedman NMT, Bonow RO (1993) Concordance and Discordance Between Stress-Redistribution-Reinjection and Rest-Redistribution Thallium Imaging for Assessing Viable Myocardium. Circulation 88: 941-952
19. Dilsizian V, Rocco TP, Freedman NMT, Leon MB, Bonow RO (1990) Enhanced Detection Of Ischemic But Viable Myocardium By The Reinjection Of Thallium After Stress-Redistribution Imaging. N Engl J Med 323: 141-146
20. Fioretti P (1993) Comparison of myocardial perfusion markers with different modes of stress echocardiography. 2nd International Symposium on Stress-Echocardiography, Leipzig
21. Fioretti PM, Pozzoli MMA, Ilmer B, Salustri A, Cornel J-H, Reijs AEM, Krenning EP, Reiber JHC, De Feyter PJ, Roelandt JRTC (1992) Exercise echocardiography versus thallium-201 SPECT for assessing patients before and after PTCA. European Heart J 13: 213-219
22. Gould KL (1991) Myocardial Viability. What Does It Mean and How Do We Measure It? Circulation 83: 333-335
23. Gutman J, Berman DS, Freeman M, Rozanski A, Maddahi J, Waxman A, Swan HJC (1983) Time to completed redistribution of thallium-201 in exercise myocardial scintigraphy: Relationship to the degree of coronary artery stenosis. Am Heart J 106: 989-995
24. Haubold-Reuter K, Haldemann R, Amann F, Turina J, Reist W, Leenders K, von Schulthess G (1992) Die Positronenemissionstomographie (PET) zur Beurteilung des metabolischen Zustands des Herzmuskels. Schweiz med Wschr 122: 14-21
25. Haug G, Lang G, Berghoff A (1993) Stress Echo in Cardiac Rehabilitation: Diagnostic Advantage of a Combined Supine and Half-Sitting Exercise Protocol. 1st International Symposium on Stress Echo, Pisa
26. Haug G, Lang G, Berghoff A (1992) Exercise echocardiography in cardiac rehabilitation: valuable tool for diagnostic, therapy and sociomedical judgement. 5th World Congress of Cardiac Rehabilitation, Bordeaux
27. Haug G, Lang G, Tretter N, Berghoff A (1993) Stellenwert der Streß-Echocardiographie in der kardiologischen Rehabilitation. In: Gehring J., von Bibra H. (Hrsg) Echokardiographische Diagnostik bei koronarer Herzkrankheit. Steinkopff, Darmstadt, S 133-146
28. Haug G, Lang G, Tretter N, Berghoff A (1994) Dynamic Stress-Echocardiography: New method to assess exercise capacity free of ischemia in stationary and outpatient coronary training groups. Int J of Sportsmedicine, in press
29. Haug G, Lang G, Tretter N, Berghoff A (1994) Dynamische Streßechokardiographie: Neue Methode zur Beurteilung der ischämiefreien Belastbarkeit in stationärer Bewegungstherapie und ambulanten Herzgruppen, Z Sportmedizin, im Druck
30. Haug, G, Lang, G, Berghoff, A (1994) Dynamische Streßechokardiographie in der kardiologischen Bewegungstherapie: Stellenwert zur Steuerung rehabilitativer Trainingsprogramme bei unklarem Belastungs-EKG. Vortrag II. Europäisches Symposium „Quantifizierung von rehabilitativen Trainingsprogrammen", Wien
31. Hecht HS, DeBord L, Shaw R, Dunlap R, Ryan C, Stertzer SH, Myler RK (1993) Usefulness of Supine Bicycle Stress Echocardiography for Detection of Restenosis After Percutaneous Transluminal Coronary Angioplasty. Am J Cardiol 71: 293-296
32. Henze E (1990) Der Stellenwert der Positronenemissionstomographie (PET) in der kardiologischen Diagnostik. Internist 31: 338-340
33. Himelman RB, Schiller NB (1990) Dynamic Assessment of Right Ventricular Systolic Pressure by Doppler of Tricuspid Insufficiency During Supine Bicycle Exercise in Chronic Lung Disease. In: Schlepper M, Berwing K (Hrsg) Kontrast-, Doppler-, Farb-Doppler- und transösophageale Echokardiographie. Schattauer, Stuttgart New York: S 155-162

34. Kirsch CM, Erdmann E (1993) Hibernating myocardium-Diagnostik mit 99mTc-MIBI. Herz/Kreislauf 25: 188-189
35. Klues H, Hanrath P (1993) Streßechokardiographie bei Patienten mit Herzklappenerkrankung. Symposium Streßechokardiographie, Linz
36. Kramer PA, Beauchamp GD, Vacek JL, Rowland J, Crouse LJ (1990) Exercise Echocardiography Predicts Restenosis After Coronary Angioplasty. Circulation 82 (suppl III): 192
37. Kronik G, Glaser G (1993) Ergebnisse der Streßechokardiographie in Abhängigkeit des Stenosegrades bei koronarer Herzkrankheit. Symposium Streßechokardiographie, Linz
38. Kücherer H, Ruffmann K, Kübler W (1988) Determination of left ventricular filling parameters by pulsed Doppler echocardiography: A noninvasive method to predict high filling pressures in patients with coronary artery disease. Am Heart J 116: 1017-1021
39. Labovitz AJ, Lewen M, Kern MJ, Vandormael M, Mrosek DG, Byers SL, Pearson AC, Chaitman BR (1989) The effects of successful PTCA on left ventricular function: Assessment by exercise echocardiography. Am Heart J 117: 1003-1008
40. Manyari DE, Knudtson M, Kloiber R, Roth D (1988) Sequential thallium-201 myocardial perfusion studies after successful percutaneous transluminal coronary artery angioplasty: delayed resolution of exercise-induced scintigraphic abnormalities. Circulation 77: 86-95
41. Marwick TH, Nemec JJ, Pashkow FJ, Stewart WJ, Salcedo EE (1992) Accuracy and Limitations of Exercise Echocardiography in a Routine Clinical Setting. J Am Coll Cardiol 19: 74-81
42. Marwick T, Salcedo E, Covalesky R, Stewart WJ (1990) Comparison of Stress Echocardiography and Thallium Tomography - Analysis of Discrepant Results. J Am Soc Echo 4: 226-231
43. Marwick T, Salcedo E, Stewart WJ, Go R, Saha G, MacIntyre WJ (1990) Diagnosis of Ischemia and Infarction by Exercise Echocardiography and RB-82 PET. Circulation 82 (suppl III): 192
44. Marzullo P, Parodi O, Reisenhofer B, Sambuceti G, Picano E, Distante A, Gimelli A, L'Abbate A (1993) Value of Rest Thallium-201/Technetium-99m Sestamibi Scans and Dobutamine Echocardiography for Detecting Myocardial Viability. Am J Cardiol 71: 166-172
45. Massa D, Pirelli S, Gara E, Faletra F, Alberti A, Piccalo G, Corrada E, Mafrici A, Formentini A, Campolo L (1989) Exercise testing and dipyridamole echocardiography test before and 48 h after successful coronary angioplasty: prognostic implications. European Heart J 10 (suppl G): 13-17
46. McNeill AJ, Fioretti PM, El-Said EM, Salustri A, de Feyter PJ, Roelandt JRTC (1992) Dobutamine Stress Echocardiography Before and After Coronary Angioplasty. Am J Cardiol 69: 740-745
47. Millaire A (1993) Stress echo-Doppler in aortic stenosis (Poster). 1st International Symposium on Stress echo, Pisa
48. Moscarelli E, Reisenhofer B, Levantest D, Michelassi C, Distante A, L'Abbate A (1991) Monitoring of cardiac output during exercise in coronary patients: a Doppler study. European Heart J 12: 338-344
49. Mudra H (1993) Streßechokardiographie bei Patienten mit Herzvitien und Klappenprothesen. Symposium Streßechokardiographie, Linz
50. Müller KD (1992) Quantitative Myokardszintigraphie bei koronarer Herzkrankheit - eine aktuelle Standortbestimmung. Herz/Kreislauf 24: 82-93
51. Ohshima M, Yamazoe M, Tamura Y, Matsubara T, Suzuki M, Igarashi Y, Tanabe Y, Yamazaki Y, Koyama S, Yamaguchi T, Mito M, Izumi T, Shibata A, Miida T, Oda H, Toeda T, Higuma N (1992) Immediate Effects of Percutaneous Transvenous Mitral Commissurotomy on Pulmonary Hemodynamics at Rest and During Exercise in Mitral Stenosis. Am J Cardiol 70: 641-644
52. Picano E, Lattanzi F, Masini M, Distante A, L'Abbate A (1987) Comparison of the High-Dose Dipyridamole-Echocardiography Test and Exercise Two-Dimensional Echocardiography for Diagnosis of Coronary Artery Disease. Am J Cardiol 59: 539-542
53. Picano E, Lattanzi F, Masini M, Distante A, L'Abbate A (1987) Different Degrees of Ischemic Threshold Stratified by the Dipyridamole-Echocardiography-Test. Am J Cardiol 59: 71-73
54. Picano E, Lattanzi F, Orlandini A, Marini C, L'Abbate A (1991) Stress Echocardiography and the Human Factor: The Importance of Being Expert. J Am Coll Cardiol 17: 666-669
55. Picano E, Marini C, Pirelli S, Maffei S, Bolognese L, Chiriatti G, Chiarella F, Orlandini A, Seveso G, Colosso MQ, Sclavo MG, Magaia O, Agati L, Previtali M, Lowenstein J, Torre F, Rosselli P, Ciuti M, Ostojic M, Gandolfo N, Margaria F, Giannuzzi P, DiBello V, Lombardi M, Gigli G, Ferrara N, Santoro F, Lusa A M, Chiaranda G, Papagna D, Coletta C, Boccardi L, De Cristofaro M, Papi L, Landi P, on behalf of the Echo-Persantine International Cooperative Study Group (1992) Safety of Intravenous High-Dose Dipyridamole Echocardiography. Am J Cardiol 70: 252-258
56. Picano E, Marzullo P, Gigli G, Reisenhofer B, Parodi O, Distante A, L'Abbate A (1992) Identification of Viable Myocardium by Dipyridamole-Induced Improvement in Regional Left Ventricular Function Assessed by Echocardiography in Myocardial Infarction and Comparison with Thallium Scintigraphy at Rest. Am J Cardiol 70: 703-710
57. Pierard LA, De Landsheere CM, Berthe C, Rigo P, Kulbertus HE (1990) Identification of Viable Myocardium by Echocardiography During Dobutamine Infusion in Patients With Myocardial Infarction After Thrombolytic Therapy: Comparison With Positron Emission Tomography. JACC 15: 1021-1031

58. Pozzoli M, Salustri A, Hermans W, Ilmer B, Reijs A, Reiber J, Krenning E, Fioretti PM (1990) Digital Exercise Echocardiography and 99m-Tc-MIBI SPECT 6 Months After PTCA: a Comparison with Quantitative Coronary Angiography. Circulation 82 (suppl III): 743
59. Rowland J, Rdzanek S, Beauchamp GD, Kramer PH, Crouse LJ (1990) Exercise echocardiography correctly predicts restenosis in patients undergoing emergent PTCA for non-Q-wave myocardial infarction. J Am Coll Cardiol 15: 52A
60. Sagar KB, Wann LS (1990) Evaluation of exercise performances in mitral stenosis using Doppler echocardiography. In: Teague (ed): Stress Doppler Echocardiography, Kluwer Academic Publishes, Dordrecht, Boston, London, pp 219-225
61. Salustri A, Pozzoli M, Ilmer B, Reiber J, Hermans W, Fioretti PM (1990) Relation of the Severity of Coronary Artery Lesions to the Development of Wall Motion and Perfusion Abnormalities Assessed by Exercise Echocardiography and SPECT. Circulation 84 (suppl III): 191
62. Scognamiglio R, Ponchia A, Fasoli G, Miraglia G, Dalla-Volta S (1991) Exercise-induced left ventricular dysfunction in coronary heart disease. A model for studying the stunned myocardium in man. European Heart J 12 (suppl G): 16
63. Sheikh KH, Bengtson JR, Helmy Sherif, Juarez C, Burgess R, Bashore TM, Kisslo J (1990) Relation of Quantitative Coronary Lesion Measurements to the Development of Exercise-Induced Ischemia Assessed by Exercise Echocardiography. J Am Coll Cardiol 15: 1043-1051
64. Stratmann HG, Kennedy HL (1989) Evaluation of coronary artery disease in the patient unable to exercise: Alternatives to exercise stress testing. Am Heart J 117: 1344-1365
65. Völker W, Jacksch R, Dittmann H, Karsch KR (1990) Wertigkeit der Belastungs-Doppler-Echokardiographie bei Patienten mit Mitralstenose. In: Schlepper M, Berwing K (Hrsg) Kontrast-, Doppler-, Farb-Doppler- und transösophageale Echokardiographie. Schattauer, Stuttgart New York, S 125-140
66. van den Brink RBA, Verheul HA, Visser CA, Koelemay MJW, Dunning AJ (1992) Value of Exercise Doppler Echocardiography in Patients with Prosthetic or Bioprosthetic Cardial Valves. Am J Cardiol 69: 367-372
67. Völler H, Uhrig A, Schröder K, Spielberg Ch, Agrawal R, Schröder R (1993) Altersabhängige Veränderungen der linksventrikulären Füllungsparameter in Ruhe und während ergometrischer Belastung - eine Doppler-echokardiographische Untersuchung bei Herzgesunden. Herz/Kreislauf 25: 292-296
68. Völler H, von Ameln H, Spielberg C, Schröder K, Uhrig A, Schröder R (1993) Hemodynamic Response to Exercise-induced Myocardial Ischemia Detected by Transmitral Filling Patterns Derived from Doppler Echocardiography. J Am Soc Echoc 6: 255-264
69. Zijlstra F, Fioretti P, Reiber JHC, Serruys PW (1988) Which Cineangiographically Assessed Anatomic Variable Correlates Best With Functional Measurements of Stenosis Severity? A Comparison of Quantitative Analysis of the Coronary Cineangiogram With Measured Coronary Flow Reserve and Exercise/Redistribution Thallium-201 Scintigraphy. J Am Coll Cardiol 12: 686-691
70. Zimmermann R, Rauch B, Helus F, Strauss LG, Clorius J, Tillmanns H, Kübler W (1989) Positronen-Emissionstomographie: Möglichkeiten und Perspektiven der kardiologischen Diagnostik. Dtsch med Wschr 114: 1165-1170

8 Stellenwert streßechokardiographischer Techniken im Spektrum möglicher Anwendungsgebiete

8.1 Akutkrankenhaus

8.1.1 Kardiologische Klinik

Die streßechokardiographischen Untersuchungsmethoden stellen eine wesentliche Bereicherung in der kardiologischen Funktionsdiagnostik des Akutkrankenhauses dar. Die Abklärung einer Angina-pectoris-Symptomatik bei Patienten, die akut in die Klinik aufgenommen werden und der herkömmlichen Diagnostik eines Belastungs-EKGs nicht zugänglich sind, stellt eine häufige Indikation zur Durchführung einer streßechokardiographischen Untersuchung dar. .Verhindern primäre EKG-Veränderungen wie Schenkelblock, Linkshypertrophie, Zustand nach Myokardinfarkt oder Repolarisationsstörungen aus verschiedenen Gründen (Digitalis, Antiarrhythmika etc.) eine verläßliche Auswertung des Belastungs-EKGs, so empfiehlt sich bei diesen Patienten die Durchführung einer fahrradergometrischen Streßechokardiographie, der physiologischsten Form der Belastung. Dabei kann gleichzeitig die körperliche Belastungsfähigkeit des Patienten mitbeurteilt werden.

Kann dagegen aufgrund neurologischer, orthopädischer, muskulärer, altersbedingter oder anderer Ursachen eine körperliche Belastung nicht durchgeführt werden, oder ist das 2-dimensionale Echobild unter körperlicher Belastung nicht auswertbar, stehen pharmakologische streßechokardiographische Methoden zur Verfügung (siehe Kapitel 3.2).

Die Streßechokardiographie ist dem Belastungs-EKG nicht nur hinsichtlich der Durchführbarkeit und Auswertbarkeit überlegen, sondern zeigt auch im Vergleich eine höhere Sensitivität und Spezifität bei der Erfassung von Koronarstenosen, die unter Ischämieprovokation funktionell wirksam werden (29). Das gilt sowohl für die ergometrische Streßechokardiographie wie auch für den Dipyridamol- und Dobutamin-Streßechotest (16, 25, 26).

Ein wesentlicher Vorteil der Streßechokardiographie bei der Abklärung Angina-pectoris-verdächtiger thorakaler Beschwerden liegt auch darin begründet, daß mit der 2-dimensionalen Echokardiographie neben Ruhe-Kontraktilitätsstörungen, die auf eine koronare Herzerkrankung schließen lassen, weitere mögliche Ursachen der Beschwerden miterfaßt werden können.

Voraussetzungen für eine echokardiographische Untersuchung, insbesondere für eine Beurteilung der linksventrikulären Wandabschnitte unter Belastung, ist jedoch eine ausreichend gute Schallbarkeit des Patienten. Ist diese nicht gegeben, kann zur weiteren Abklärung einer koronaren Herzerkrankung die Nuklearmedizin herangezogen werden.

Im Rahmen des akuten Myokardinfarktes gibt die echokardiographische Untersuchung Aufschluß über die Lokalisation und Ausdehnung des Infarktes und ermöglicht die Erkennung von Infarktkomplikationen (18, 10, 36).

> Der Einsatz der Streßechokardiographie erlaubt eine postinfarzielle Risikostratifizierung. Besonders nach früher Lysetherapie ist es entscheidend, diejenigen Patienten zu identifizieren, die von einer raschen invasiven Diagnostik und Therapie profitieren.

Durch die Lyse-Therapie gelingt bei 50-60% der Patienten eine Reperfusion des Infarktgefäßes, wodurch eine irreversible Myokardschädigung verhindert oder gering gehalten werden kann (30, 32). Nach diesem inkompletten Myokardinfarkt kommt es lediglich vorübergehend zu einem sog. „stunned myocardium", das einem lebenden, aber reversibel in der Funktion eingeschränkten Gewebe gleichkommt (5). Im Ruhe-Echokardiogramm läßt sich die Kontraktilitätsstörung eines „stunned myocardium" nicht von der eines nekrotischen Myokardareals mit komplettem Verschluß des Infarktgefäßes unterscheiden. Für das weitere Vorgehen nach akutem Myokardinfarkt ist aber die Differenzierung zwischen lebendem und nekrotischem Gewebe entscheidend. Experimentelle Studien (11, 3, 6) haben belegt, daß eine postischämische myokardiale Dysfunktion durch geringe Dosen inotrop wirksamer Substanzen verbessert werden kann, echokardiographisch erkennbar an einer systolischen Zunahme der myokardialen Wanddicke.

Dobutamin als positiv inotrop wirkende Substanz eignet sich gut zur Stimulation des Myokards; Pierard konnte in einer Vergleichsstudie mit der Positronenemissiontomographie nachweisen, daß mit Hilfe des Dobutamin-Streßechotests postinfarzielles „viable myocardium" zuverlässig erfaßt werden kann (23).

> Bereits 3 Tage nach unkompliziertem akutem Myokardinfarkt kann eine Dobutamin-Streßechountersuchung in niedriger Dosierung (bis 10 μg/kgKG) am Krankenbett sicher durchgeführt (8) und davon abhängig das weitere Vorgehen festgelegt werden.

Nach neuesten Arbeiten ist eine Identifizierung von „viable myocardium" auch mit Hilfe des Dipyridamol-Streßechotestes möglich (20, 34). Jedoch findet speziell in dieser Fragestellung überwiegend der Dobutamin-Streßechotest Anwendung.

Nach erfolgter Lyse-Therapie bleibt trotz Reperfusion häufig eine relevante Koronarstenose bestehen, die einer raschen Intervention bedarf, um gefährdetes Myokard vor einer weiteren Schädigung zu bewahren. Entscheidend für die Prognose des Patienten ist die Erkennung von funktionell wirksamen Koronarstenosen.

> Die Streßechokardiographie ist eine exzellente Methode, postinfarziell gefährdetes Myokard zu identifizieren (12, 4, 2, 27, 7). Dabei finden sowohl passive pharmakologische wie auch aktive ergometrische Streßechokardiographietests Anwendung.
> Der Dipyridamol-Streßechotest kann bereits drei Tage nach unkompliziertem akutem Myokardinfarkt sicher durchgeführt werden (9), häufiger werden die Patienten jedoch erst am 5. bis 7. postinfarziellen Tag untersucht. Der Dobutamin-Streßechotest in hoher Dosierung wird in den meisten Zentren erst ein bis zwei Wochen nach Myokardinfarkt angewandt (23, 15).

Bei der aktiven Belastungsechokardiographie gelten ähnliche Kriterien wie beim Belastungs-EKG, so kann eine submaximale Belastung bereits wenige Tage nach akutem Myokardinfarkt durchgeführt werden (1), während eine maximale Belastung in der Regel erst kurz vor Entlassung des Patienten angestrebt wird (24).

> Da der Streßechotest mit submaximaler Belastung weniger aussagekräftig ist (27) und eine maximale körperliche Belastung den größten zeitlichen Abstand zum akuten Myokardinfarkt erfordert, werden überwiegend pharmakologische Streßechotests zur Erkennung von gefährdetem Myokard nach akutem Myokardinfarkt angewandt.

Neben der Aussage eines positiven oder negativen Testergebnisses ermöglichen echokardiographische Streßmethoden durch eine direkte visuelle Darstellung von ischämieinduzierten neuauftretenden Wandbewegungsstörungen Rückschlüsse auf funktionell wirksame Gefäßstenosen, die einer Intervention bedürfen. Somit stehen zur Einschätzung des Koronarstatus und zur Planung des weiteren Vorgehens zusätzlich zu den Kenntnissen der anatomischen Verhältnisse auch Informationen über die funktionellen Verhältnisse zur Verfügung. Der Wert der Streßechokardiographie zur Risikostratifizierung nach akutem Myokardinfarkt ist durch viele Studien belegt (28, 31), (Tabelle 8.1).

Tabelle 8.1. Risikostratifizierung nach akutem Myokardinfarkt

Zeitverlauf	Diagnostik
3. Tag	Dobutamin-Echo („low-dose") Nachweis von lebendem („viable") Myokard → rasche invasive Diagnostik, ggf. PTCA/CABG
7. Tag	Dobutamin- oder Dipyridamol-Echo („high-dose") Nachweis von gefährdetem („jeopardized") Myokard
8. Tag	Koronarangiographie und bei Nachweis einer signifikanten Stenose → PTCA/CABG
14. Tag	Ergo-Echo (maximale Belastung), Dobutamin- oder Dipyridamol-Echo („high-dose") Prognoseabschätzung, Erfolgskontrolle nach PTCA/CABG
6. Monat	Ergo-Echo (maximale Belastung), Dobutamin- oder Dipyridamol-Echo („high-dose") Verlaufskontrolle nach PTCA/CABG

Eine weitere entscheidende Indikation zur Streßechokardiographie besteht bei der Anwendung der Koronarangioplastie.

> Sinnvoll ist die Durchführung eines Streßechotests vor geplanter und nach erfolgter Angioplastie.

Vor Intervention gibt der Test Auskunft über die funktionellen Verhältnisse an den Koronarien und im Vergleich dazu nach Intervention kann der unmittelbare Erfolg durch eine funktionelle Verbesserung erfaßt und eine Prognose über den weiteren Verlauf abgegeben werden (22). So konnte Picano nachweisen, daß ein positiver Dipyridamol-Streßechotest in der unmittelbaren Kontrolluntersuchung nach erfolgreicher Intervention diejenigen Patienten identifiziert, die ein hohes Risiko tragen, im Verlauf erneut symptomatisch zu werden, und daß darüber hinaus bei Auftreten von Symptomen ein positiver Test mit hoher Sicherheit für eine Restenose spricht (35).

> Die fahrradergometrische Streßechokardiographie mit maximaler Belastung ist eine verläßliche Methode, Patienten mit Restenosen nach Angioplastie zu identifizieren (14). Der Dobutamin- und Dipyridamol-Streßechotest ist in gleicher Weise geeignet, den Erfolg einer Intervention zu erfassen (17).

Ein Vergleich beider pharmakologischer Methoden zeigt, daß beide Methoden in dieser Fragestellung gleichermaßen verläßlich sind, eine Aufschlüsselung bezüglich Ein- und Mehrgefäßerkrankungen ergab eine geringfügig bessere Aussage des Dobutamin-Streßechotests bei Mehrgefäßerkrankungen (33).

Eine streßechokardiographische Verlaufskontrolle 6 Monate nach durchgeführter Angioplastie kann somit Auskunft über den mittelfristigen Erfolg der Maßnahme geben, so daß ggf. auf eine Kontroll-Katheteruntersuchung verzichtet werden kann, wenn ein Streßecho-Ausgangsbefund und eine unmittelbare Kontrolluntersuchung nach Intervention vorliegen.

> Das Ergebnis einer streßechokardiographischen Untersuchung besitzt einen hohen prognostischen Wert als Screeningtest nach akutem Myokardinfarkt, nach Angioplastie, bei der Risikoabschätzung vor kardialen oder nichtkardialen Operationen (21, 31, 19).

So besteht bei Patienten mit positivem Streßechotest eine höhere Wahrscheinlichkeit, im Verlauf ein kardiales Ereignis zu erleiden als bei Patienten mit negativem Testergebnis. Das trifft zu für Patienten, die im Rahmen einer Routinediagnostik erfaßt wurden wie auch für Patienten nach Myokardinfarkt oder Angioplastie. Dabei sollten gefährdete Patienten mit positivem Testergebnis engmaschig kontrolliert und weiterer invasiver Diagnostik zugeführt werden. Das Streßechotest-Ergebnis kann besonders vor operativen Eingriffen von Bedeutung sein und sollte bei Risikopatienten dazu führen, daß ein spezielles Monitoring während der Operation eingesetzt wird.

Insgesamt hat die nichtinvasive Diagnostik in der Akutklinik durch die Streßechokardiographie eine wesentliche Bereicherung erfahren, und die Verläßlichkeit der Methode sollte überzeugen, sie in den festen Bestand der Routinediagnostik aufzunehmen (Abb. 8.1).

Abb. 8.1. Nichtinvasives diagnostisches Vorgehen bei koronarer Herzerkrankung

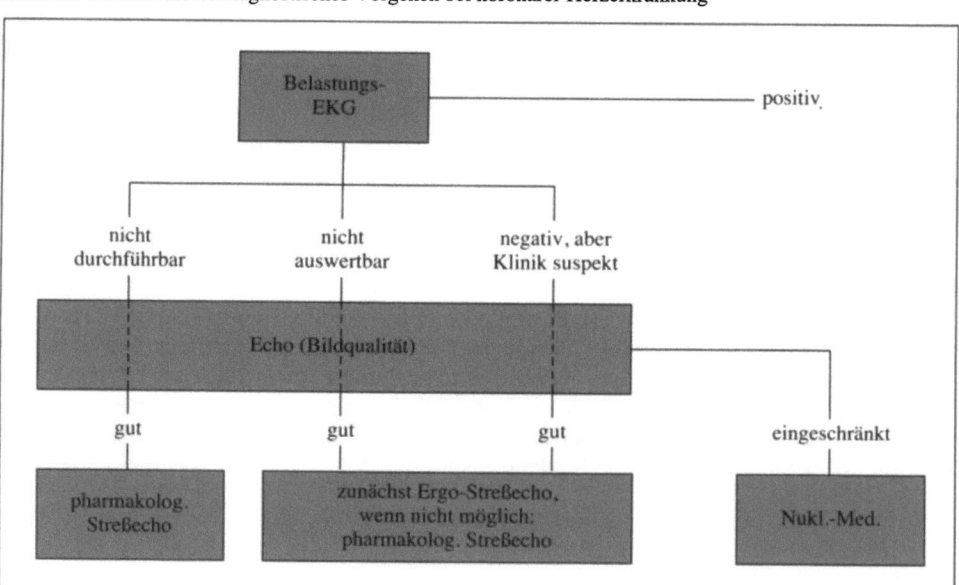

Literatur zu Kapitel 8.1.1

1. Applegate RJ, Dell'italia LJ, Crawford MH (1987) Usefulness of two-dimensional echocardiography during low-level exercise testing early after uncomplicated myocardial infarction. Am J Cardiol 60: 10-14
2. Boccanelli A, Pontillo D, Greco C, Zanchi E, Carboni GP, Cecchetti C, Risa AL (1992) Comparison of exercise test, dipyridamole and dobutamine stress echocardiography for the detection of multivessel disease after myocardial infarction. J Am Coll Cardiol 19 (suppl): 359A
3. Bolli R, Zhu WX, Myers ML, Hartley CJ, Roberts R (1985) Beta-adrenergic stimulation reverses postischemic myocardial dysfunction without producing subsequent functional deterioration. Am J Cardiol 56: 946-948
4. Bolognese L, Sarasso G, Aralda D, Bongo AS, Rossi L, Rossi P (1989) High dose dipyridamole echocardiography early after uncomplicated acute myocardial infarction: correlation with exercise testing and coronary angiography, J Am Coll Cardiol 14: 357-363
5. Braunwald E, Kloner RA (1982) The stunned myocardium: prolonged, postischemic ventricular dysfunction. Circulation 69: 991-999
6. Buda AJ, Zotz RJ, Gallagher KP (1987) The effect of inotropic stimulation on normal and ischemic myocardium after coronary occlusion. Circulation 76: 163-172
7. Casanova R, Parrocini A, Guidalotti PL, Capacci Pf, Jacopi F, Fabbri M, Maresta A (1992) Dose and test for dipyridamole infusion and cardiac imaging early after uncomplicated acute myocardial infarction. Am J Cardiol 70: 1402-1406
8. Chiaranda G, Lazzaro A, Mangiameli S (1993). The low-dose echo-dobutamine test in post-AMI early phase. 1st international symposium of stress echocardiography in Pisa 1993
9. Chiarella F, Domenicucci S, Bellotti P, Bellone P, Scarsi G, Moroni L, Vecchio (1993) Ultra-early risk stratification by stress-echo: rationale and results. 1st international symposium of stress echocardiography in Pisa 1993
10. Corya BC, Rasmussen S, Knoebel SB, Feigenbaum H (1975) Echocardiography in acute myocardial infarction. Am J Cardiol 36: 1
11. Ellis SG, Wynne J, Braunwald E, Henschke CI, Sandor T, Kloner RA (1984) Response of reperfusion-salvaged, stunned myocardium to inotropic stimulation. Am Heart J 107: 13-19
12. Fishman EZ, Ben-Ari E, Pines A, Drory Y, Motro M, Kellermann JJ (1992) Usefulness of heavy isometric exercise echocardiography for assessing left ventricular wall motion pattern late (> 6 months) after acute myocardial infarction. Am J Cardiol 70: 1123-1128
13. Galeti A, Coletta C, Greco G, Bordi L, Burattini M, Colaceci R, Cevi V: Risk stratification in coronary heart disease with echo-dobutamine test. A follow up study in 74 patients. 1st international symposium of stress echocardiography in Pisa 1993
14. Hecht HA, DeBord L, Shaw RE, Ryan C, Dunlap R, Stretzer SH, Myler KR (1993) Usefulness of supine bicycle stress echocardiography for detection of restenosis after percutaneous transluminal coronary angioplasty. Am J Cardiol 71: 293-296
15. Marcovitz PA, Armstrong WF (1991) Dobutamine stress echocardiography: diagnostic utility. Herz 16: 372-378
16. Marwick TH, Nemec JJ, Pashkow FJ, Stewart WJ, Salcedo EE (1992) Accuracy and limitations of exercise echocardiography in a routine clinical setting. JACC 19: 74-81
17. McNeill AJ, Fioretti PM, El-Said EM, Salustri A, de Feyter PJ, Roeland JR (1992) Dobutamine stress echocardiography before and after coronary angioplasty. Am J Cardiol 69: 740-745
18. Nieminen M, Parisi AF, O'Boyle JE, Folland ED, Khuri S, Kloner RA (1982) Serial evaluation of myocardial thickening and thinning in acute experimental infarction and quantification using two-dimensional echocardiography. Circulation 66: 174-180
19. Pellikka PA, Oh JK, Bailey KR, Nichols BA, Rooke TW, Tajik AJ (1992) Prognostic role of Dobutamine stress echocardiography before noncardiac surgery. J Am Coll Cardiol 19 (suppl): 100A
20. Picano E, Marzullo P, Gigli G, Reisenhofer B, Parodi O, Distante A, L'Abbate A: Identification of viable myocardium by dipyridamole-induced improvement in regional left ventricular function assessed by echocardiography in myocardial infarction and comparison with thallium scintigraphy at rest. Am J Cardiol 1992; 70: 703-710
21. Picano E, Severi S, Michelassi C, Lattanzi F, Masini M, Orsini E, Distante A, L'Abbate A (1989) Prognostic importance of dipyridamole-echocardiography test in coronary artery disease. Circulation 80: 450-457
22. Picano E, Pirelli S, Marzilli M, Faletra F, Lattanzi F, Campoplo L, Massa D, Alberti A, Gara E, Distante A, L'Abbate A (1989) Usefulness of high-dose dipyridamole echocardiography test in coronary angioplasty. Circulation 80: 807-815
23. Pierard LA, de Landsheere C, Berthe C, Rigo P, Kulbertus HE (1990) Identification of viable myocardium by echocardiography during dobutamine infusion in patients with myocardial infarction after thrombolytic therapy: comparison with positron emission tomography. J Am Coll Cardiol 15: 1021-1031
24. Ryan T, Armstrong WF, O'Donnell JA, Feigenbaum H (1987) Risk stratification after acute myocardial infarction by means of exercise two-dimensional echocardiography. Am Heart J 114: 1305-1316

138 Anwendungsgebiete

25. Salustri A, Fioretti PM, McNeill AJ, Pozzoli MMA, Roeland JR (1992) Pharmacological stress echocardiography in the diagnosis of coronary artery disease and myocardial ischemia: a comparison between dobutamine and dipyridamol. Eur Heart 13: 1356-1362
26. Sawada SG, Segar DS, Ryan T, Brown SE, Dohan AM, Williams R, Fineberg NS, Armstrong WF, Feigenbaum H (1991) Echocardiographic detection of coronary artery disease during dobutamine infusion. Circulation 83: 1605-1614
27. Schröder K, Völler H, Hansen B, Linderer T, Spielberg C, Münzberg H, Schröder R (1991) Which stress-echocardiographic test is best suitable to identify jeopardized myocardium shortly after myocardial infarction? Circulation 84 (suppl II): 208
28. Schröder K, Völler H, Hansen B, Schröder R (1992) Can stress induced changes in the wall motion score indicate the necessity for an intervention in patients with coronary artery disease? A stress echocardiographic study. J Am Coll Cardiol 19 (suppl): 101A
29. Schröder K, Völler H, Hansen B, Levenson B, Wilkenshoff U, Schröder R (1992) Streß-Echokardiographie als Routine-Untersuchung bei koronarer Herzkrankheit. DMW 117: 1583-1588
30. Schröder R (1983) Systemic versus intracoronary streptokinase infusion in the treatment of acute myocardial infarction. J Am Coll Cardiol 1: 1254-1261
31. Seveso G, Chiarella F, Previtali M, Bolognese L et al., on behalf of the EPIC study group (1992) The prognostic value of dipyridamole-echocardiography early after uncomplicated acute myocardial infarction: Updated results of the EPIC study. J Am Coll Cardiol 19 (suppl): 100A
32. The TIMI Study Group (1985) The Thrombolysis in Myocardial Infarction (TIMI) Trial: phase I findings. N Engl J Med 312: 932-936
33. Wilkenshoff UM, Schröder K, Völler H, Dissmann R, Dingerkus H, Linderer T, Schröder R (1994) Comparison of dobutamine and dipyridamole stress echocardiography in patients with single and multivessel disease undergoing PTCA. J Am Coll Cardiol 2 (suppl)
34. Wilkenshoff U, Schröder K, Völler H, Münzberg H, Dissmann R, Spielberg C, Linderer T, Schröder R (1993) Detection of jeopardized myocardium after acute myocardial infarction with dipyridamole echocardiography stress test. Eur Heart J 14 (suppl.): 1528
35. Wilkenshoff U, Schröder K, Völler H, Dissmann R, Linderer T, Schröder R: Validity and tolerance of dobutamine and dipyridamole stress echocardiography before and after PTCA (1993) 1st international symposium of stress echocardiography in Pisa 1993
36. Wilkenshoff UM (1994) Ischämische Herzerkrankung; Infarktkomplikationen. In: Schmailzl KJG (Hrsg.) Kardiale Ultraschalldiagnostik. Blackwell Wissenschaft, Berlin, S. 679-696

8.1.2 Kardiochirurgische Klinik

Die Streßechokardiographie ist eine relativ neue Methode im Rahmen der verschiedensten Belastungsuntersuchungen und gilt bereits in der Diagnostik der koronaren Herzkrankheit als etabliertes nichtinvasives Verfahren mit hoher Sensitivität und Spezifität. Seit der Einführung dieser Technik 1976 von Tauchert et al. (18) für den Dipyridamoltest und 1979 durch die Arbeitsgruppe Wann et al. (19) für die Ergometrie erreichte sie mehr und mehr klinische Akzeptanz. Mit der Einführung der Doppler-Technik wurde die Beurteilung von Strömungsprofilen an den einzelnen Herzklappen in Ruhe- und unter Belastungsbedingungen möglich. Auch steht hiermit ein Instrumentarium zur nichtinvasiven Beurteilung der diastolischen linksventrikulären Funktion zur Verfügung. Die Methode ist mit einem niedrigen Risiko, einer geringen Belastung für den Patienten bei einfacher Durchführbarkeit, Nichtbeeinflussung hämodynamischer Verhältnisse und der Möglichkeit der wiederholten Anwendung verbunden (2).

8.1.2.1 Peri- und postoperativ nach Herztransplantation

Eine myokardiale Schädigung, ob ischämischer oder entzündlicher Genese, führt zu einer Funktionseinbuße betroffener myokardialer Regionen. Entsprechend der ischämischen Kaskade bedingen pathologische Perfusionsmuster metabolische Störungen mit konsekutiv gestörter diastolischer linksventrikulärer Funktion (4, 8, 12). Im weiteren Verlauf kommt es zu einer systolischen Dysfunktion gefolgt von EKG-Veränderungen,

globaler linksventrikulärer Dysfunktion bis hin zu Angina pectoris. Pathologische Veränderungen des linken Ventrikels ergeben nach Picano (14) folgende Funktionseinbußen:
▶ systolische Dysfunktion in Form von Wandbewegungsstörungen im zweidimensionalen Echobild.
▶ systolische Dysfunktion in Form einer reduzierten Aortenflußgeschwindigkeit im CW-Doppler.
▶ diastolische Dysfunktion in Form eines veränderten Mitraleinstromprofils im PW-Doppler.
▶ globale linksventrikuläre Dysfunktion in Form einer neu auftretenden Mitralinsuffizienz im farbkodierten Doppler.

Die Diagnose der akuten Abstoßungsreaktion nach Herztransplantation basiert immer noch unverändert auf dem Ergebnis der Endomyokardbiopsie (3, 11). Durch die Invasivität der Myokardbiopsien mit einer Komplikationsrate bis zu 2,5% als auch durch Limitationen, die z. B. bei fokaler Verteilung der Abstoßung auftreten, besteht nach wie vor ein großer Bedarf an zuverlässigen, nichtinvasiven Untersuchungsmethoden.

Die Einführung von Cyclosporin in die immunsuppressive Therapie verbesserte die Überlebensrate, führte jedoch gleichzeitig zu einer Abnahme der Sensitivität nichtinvasiver Abstoßungsmarker (10, 13). Mehr als 90% aller herztransplantierten Patienten entwickeln zumindest eine Abstoßungsreaktion (20). Die Dauer und Frequenz dieser akuten Immunreaktionen scheinen für die Entstehung einer chronischen Abstoßungsreaktion bestimmend zu sein (15). Aus diesem Grund kommt der Echokardiographie eine große Bedeutung hinsichtlich des Abstoßungsmonitorings bei herztransplantierten Patienten zu.

Frühnachweis einer segmentalen Wandbewegungsstörung bzw. einer diastolischen linksventrikulären Funktionsstörung unter körperlicher Belastung nach Herztransplantation

Eine fortgeschrittene Abstoßungsreaktion beeinflußt entsprechend der ischämischen Kaskade die systolische rechts- und linksventrikuläre Funktion. Zu Beginn einer Abstoßung ist die diastolische Ventrikelfunktion und erst im fortgeschrittenen Stadium die systolische Ventrikelfunktion gestört. Es stellt sich eine zunehmende linksventrikuläre Dilatation dar mit abfallender Auswurffraktion bzw. abnehmender Faserverkürzungsfraktion. Die Kontraktionen der linksventrikulären Hinterwand zeigen eine Amplitudenabnahme. Bei der Erkennung einer Frühabstoßung kann die Doppler-Echokardiographie (9) eine große Hilfe darstellen. Eine Verkürzung der isovolumetrischen Relaxationszeit (7), ein Rückgang der frühdiastolischen Flächenänderungsgeschwindigkeit des linken Ventrikels (5) und eine Zunahme der Relaxationszeit des linksventrikulären posterioren Myokards sowie eine Abnahme des frühdiastolischen passiven Einstroms in den linken Ventrikel (1) können Anzeichen einer Abstoßungsreaktion sein. Die Parameter einer frühdiastolischen Relaxationsstörung können anhand des dopplerechokardiographisch abgeleiteten Mitralflusses erfaßt werden (1), wie auch Vergleichsuntersuchungen mit angiographischen und szintigraphischen (17) Methoden belegen.

Zusätzlich haben wir mit der sogenannten „akustischen Quantifizierung" eine weitere echokardiographische Methode zur systolischen und diastolischen Ventrikelbeurteilung. Es werden die linksventrikulären Flächen bzw. Volumina in einem anwenderdefinierten Bereich berechnet und Parameter der diastolischen und systolischen Funktion beschrieben. Anhand so gewonnener Volumenänderungskurven läßt sich von Herzzyklus zu Herzzyklus der passive (E) vom aktiven (A) linksventrikulären Einstrom abgrenzen. Der Verdacht auf Abstoßung nach Herztransplantation ist gerechtfertigt bei einer enddiastolischen und endsystolischen Volumenzunahme sowie einer Abnahme der sog. „peak filling rate (mm/s)". Aus der Abnahme des E/A-Quotienten als Ausdruck einer linksventrikulären Compliance-Minderung lassen sich möglicherweise Frühformen einer diastolischen Funktionsänderung ableiten. Der Verdacht auf Abstoßung kann hiermit untermauert werden.

Zusätzlich bietet diese Methode eine weitere Möglichkeit, „on line" u. a. die linksventrikuläre Ejektionsfraktion entsprechend der systolischen und diastolischen Volumenänderung aufzuzeigen. Bei fehlendem EF- und HZV-Anstieg ist der Verdacht auf eine global gestörte systolische LV-Funktion zulässig. In 2 Fällen konnte so die Indikation zur erneuten koronarangiographischen Diagnostik eingeleitet werden mit Nachweis einer diffusen koronaren Herzerkrankung bei Zustand nach Herztransplantation.

> Normale echokardiographische Befunde in Ruhe finden häufig unter Belastungsbedingungen einen Wandel mit Nachweis klarer diastolischer und auch systolischer Funktionsänderungen des linken und ggf. auch des rechten Ventrikels als Ausdruck einer beginnenden Abstoßung. Aus diesem Grunde gehört zur regelmäßigen Verlaufskontrolle Herztransplantierter eine adäquate Belastungsuntersuchung.

Wichtig ist natürlich immer der Befundvergleich zur Voruntersuchung, um eine neu nachweisbare diastolische Funktionsänderung eines oder beider Ventrikel differentialdiagnostisch korrekt zuzuordnen. Wie oben erwähnt, können viele Erkrankungen diastolische Funktionsänderungen beider Ventrikel nach sich ziehen.

> Zur Zeit betreuen wir annähernd 600 Herztransplantierte und gehen davon aus, daß die Streßechokardiographie einen relevanten Beitrag zur Diagnostik der Transplantatabstoßung darstellt und damit zur Reduktion der Biopsiehäufigkeit beitragen kann.

Praktische Durchführung der Streßechokardiographie

> Wir führen die Belastung in halbsitzender Position auf dem Fahrradergometer durch. Infolge der Denervierung des Herzens bei transplantierten Patienten kommt es unter Belastung nur zu einem verzögerten Herzfrequenzanstieg.

Dies korreliert mit den Belastungsuntersuchungen von Younis et al. (21). Sie untersuchten die hämodynamischen Veränderungen bei zehn herztransplantierten Patienten (Alter 46 +/- 14 Jahre) mittels Radionuklidventrikulographie unter körperlicher Belastung. Die Befunde wurden verglichen mit 18 jungen Probanden (22 +/- 3 Jahre) sowie 17 älteren Probanden 56 +/- 5 Jahre). Die Pulsfrequenz der herztransplantierten Patienten war in Ruhe signifikant höher als in den Kontrollgruppen. Entsprechend kam es unter Belastung zu einem deutlich geringeren Anstieg der Herzfrequenz (33% bei den transplantierten Patienten, 14% bei den jüngeren, 11% bei den älteren Probanden). Unter Belastung wurde in allen drei Gruppen ein Anstieg der linksventrikulären EF beobachtet. Dieses war in der Gruppe der jungen Probanden am stärksten ausgeprägt. Das enddiastolische Volumen nahm in der Gruppe der jungen Probanden um 20% ab, während es bei den älteren Probanden und den herztransplantierten Patienten um 13% bzw. 16% zunahm. In allen drei Gruppen kam es zu einem Anstieg des Cardiac Index. Während bei den jüngeren Probanden eine beschleunigte diastolische Füllung des linken Ventrikels unter Belastung erfolgte, veränderte sich die Füllungsfraktion im ersten Drittel der Diastole bei den transplantierten Patienten und den älteren Probanden nicht. Hieraus ist zu folgern, daß das Muster der hämodynamischen Anpassung unter Belastung bei herztransplantierten Patienten dem von älteren gesunden Normalpersonen gleicht. Bei submaximaler Belastung ist der Frank-Starling-Mechanismus wirksam, bei maximaler Belastung kommt eine Frequenz- und Kontraktilitätszunahme zur Wirkung. Die katecholaminvermittelte Beschleunigung der linksventrikulären Relaxation unter Belastung scheint bei älteren Probanden sowie herztransplantierten Patienten auszubleiben bzw. nur begrenzt wirksam zu sein (6).

Untersuchungsprotokoll

Bei unseren Patienten bevorzugen wir die körperliche Belastung am Fahrradergometer in halbsitzender Position. Die fahrradergometrische Belastung erfolgt nach den Kriterien wie unten angegeben. Auch wird versucht, die geforderte Herzfrequenz von 220 - Lebensalter x 0,85 zu erreichen. Allerdings wird vom aktuellen Patientenalter ausgegangen und das Alter des Spenderorgans bleibt unberücksichtigt.

> Wegen des trägen Herzfrequenzverhaltens Herztransplantierter erfahren unsere Patienten eine 6minütige Vorphase mit einem Belastungsniveau von 25 W, gefolgt von einer zweiminütigen Steigerung um jeweils 25 W, bis die Ausbelastungsfrequenz erreicht ist.

In Ruhe, bei 75 W, unmittelbar vor Belastungsabbruch und in der frühen Erholungsphase wird ein parasternaler Längsachsenschnitt, ein Kurzachsenschnitt auf Papillarmuskelebene und ein apikaler Zwei- und Vierkammerschnitt echokardiographisch abgeleitet. Neben der Bestimmung der LV-EF und des HZV-Anstieges erfolgt die Bestimmung der diastolischen Funktionsparameter unter Einbeziehung der akustischen Quantifizierung. Zusätzlich erfolgt eine Wandbewegungsanlayse nach der Centerline-Methode. Zur Bestimmung von M-mode-Parametern, die die linksventrikuläre diastolische Funktion beschreiben, sowie zur Registrierung des transmitralen Flusses erfolgt die Aufzeichnung mit einer Papiergeschwindigkeit von 100 mm/s. Die angefertigten Echokardiogramme werden in der Regel einer rechnergestützten Auswertung unterzogen.

Die echokardiographische Untersuchung der systolischen und diastolischen linksventrikulären Funktion in Ruhe läßt sich hinsichtlich der Sensitivität und Spezifität unter körperlicher Belastung noch weiter spezifizieren, wobei wir neben der segmentalen Wandbewegungsanalyse gesteigerten Wert auf die diastolische Ventrikelfunktion in Ruhe und besonders unter Belastungssituationen legen (Abb. 8.2, Abb. 8.3).

Bei Transplantatempfängern waren im Vergleich zu Normalpersonen das frühdiastolische Flußintegral (GZI-E), die Druckhalbwertszeit (PHT) und die isovolumetrische Relaxationszeit (IVR) signifikant erhöht. Dies ist in Verbindung mit einer verlängerten Relaxation der linksventrikulären Hinterwand des Spenderherzens zu sehen. Die unmittelbar nach der Transplantation auftretende ischämische Phase führt zu einer Hypertrophie und Fibrose des Spenderherzens. Sowohl die Ischämie als auch die Hypertrophie sind mit Relaxationsstörungen des LV assoziiert und können Veränderungen der Druckhalbwertszeit (PHT) und der isovolumetrischen Relaxationszeit (IVR) erklären (Tabelle 8.2).

Tabelle 8.2. Veränderungen der hämodynamischen und echokardiographischen Parameter in Ruhe und unter Belastung als Ausdruck einer möglichen LV-Relaxations- bzw. Compliancestörung

	Ruhe	nach Belastung (75 W)
Vmax (cm/s)	70	< 50
PHT (ms)	50	< 30
GTI-E (mm)	60-70	40- 50
IVR (ms)	72-93	50- 70
TC (ms)	80-96	100-120

Im Vergleich zur Voruntersuchung kann eine bedeutsame Abnahme der frühdiastolischen Einflußgeschwindigkeit, der „Pressure Half Time", des Geschwindigkeitszeitintegrals, der isovolumetrischen Relaxation sowie eine Zunahme der sog. Timekonstanten

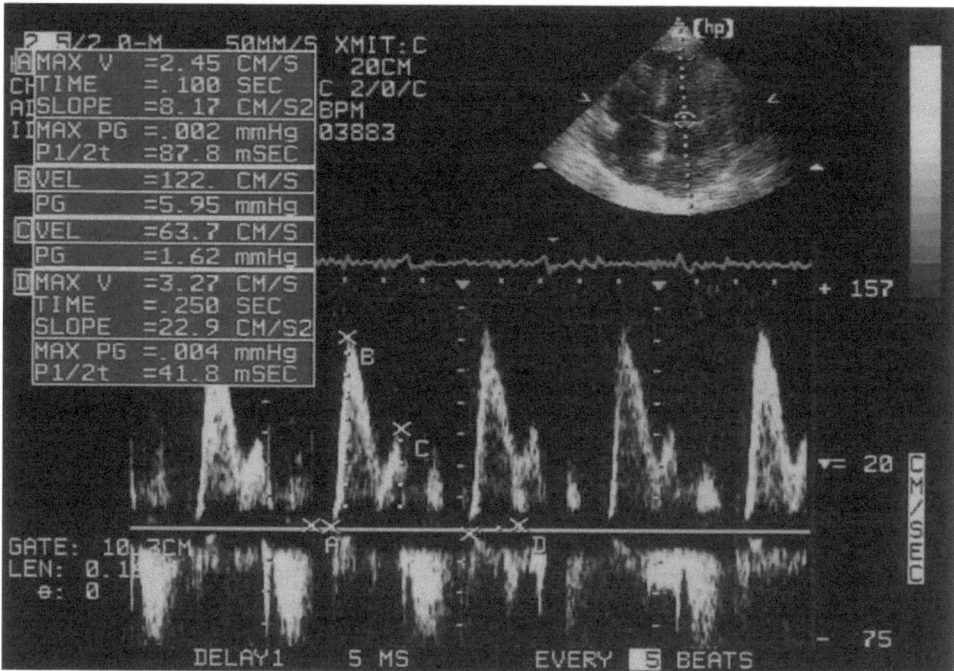

Abb. 8.2. Dopplersonographische Aufzeichnung in Ruhe bei einem herztransplantierten Patienten

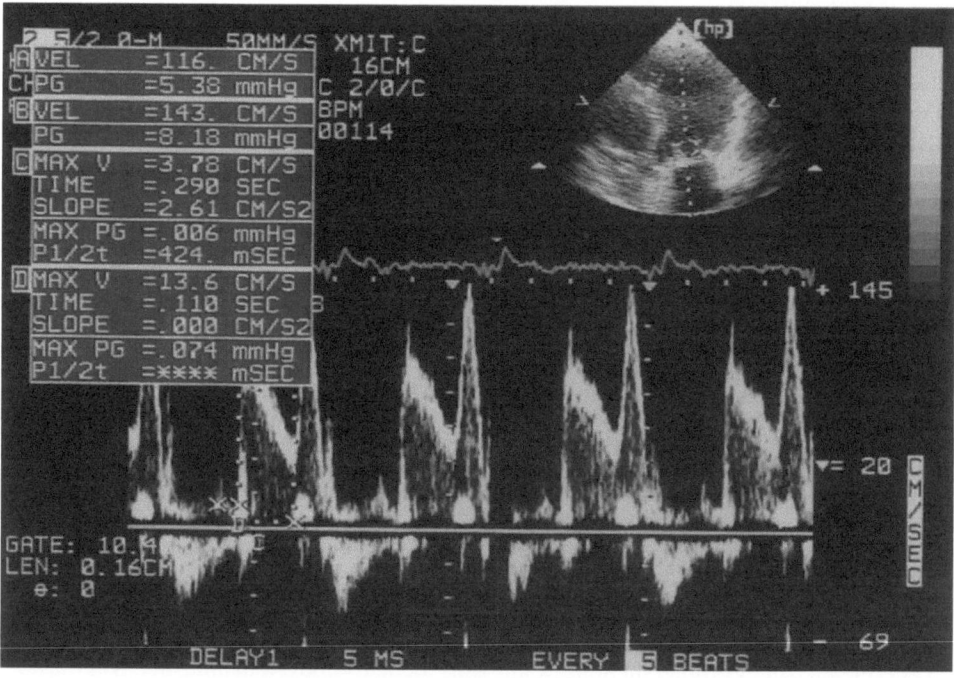

Abb. 8.3. Dopplersonographische Verlaufskontrolle unmittelbar nach Belastungsabbruch (125 W) des obigen Patienten

unter kontrollierter körperlicher Belastung als beginnende diastolische Dysfunktion des linken Ventrikels und dann als Ausdruck einer möglichen Abstoßung gewertet werden.
Abbruchkriterien: Es gelten die allgemeinen Kriterien der konventionellen Ergometrie unter Wahrung der Kontraindikationen zur Belastungsuntersuchung. Durch die Berücksichtigung der linksventrikulären EF und des HZV-Verhaltens in Ruhe und während Belastung besteht eine zusätzliche Sicherheit für den Patienten.

8.1.2.2 Peri- und postoperativ nach Herzklappenrekonstruktion bzw. -ersatzoperation

Seit den ersten erfolgreichen Versuchen von Harken und Starr, eine nach Krankheit funktionsuntüchtige Herzklappe durch ein Kugelventil zu ersetzen, hat die Herzklappenchirurgie eine rasche Weiterentwicklung erfahren. Heutzutage stellt der Ersatz einer erkrankten Klappe den zweithäufigsten herzchirurgischen Eingriff dar, der weltweit etwa 70 000 mal jährlich durchgeführt wird. Davon wurden im Jahre 1992 alleine in Deutschland in 57 herzchirurgischen Zentren 48 953 Herzoperationen mit Hilfe der Herz-Lungen-Maschine (HLM) durchgeführt. Das sind 604 Herzoperationen pro eine Million Einwohner. In 9430 Fällen erfolgte ein Ein- bzw. Mehrklappenersatz. In 1450 Fällen ergab sich die Indikation für eine bioprothetische Herzklappe und in 7980 Fällen für eine mechanische Herzklappe. Die heutigen mechanischen wie biologischen Herzklappen sind mit großer Präzision bei geringen Fertigungstoleranzen der einzelnen Bauteile hergestellt. Hierdurch kann das Regurgitationsvolumen besonders gering gehalten werden bei gestiegener effektiver Öffnungsfläche.

> Im Vergleich zu den nativen menschlichen Klappen gibt es noch große Limitationen, insbesondere bei einem Klappenersatz in Aortenposition mit fehlender Möglichkeit zum Einbau einer Klappe mit großer Öffnungsweite. In diesen Fällen wird immer mit einem beachtlichen Klappengradienten gerechnet werden müssen. Auch hier ist der Einsatz einer Streßechokardiographie erforderlich zur Abschätzung der möglichen postoperativen Belastbarkeit bzw. zur Beurteilung der weiteren Prognose.

Praktische Durchführung der Streßechokardiographie

▶ Belastung am Fahrradergometer in halbsitzender Position unter laufender elektrokardiographischer und Blutdruckkontrolle.
▶ Belastungsbeginn 25 Watt mit zweiminütiger Steigerung um weitere 25 Watt.
▶ HZV und Gradientenbestimmung über die Herzklappenprothese in Ruhe wie in 4minütigen Zeitintervallen.

Abbruchkriterien: Es gelten die allgemeinen Kriterien der Ergometrie unter Wahrung der Kontraindikationen zur Belastungsuntersuchung.

Beurteilung der gewonnenen Ergebisse

Im eigenen Patientengut wurden u. a. Patienten nach mechanischem Klappenersatz in Aortenposition mit Klappengrößen von 25 mm und kleiner streßechokardiographisch nachuntersucht. Im Vergleich hierzu wurden 20 Patienten nach biologischem Klappenersatz in Aortenposition belastet und dopplerechokardiographisch untersucht. Hierbei handelte es sich um eine biologische Herzklappe vom ungestenteten Typ. Die Ruhegradienten waren bei beiden Klappentypen in etwa vergleichbar (Abb. 8.4).

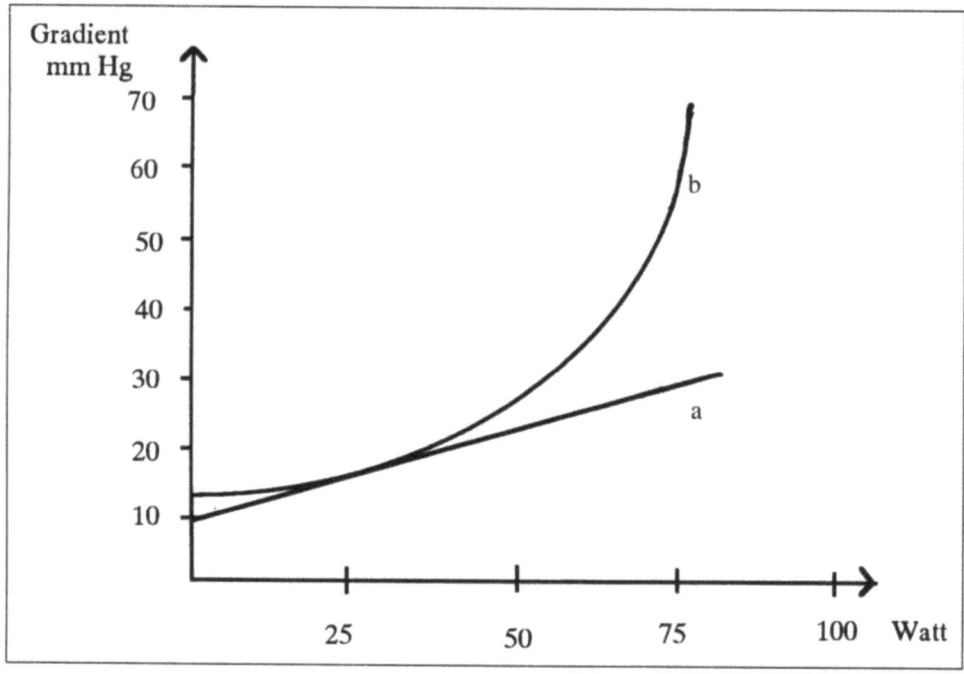

Abb. 8.4. Gradientendynamik bei Patienten mit Z. n. mechanischem (a) und biologischem Herzklappenersatz (b) jeweils in Aortenposition

Bei den Patienten mit mechanischem Herzklappenersatz stieg der mittlere Klappengradient von 8-18 mmHg in Ruhe auf maximal 30 mmHg bei 75 W Belastung unter entsprechendem HZV-Anstieg, welcher parallel dopplerechokardiographisch über dem linksventrikulären Ausflußtrakt mitbestimmt wurde. Entsprechend obiger Graphik wurde ein linearer Gradientenanstieg nachgewiesen als Ausdruck einer gut funktionierenden Klappe in Ruhe und unter Belastungsbedingungen. Im Vergleich hierzu fanden sich bei der ungestenteten biologischen Herzklappe gänzlich andere Gradientenverläufe. Der Gradientenverlauf ähnelt in diesem Falle einer E-Funktion. Bei 75 Watt am Fahrradergometer in halbsitzender Position konnte bei 4 Patienten ein Anstieg des mittleren Klappengradienten auf bis maximal 60 mmHg registriert werden. Alle 4 Patienten wurden zwischenzeitlich nachoperiert.

> Die streßdopplerechokardiographische Verlaufskontrolle bei Patienten nach Herzklappenersatz in Ruhe wie unter Belastung stellt eine wichtige Zusatzinformation dar. Der Patient kann hinsichtlich seiner Belastbarkeit regelrecht geführt werden und möglicherweise hinsichtlich seiner Prognose entsprechend beraten werden.

Indikation zur dopplersonographischen Belastungsuntersuchung nach Herzklappenersatz

- Beurteilung des Operationsergebnisses nach Herzklappenersatz
- Beurteilung der postoperativen Belastbarkeit
- Beurteilung der Prognose nach Herzklappenersatz
- Beurteilung der beruflichen Zuordnung bei Jugendlichen mit leichtgradiger Aortenklappenstenose.

Literatur zu Kapitel 8.1.2

1. Angermann CE, Spes CH, Hart RJ, Kemkes BM, Gokel MJ, Theisen K (1989) Echokardiographische Diagnose akuter Abstoßungsreaktionen bei herztransplantierten Patienten unter Cyclosporintherapie. Z. Kardiol 78: 243-252
2. Armstrong WF, O'Donnell M, Dillon JC, McHenry PL, Morris SN, Feigenbaum H (1986) Complementary value of two-dimensional exercise echocardiography to routine treadmill exercise testing. Ann Int Med 105: 829-835
3. Billingham ME (1981) Diagnosis of cardiac rejection by endomyocarial biopsy. J Heart Transplant 1: 25-30
4. Borer JS, Brensike JF, Redwood DR (1975) Limitation of the elektrokardiographic response to exercise in predicting coronary artery disease. New Engl J Med 293: 367-371
5. Dawkins KD, Oldershaw PJ, Billingham ME, Hunt S, Oyer PE, Jamieson SW, Popp RL, Stinson EB, Shumway NE (1984) Changes in diastolic function as a noninvasive marker of cardiac allograft rejection. J Heart Transplant 3: 286-294
6. Friedman BJ, Drinkovic N, Miles H, Shih WJ, Mazzoleni A, De Mariöa AN (1986) Assessment of left ventricular diastolic function: comparison of Doppler and gatet blood pool scintigraphy. J Am Coll Cardiol 8: 1348-1354
7. Gaasch WH, Cole JS, Quinones MA, Alexander JK (1975) Dynamic determinants of left ventricular diastolic pressure-volume relations in man. Circulation 51: 531-535
8. Heyndrick CR, Baic H, Nelkins P, Leusen K, Fishbein MC, Vatner SF (1978) Depression of regional blood flow and wall thickening after brief coronary occlusion. Am J Physiol 234: H653-H660
9. Kenitz J, Cohnert T, Schäfers JH et al. (1987) A classification of cardiac allograft rejection. Am J Surg Path (1987) 11: 503-515
10. Myerowitz PD, Gilbert E (1987) Myocardial biopsy following heart transplantation. In: Myerowitz PD (ed) Heart Transplantation. Futura Mount Kisco, New York 219
11. Myreng Y, Smiseth OA (1990) Assessment of Left Ventricular Relaxation by Doppler Echocardiography. Circulation 81: 586-592
12. Nesto RW, Kowalchuk GJ (1987) The ischemic cascade: Temporal sequence of hemodynamic, elektrocardiographic and symptomatic expressions of ischemia. Am J Cardiol 57: 23C-30C
13. Oyer PE, Stinson EB, Jamieson SW, Hunt SA, Perlroth M, Billingham M, Shumway NE (1993) Cyclosporine in cardiac transplantation: A $1/2$ year follow-up. Transplant Proc 15: 2546-2552
14. Picano E (1992) Stress Echocardiography. Berlin/Heidelberg/New York: Springer Verlag pp 48-56
15. Schütz A, Kemkes BM, Kugler CH, Angermann CH, Schad N, Rienmüller R, Fritsch S, Anthuber M, Neumeier P, Gokel JM (1990) The influence of rejection episodes on the development of coronary artery disease after heart transplantation. Eur J Cardio-Thorac Surg 4: 300-308
16. Stoddard MF, Chaitmann BR, Byers SL, Mrosek D, Labovitz AJ (1989) Am Heart J 117: 395-402
17. Störk T, Walkowiak T, Siniawski H, Müller R, Hetzer R, Hochrein H (1990) Nichtinvasive Erfassung der Abstoßungsreaktion nach Herztransplantation mittels Dopplersonographie. Z. Kardiol 79 (suppl I): 74
18. Tauchert M, Behrenbeck DW, Hoetzel J, Hilger HH (1976) Ein neuer pharmakologischer Test zur Diagnose der Koronarinsuffizienz. DMW 101: 37-42
19. Wann S, Farig J, Childress R, Dillon J, Weyman A, Feigenbaum H (1979) Exercise cross-sectional Echocardiography in Ischemic Heart Disease. Circulation 60: 1300-1308
20. Yacoub MH, Reid CJ, Al-Khadimi RH, Radley-Smith R (1985) Cardiac transplantation - the London experience. Z. Kardiol 74 (suppl VI): 40-45
21. Younis LT, Melin JA, Schoevaerdts J-C (1990) Left Ventricular Systolic Function and Diastolic Filling At Rest and During Upright Exercise after Orthotopic Hearttransplantation: Comparison with Young and Aged Normal Subjects. J Heart Transplantation 9: 683-692

8.2 Kardiologisch ausgerichtete Praxis

In nur wenigen kardiologischen Praxen sind gleichzeitig Myokardszintigraphie- oder Koronarangiographieeinrichtungen vorhanden. Da aber streßechokardiographische Untersuchungen zur ergänzenden Ischämiediagnostik ohne wesentlichen Aufwand durchführbar sind, ist die Streßechokardiographie für kardiologische Praxen besonders interessant.

8.2.1 Indikationen

Die Indikationsstellung in einer kardiologischen Praxis dürfte sich zwangsläufig vom Spektrum der stationär durchgeführten Streßechokardiographien unterscheiden. Wir sehen eine Indikation bei

▶ Patienten mit typischer Angina pectoris ohne ST-Strecken-Senkungen im Belastungs-EKG.
▶ Patienten mit ST-Strecken-Senkungen im Belastungs-EKG ohne Angina-pectoris-Beschwerden.
▶ Patienten mit Belastungsdyspnoe ohne eindeutige ST-Streckenveränderungen.
▶ Frauen mit positivem Belastungs-EKG und atypischen oder auch typischen Angina-pectoris-Beschwerden.
▶ Patienten mit Links- und Rechtsschenkelblock im EKG.
▶ Patienten mit bereits im Ausgangs-EKG bestehenden ST-Strecken-Veränderungen (Zustand nach Bypass-Operation/Myokarditis/Perikarditis/Kardiomyopathien) und nicht eindeutigen Angina-pectoris-Beschwerden.
▶ Patienten mit Bein-, Hüft- und Bandscheibenbeschwerden, bei denen keine Ergometrie möglich ist.
▶ Patienten mit arterieller Hypertonie und Linkshypertrophiezeichen im EKG, die unter Belastungsdyspnoe oder Thoraxschmerzen leiden.
▶ Patienten mit hypertropher Kardiomyopathie und gleichzeitigem Verdacht auf koronare Herzkrankheit mit EKG-Veränderungen.
▶ Patienten mit deutlichem Koronarkalk bei der Röntgenuntersuchung und nicht typischer Angina pectoris oder Belastungsdyspnoe.

Bei allen Patienten, bei denen die sichere Diagnose bzw. der sichere Ausschluß einer koronaren Herzkrankheit von entscheidender Bedeutung ist, sollte unserer Meinung nach ohne weitere Zusatzuntersuchungen wie Myokardsszintigraphie oder Streßechokardiographie eine Koronarographie durchgeführt werden.

8.2.2 Gerätetechnische und personelle Voraussetzungen

Voraussetzung für die Streßechokardiographie ist jedoch eine zusätzliche apparative Ausrüstung für eine computergestützte Auswertung und ggf. eine Infusionsmöglichkeit von pharmakologischen Streßsubstanzen. Es besteht zwar prinzipiell die Möglichkeit, die Untersuchung auf Videoband aufzuzeichnen und danach die Kontraktilität im Verlauf der streßechokardiographischen Untersuchung zu beurteilen. Der Aufwand ist jedoch sehr groß und die Beurteilbarkeit relativ ungenau. Die parallele Darstellung der EKG-getriggerten einzelnen Untersuchungsebenen erleichtert und verbessert die Aussagekraft wesentlich. Während der Untersuchung müssen alle 2 Minuten Blutdruck- und EKG-Kontrollen durchgeführt werden. Eine Assistenz durch eine erfahrene Arzthelferin oder Krankenschwester während der gesamten Untersuchungszeit ist daher erforderlich. Nach der streßechokardiographischen Untersuchung werden alle Patienten noch für mindestens eine halbe Stunde in der Praxis überwacht.

Alle Patienten werden gebeten, am Tage der Untersuchung keine Medikation einzunehmen; die Untersuchung wird dann am frühen Nachmittag durchgeführt werden.

8.2.3 Patientenselektion

Voraussetzung für eine aussagekräftige streßechokardiographische Untersuchung ist, daß bei dem Patienten in mindestens zwei senkrecht aufeinanderstehenden Ebenen gut ableitbare Schnitte mit klarer Endokardabgrenzung registriert werden können. Dies bedeutet, daß der Patient entweder in der Längsachse und in der kurzen Achse in Höhe der Papillarmuskeln und der Mitralklappe oder im apikalen 4- und 2-Kammerblick gut schallbar sein sollte. Dadurch müssen ca. 10% der Patienten, die für eine Streßechokardiographie vorgesehen sind, abgelehnt werden.

8.2.4 Dynamische Streßechokardiographie

Am wenigsten problematisch - auch aus juristischer Sicht - ist die Streßechokardiographie mit dem Fahrradergometer oder auch mit dem Laufband. Vor der Streßechokardiographie sollte aber nach wie vor eine normale Ergometrie durchgeführt werden, um gegebenenfalls auftretende ST-Streckenveränderungen und den Zeitpunkt des Auftretens von Beschwerden zu erfassen. Durch die gleichzeitige Ultraschalluntersuchung kann man die Elektroden des mitlaufenden EKGs meist nur atypisch positionieren, so daß eine ST-Analyse nicht standardisiert möglich ist. Die Hauptschwierigkeit besteht darin, die Anlotungsebenen bzw. Schallkopfpositionen konstant zu halten - insbesondere bei auftretender Belastungsdyspnoe. Von entscheidender Bedeutung ist vor allen Dingen die Registrierung der verschiedenen Schnittebenen möglichst innerhalb der ersten 60 Sekunden nach der maximalen Belastungsstufe. Streßechokardiographische Untersuchungen sind auch mit dem Laufband möglich, wie amerikanische Untersuchungsergebnisse zeigen konnten.

Wir untersuchen Patienten mit einer Fahrradergometrie in liegender Position. Vor der Ergometrie erfolgt eine echokardiographische Untersuchung und Aufzeichnung der auswertbaren Schnittebenen in Linksseitenlage. Während der gesamten Ergometrie erfolgt eine kontinuierliche echokardiographische Ableitung in verschiedenen Ebenen in Rückenlage, um Wandbewegungsstörungen frühzeitig zu erfassen. Unmittelbar nach der Belastung werden die Patienten wieder in Linksseitenlage gebracht und dann erneut die vor der Ergometrie ausgewählten Ableitungsebenen registriert. Der Zeitverlust bis zur optimalen Schallkopfposition kann aber im Einzelfall doch beträchtlich sein, so daß bei der Beurteilung die Unsicherheit besteht, ob überhaupt die entscheidende echokardiographische Schnittebene während der kurzen Ischämiezeit korrekt erfaßt wurde. Ergometrieverfahren in halbsitzender Position sind einfacher durchführbar, wobei die korrekte gleichbleibende Schallkopfposition auch bei dieser Technik schwierig sein kann. Daher bevorzugen wir bisher pharmakologische Streßtests.

8.2.5 Pharmakologische Streßechokardiographie

Die Streßechokardiographie mit Dipyridamol und Atropin wird nach dem üblichen Protokoll durchgeführt: zunächst erfolgt eine kontinuierliche Infusion über einen Infusomaten mit 0,56 mg/kg KG Dipyridamol über 4 Minuten. Treten darunter keine Wandbewegungsstörungen oder EKG-Veränderungen oder Rhythmusstörungen auf und ist der Patient weiterhin beschwerdefrei, werden nach weiteren 4 Minuten dann 0,28 mg/kg KG Dipyridamol über 4 Minuten infundiert. Bei fehlendem Frequenzanstieg erhalten die Patienten Atropin in 0,25 mg Portionen (maximal 1 mg).

Die pharmakologische Streßuntersuchung mit Dobutamin wird ebenfalls nach einem standardisierten Protokoll durchgeführt: Beginnend mit 10 µg/kg KG alle 3 Minuten werden bei fehlenden Wandbewegungsstörungen und bei Beschwerdefreiheit oder fehlendem Frequenzanstieg weitere Steigerungen in Stufen von jeweils 10 µg/Kg KG vorgenommen. Bei ungenügendem Frequenzanstieg erfolgt nach der letzten Steigerung ebenfalls die Atropingabe. Als potentielles Antidot werden Theophyllin und Metroprolol zur intravenösen Injektion bei starken Beschwerden bereitgehalten sowie natürlich Nitrolingual-Spray.

Ein Streßtest wird als positiv bewertet, wenn bei mindestens zwei Segmenten zusätzlich Wandbewegungsstörungen auftreten oder bereits bestehende Kontraktilitätsstörungen ausgeprägter werden, d. h. eine Hypokinesie in eine Akinesie oder eine Akinesie in eine Dyskinesie übergeht.

8.2.6 Nebenwirkungen

Bei Dipyridamol geben viele Patienten anhaltenden Kopfdruck und Dyspnoe sowie Hitzegefühl im Oberkörper, aber auch im Extremitätenbereich an. Bei Angabe von thorakalem Druck oder Schmerz wird immer ein EKG geschrieben zusätzlich zu den Routine-EKG-Registrierungen in zweiminütigem Abstand. In nur wenigen Fällen waren EKG-Veränderungen ohne eine gleichzeitig erkennbare Wandbewegungsstörung. Bewährt hat sich, die streßechokardiographische Untersuchung abzubrechen, bereits wenn höhergradige Rhythmusstörungen oder typische Angina pectoris-Beschwerden oder auch massive Dyspnoe auftreten; häufig sind ausgeprägte Wandbewegungsstörungen kurze Zeit davor, selten danach erkennbar. Da bei der Dipyridamol-Streßechokardiographie sehr häufig die Gabe von Atropin notwendig ist, empfinden die Patienten häufig Mundtrockenheit, seltener Sehstörungen. Unter der Dobutamininjektion empfinden die Patienten die Tachykardie und Kontraktilitätssteigerung teilweise als unangenehm. Aber auch bei Dobutamingabe ist bei einigen Patienten die zusätzliche Gabe von Atropin erforderlich, um einen ausreichenden Frequenzanstieg zu erzielen. Einmal trat nach zirka einer Woche eine Thrombophlebitis im Arm auf, obwohl die Punktion ohne Probleme war. Bei einer Patientin mußte der Streßtest wegen einer ausgeprägten Hypotonie bereits in der zweiten Minute der Injektionsphase abgebrochen werden, und es war sogar die Gabe eines Plasmaexpanders erforderlich. Gravierende Nebenwirkungen traten in unserem selektierten Patientenkollektiv nicht auf.

Sicherheitshalber werden alle Patienten nach der Untersuchung für eine weitere halbe Stunde in der Praxis überwacht.

8.2.7 Probleme

Bei der Dipyridamol-Streßechokardiographie ist relativ häufig kein adäquater Frequenzanstieg zu verzeichnen, auch bei Patienten, die vorher keine Betablockertherapie erhalten hatten oder diese sogar ausschleichend abgesetzt worden war. Bei diesen Patienten konnte während der Ergometrie eine deutlich höhere Frequenz erzielt werden. Dies steht im Widerspruch zu veröffentlichten Daten. Auch unter Dobutamin ist bei einigen Patienten kein adäquater Frequenzanstieg zu erreichen. Im Einzelfall ist es auch für den erfahrenen Untersucher schwer, die Schallkopfpositionen korrekt beizubehalten. Bei der vergleichenden Auswertung stellt man fest, daß differierende Anlotungsebenen aufgezeichnet wurden. Die Beurteilung der basalen und mittleren Segmente der inferioren Wand ist bei einzelnen Patienten unsicher, so daß in diesem Bereich häufiger als bei den anderen Wandabschnitten falsche positive Befunde erhoben werden.

Die zusätzliche Registrierung des Mitraleinstromsignals im gepulsten Dopplerverfahren ist unseres Erachtens ohne wesentliche Zusatzinformation, da unter Belastungsbedingungen auch ohne Ischämie eine Umkehr des Flußprofiles auftreten kann.

Schlußfolgerung

Die Methode ist in der kardiologischen Praxis nur bei einem selektierten Patientenkollektiv einsetzbar, und es sollte für jeden Patienten individuell das geeignete Streßverfahren ausgewählt werden. Die apparative Einrichtung ist noch teuer, aber gut integrierbar auch in begrenzte Räumlichkeiten. Die Untersuchung erfordert die kontinuierliche Anwesenheit des Arztes und einer Assistenzperson für mindestens eine halbe Stunde. Insgesamt ist für eine Streßuntersuchung ungefähr eine Stunde zu rechnen, wenn man Vor- und Nachbereitungszeit mit einrechnet.

Bei derzeit fehlender Abrechnungsmöglichkeit erhebt sich natürlich die Frage der Wirtschaftlichkeit. Da die bisherigen Untersuchungsergebnisse recht übereinstimmend zu dem Ergebnis kamen, daß die Streßechokardiographie Aussagen über die Prognose der Patienten erlaubt, dürfte diese Methode gerade für die Identifikation von Risikopatienten eine besondere Bedeutung haben. Somit ist die Streßechokardiographie sowohl für den Arzt als auch für den Patienten eine Entscheidungshilfe, ob eine invasive Diagnostik oder gegebenenfalls medikamentöse oder interventionelle Therapie erforderlich ist. Da letztlich ein Schwerpunkt einer kardiologischen oder kardiologisch ausgerichteten internistischen Praxis die Identifikation von Risikopatienten und die Indikationsstellung zur invasiven Diagnostik ist, dürfte sich auch die Streßechokardiographie als ein erweitertes diagnostisches Verfahren gerade bei niedergelassenen Kardiologen durchsetzen.

8.3 Kardiologische Rehabilitation

8.3.1 Ziele und Aufgaben der Funktionsdiagnostik in der kardiologischen Rehabilitation

Funktionsdiagnostik in der kardiologischen Rehabilitation umfaßt zunächst die gleichen Zielsetzungen wie sie im Kapitel 7 für die Akutkardiologie beschrieben wurden:
▶ Definition des subjektiven psychophysischen Leistungsvermögens und seiner Einschränkungen
▶ Entscheidung über eine eventuell erforderliche invasive Diagnostik und Therapie

Einer ihrer Schwerpunkte und speziellen Aufgaben ist jedoch die Beurteilung der Belastbarkeit:
▶ Beurteilung der aktuellen Belastbarkeit zur Planung einer individuell dosierten Bewegungstherapie und
▶ Beurteilung der mittelfristigen Belastbarkeit im täglichen Leben, in Beruf, Sport und Freizeit sowie in der ambulanten Herzgruppe.

Zwischen subjektivem Leistungsvermögen und erhaltener objektiv feststellbarer Belastbarkeit können im Einzelfall erhebliche Unterschiede bestehen.

> Eines der Hauptanliegen funktionsdiagnostischer Untersuchungen in der kardiologischen Rehabilitation stellt somit die objektive Definition der Belastbarkeit dar.

Nach Ausschluß allgemeininternistischer, angiologischer, orthopädischer und anderer Funktionseinschränkungen stützt sie sich bei der Mehrzahl der Patienten einer kardiologischen Rehabilitationsklinik auf die Untersuchung folgender vier Parameter, jeweils unter Ruhe und definierten, reproduzierbaren Belastungsbedingungen (Abb. 8.5):

▶ Arrhythmiefaktor (Erfassung subjektiver, hämodynamisch oder prognostisch relevanter Herzrhythmusstörungen)
▶ Klappenfunktion (Untersuchung von Stenosegradient bzw. Regurgitationsfraktion, bei Kunstklappenträgern Ausschluß postoperativer Klappendysfunktionen)
▶ Ischämiefaktor (Aussagen über Vorhandensein, Ausmaß und Lokalisation einer Ischämie und die Schwelle ihres Auftretens)
▶ Rechts- bzw. linksventrikuläre Funktion und zentrale Hämodynamik (Beschreibung der systolischen und diastolischen RV- bzw. LV-Funktion und damit des Ausmaßes der regionalen und globalen myokardialen Schädigung)

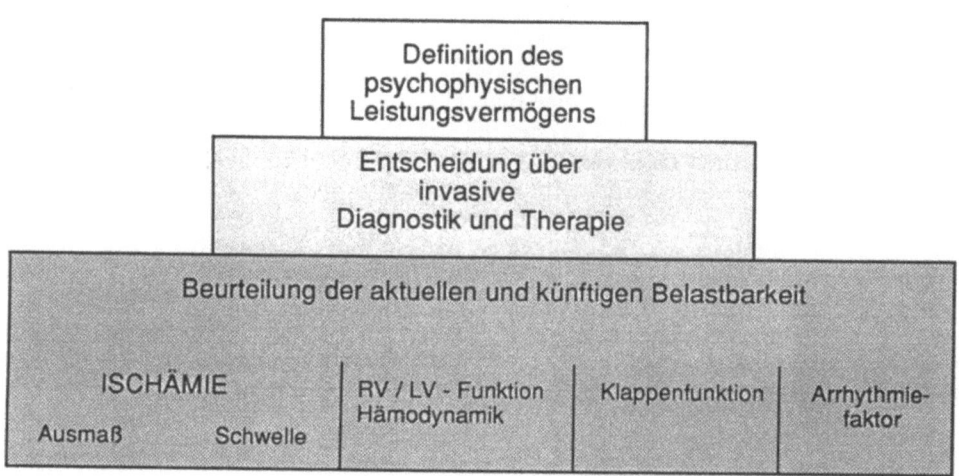

Abb. 8.5. Aufgaben und Ziele der Funktionsdiagnostik in der kardiologischen Rehabilitation

8.3.2 Streß(-Doppler-)echokardiographie und Belastbarkeit

8.3.2.1 Arrhythmiefaktor

In der Diagnostik von Herzrhythmusstörungen vermag nach bisheriger Einschätzung die Streßechokardiographie, abgesehen von der Aufdeckung belastungsinduzierter Ischämien, keine über die etablierten funktionsdiagnostischen Methoden hinausgehenden neuen Erkenntnisse beizutragen.

8.3.2.2 Klappenfunktion

Zur streßdopplerechokardiographischen Beurteilung nativer Herzklappen sowie biologischer und künstlicher Herzklappenprothesen sind bisher nur vereinzelte Studien durchgeführt worden.
Interessante Perspektiven ergeben sich für die nichtinvasive Einschätzung der Belastbarkeit von Patienten mit leicht- bis mittelgradigen nativen Herzklappenstenosen und solchen mit Herzklappenersatz bzw. rekonstruktiven Eingriffen (siehe auch Kapitel 4.3.2 und 8.4).

> Sind Patienten in ihrer Belastbarkeit nicht durch komplexe Arrhythmien oder zusätzliche Ischämieprobleme limitiert und besteht aufgrund der übrigen kardiologischen Vorbefunde kein Zweifel an einer weitgehend normalen Ventrikelfunktion (was aber bei Mitralvitien häufig nicht mehr der Fall ist), so scheint eine Beratung hinsichtlich ihrer Belastbarkeit in Alltag und Beruf über die streßdopplerechokardiographisch gewonnene individuelle Gradientendynamik möglich.

Interessante Zielgruppen für derartige Untersuchungen sind Patienten mit leichtgradigen Aortenstenosen und Zustand nach Aortenklappenersatz. Diese Patienten verfügen sehr oft über eine normale Ventrikelfunktion und folglich ein gutes Leistungsvermögen. Die Untersuchung der Gradientendynamik unter Belastung kann die Schwelle erkennen lassen, ab der sich funktionell eine mittelgradige Stenosekomponente einstellt. Dauerbelastungen über diesem Level bergen prinzipiell die Gefahr, daß sich eine linksventrikuläre Hypertrophie entwickeln bzw. nicht zurückbilden kann. Diese Frage hätte beispielsweise Bedeutung bei der Steuerung von Trainingsprogrammen in stationärer Bewegungstherapie und ambulanten Herzgruppen. Ob sich allerdings aus der Kenntnis der individuellen Gradientendynamik kliniks- und alltagsrelevante bewegungstherapeutische Schlußfolgerungen ableiten lassen, bleibt weiteren Untersuchungen zu diesem interessanten Themenkomplex vorbehalten.

Eine weitere Zielgruppe für solche Untersuchungen stellen Patienten mit leichten bis mittelgradigen Mitralvitien und dominierender Stenosekomponente sowie solche mit Mitralklappenersatz bzw. -rekonstruktion kleiner und mittelgradiger Ringgrößen dar. Unter den eingangs genannten Voraussetzungen richtet sich hier das Interesse auf die Frage, ob und wie die individuelle Gradientendynamik mit den Kleinkreislaufdrucken korreliert. Erste Studien zu diesem Problem belegen gute Übereinstimmungen mit hämodynamisch gewonnenen Meßwerten und lassen eine Beratung ausgewählter Patienten anhand streßdopplerechokardiographisch erhobener Gradienten unter Belastung im Einzelfall möglich erscheinen (siehe auch Kapitel 7.4). Es bleibt auch hier weiteren Untersuchungen vorbehalten, ob die Kenntnis belastungsassoziierter Gradienten sowie der Schwelle zwischen mittlerem und höheren Schweregrad alltagsrelevante und vor allem verläßliche therapeutische Konsequenzen ermöglicht.

Auf alle Fälle eröffnen sich interessante Perspektiven für die Evaluation belastungsechokardiographisch gewonnener Meßwerte durch simultane hämodynamische Untersuchungen auch unter rehabilitationsspezifischen Gesichtspunkten. Ihre Bedeutung für den klinischen Alltag ist zur Zeit aber noch nicht abschließend zu bewerten.

8.3.2.3 Rechts- und linksventrikuläre Funktion und zentrale Hämodynamik

Bedingt durch sehr viele Einflußvariablen, ergeben sich derzeit unter rehabilitationsspezifischen Gesichtspunkten kaum Ansatzpunkte für diagnostisch oder therapeutisch umsetzbare Konsequenzen. Erste Korrelationsstudien zwischen hämodynamischen Meßwerten und streßdopplerechokardiographisch gewonnenen Parametern der Ventrikelfunktion laufen in verschiedenen Zentren. Sie eröffnen interessante Perspektiven unter anderem für intraindividuelle Verlaufskontrollen bei myokardialer Insuffizienz leichter und mittlerer NYHA-Grade sowie für medikamentöse Therapiestudien (siehe auch Kapitel 2.3 und 4.3).

> *Die streßdopplerechokardiographische Beurteilung der rechts- und linksventrikulären Funktion sowie der zentralen Hämodynamik* stellt sicherlich eine Herausforderung an diese neue Methode dar, hat sich jedoch aus methodischen und praktischen Gründen noch nicht in der täglichen Routine rehabilitativer kardiologischer Funktionsdiagnostik durchgesetzt.

8.3.2.4 Ischämiefaktor

Die *Ischämiediagnostik* hingegen stellt eine der Domänen der Streßechokardiographie dar. Eine ganze Palette etablierter Untersuchungsmethoden steht uns hierfür zur Verfügung (Abb. 8.6).

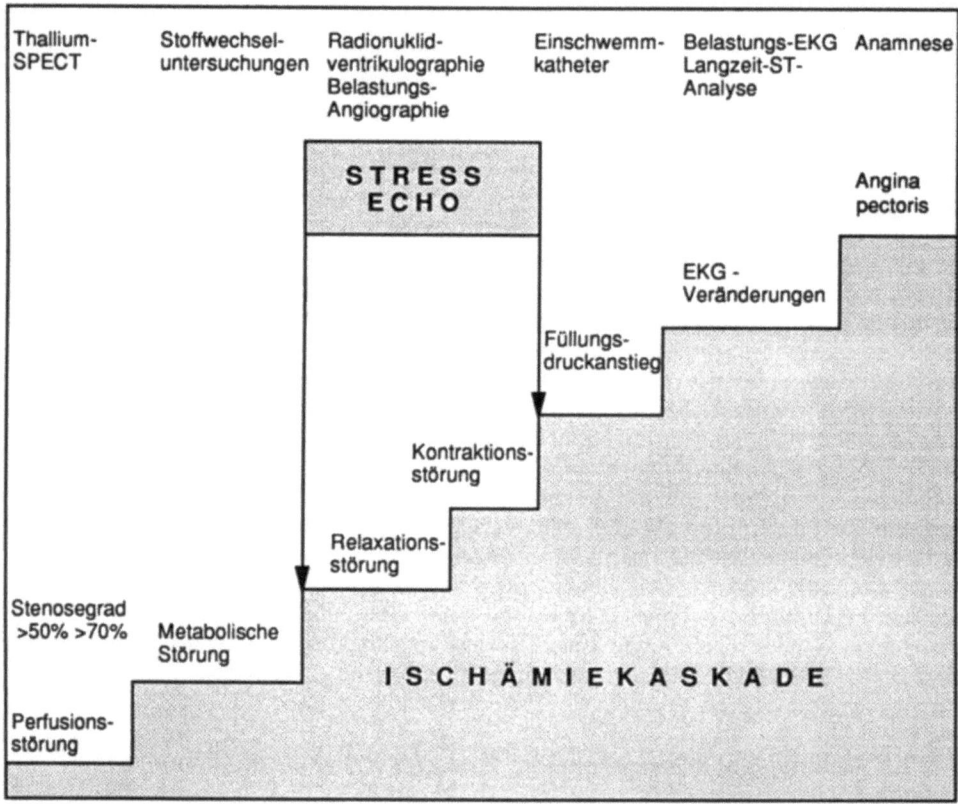

Abb. 8.6. Ischämiekaskade und Methoden zur Ischämiediagnostik

Methoden, die eine Ischämie innerhalb der sogenannten „Ischämiekaskade" frühzeitig und sensitiv nachweisen können, sind sehr aufwendig und stehen in einer Rehabilitationsklinik in aller Regel nicht zur Verfügung. Die gängigen nuklearkardiologischen Verfahren erfordern meist die Überweisung an eine nuklearmedizinisch und kardiologisch kompetente Einrichtung mit entsprechend anfallenden Fremdkosten. Sie gehen mit einer vor allem bei Wiederholungen nicht zu vernachlässigenden Strahlenbelastung einher. Die Erkennung der Ischämieschwelle ist mit diesen Verfahren in der Regel nicht möglich. Die Einschwemmkatheteruntersuchung erbringt gerade in der Differentialdiagnostik ischämischer versus narbenbedingter LV-Dysfunktionen im Einzelfall keine eindeutigen Ergebnisse. Die subjektive Beschwerdesymptomatik schließlich ist häufig unzuverlässig, das Belastungs-EKG und die ST-Langzeitanalyse ergeben nicht selten Diskrepanzen zu den Beschwerden des Patienten und objektiv nicht eindeutig einzuordnende Befunde.

Zur Bedeutung streßechokardiographischer Methoden in der kardiologischen Rehabilitation liegen bisher nur vereinzelte Mitteilungen vor, und ihr Schwerpunkt liegt ebenfalls auf dem funktionellen Nachweis einer Ischämie unter verschiedenen klinischen Fragestellungen.

Ziel der eigenen Bemühungen war, entsprechend der Aufgabenstellung einer Rehabilitationsklinik, die Wertigkeit dieser neuen Methode beim funktionellen Nachweis der *Ischämieschwelle* zu untersuchen (1-3).

Bei 94 unselektierten Patienten mit Diskrepanzen zwischen Beschwerden und Belastungs-EKG bzw. unklarem Belastungs-EKG-Befund (75 Männer und 19 Frauen mit einem Altersdurchschnitt von 57 Jahren) führten wir die digitale Streßechokardiographie in einer Kombination aus liegender und halbsitzender Fahrradergometrie mit einem Vingmed-Sonotron-Farb-Doppler-Echokardiographiegerät durch. Bei allen Patienten wurde eine Thallium-Myokard-SPECT-Untersuchung und bei 42 eine aktuelle Koronarangiographie durchgeführt und die Befunde mit den Ergebnissen der Streßechokardiographie verglichen.

Die Auswertungsrate für den Vergleich von Ruhe-Cineloops in optimierter Linksseitenlage mit entsprechenden Loops dieser Position unmittelbar „post exercise" betrug 84% (79 von 94), Aufnahmen ausreichender Beurteilungsqualität auf der Höhe der Belastung waren in 78% (73 von 94) zu gewinnen. Bei einzelnen Patienten ist jedoch die Echoqualität während der Belastung besser als in Ruhe, so daß durch die Kombination beider Methoden (Ruhe und „post exercise" sowie Ruhe und „peak exercise") eine Steigerung der Auswertungsrate auf 90% (85 von 94) zu erreichen war! Ein Vergleich der Streßechokardiographieergebnisse mit den 42 aktuellen Koronarangiographien ergab eine gute Übereinstimmung zwischen dem stenosierten Gefäßareal und dem entsprechenden echokardiographischen Wandsegment. Lediglich bei 5 dieser invasiv kontrollierten Patienten fanden wir diskrepante Befunde: In allen Fällen lag eine koronare Dreigefäßerkrankung vor, das Streßecho zeigte jedoch nur in einem stenosierten Gefäßgebiet belastungsinduzierte segmentale Wandbewegungsstörungen bzw. eine globale Hypokinesie. In völliger Übereinstimmung hierzu war auch im SPECT eine Redistribution nur in einem einzigen Wandareal bzw. lediglich ein erniedrigter „Gesamt-"„wash-out" auffällig als Hinweis auf eine Mehrgefäßerkrankung. Auch die Übereinstimmung zwischen Thallium-SPECT und Streßechokardiographie in der Beschreibung des Ausmaßes ischämischer Areale war gut. Von 85 auswertbaren Patienten wiesen 10 diskrepante Befunde auf. In diesen Fällen wurden im Thallium-SPECT geringe Perfusionsinhomogenitäten gesehen, das Streßecho jedoch als normal interpretiert. Diese gering diskrepanten Befunde führten zu keinen prinzipiell unterschiedlichen therapeutischen Konsequenzen, die unabhängig voneinander auf der Basis der Streßechokardiographie und der Thallium-SPECT getroffen wurden. Allerdings tendierten wir im Einzelfall bei einem Ischämienachweis auf niedriger Belastungsstufe in der Streßechokardiographie doch eher zu einem aktiveren interventionellen Vorgehen (PTCA, Rekanalisation) als unter alleiniger Kenntnis eines zwar pathologischen Szintigramms, aber ohne Information über die Ischämieschwelle.

Die Studie zeigte, daß bei einem hohen Prozentsatz der Patienten der Beginn einer Ischämiereaktion festzustellen ist und damit Aussagen über die ischämiefreie Belastbarkeit mit und ohne antianginöse Medikation in stationärer und ambulanter Bewegungstherapie sowie für die vielfältigen Belastungen des täglichen Lebens in Beruf, Familie, Freizeit und Sport gemacht werden können. Dies ist von großer praktischer Bedeutung bei der im klinischen Alltag überaus häufigen Situation schwer interpretierbarer Belastungs-EKG-Befunde (Abb. 8.7). Die sonst übliche szintigraphische Abklärung erbringt im

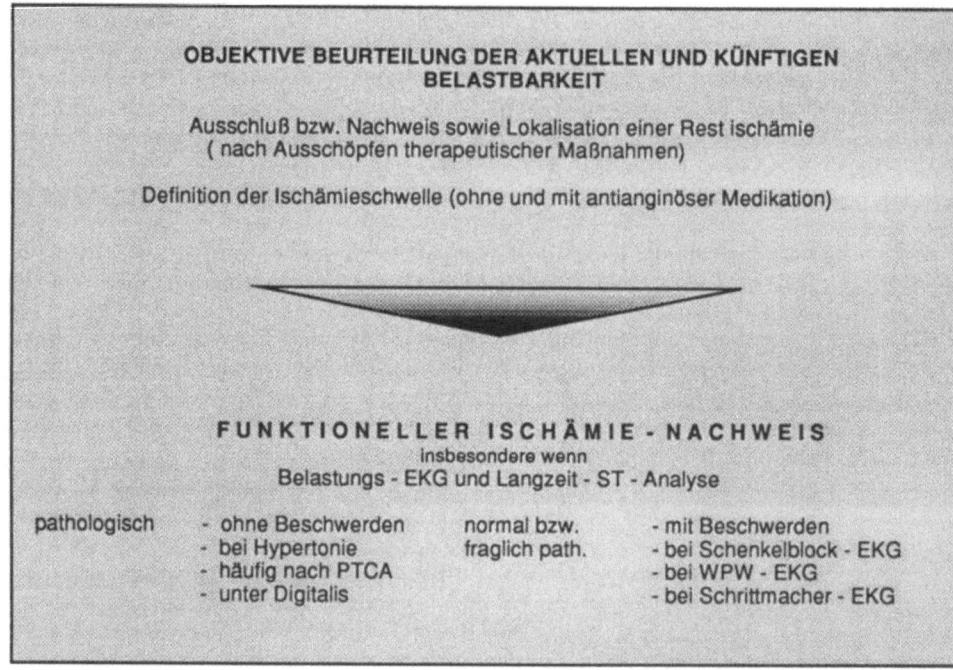

Abb. 8.7. Indikationen zur Streßechokardiographie in der kardiologischen Rehabilitation im Rahmen der Ischämiediagnostik

Einzelfall bei hoher subjektiver Leistungsfähigkeit einen zwar pathologischen Befund, jedoch ohne Information über die Ischämieschwelle. Bei immerhin 13% der in unserer Studie untersuchten Patienten konnte nur durch die Streßechokardiographie der Beginn der Ischämiereaktion auf einem erheblich niedrigeren Belastungsniveau (siehe Beispiel in Abb. 8.8) erkannt werden! Der Unterschied in den Belastungslevels zwischen alternativem Ischämienachweis mittels SPECT und tatsächlicher Ischämieschwelle im Streßecho betrug > 50 W!

In weiteren Studien mit ähnlicher Fragestellung und Methodik konnten wir bei 79% bzw. 86% der Patienten die Ischämieschwelle festlegen. Interessanterweise war die Sensitivität der Streßechokardiographie als Methode zum direkten Nachweis einer Ischämie in Form entsprechender Wandbewegungsstörungen im Vergleich mit der Thallium-SPECT als Perfusionstracer in der Erkennung von unter 70%igen Stenosen mit 67% bzw. 57% mäßig bei einer allerdings guten Spezifität von 92% bzw. 85%. Bei über 70%igen Koronarstenosen erreichte die Sensitivität jedoch 84% bzw. 82% und die Spezifität 96% bzw. 88%!

> Die dynamische Streßechokardiographie stellt nach unseren Ergebnissen eine wesentliche Bereicherung des funktionsdiagnostischen Spektrums der rehabilitativen Kardiologie dar, insbesondere in Fällen unklarer Belastungs-EKG-Befunde, bei der Objektivierung der hämodynamischen Relevanz einer Koronarstenose, das heißt beim funktionellen Nachweis einer Ischämie sowie vor allem bei der Objektivierung der Ischämieschwelle. Sie ist in solchen Fällen von eminenter Bedeutung für eine individuell dosierte und damit sichere Bewegungstherapie und umfassende sozialmedizinische Beurteilung.

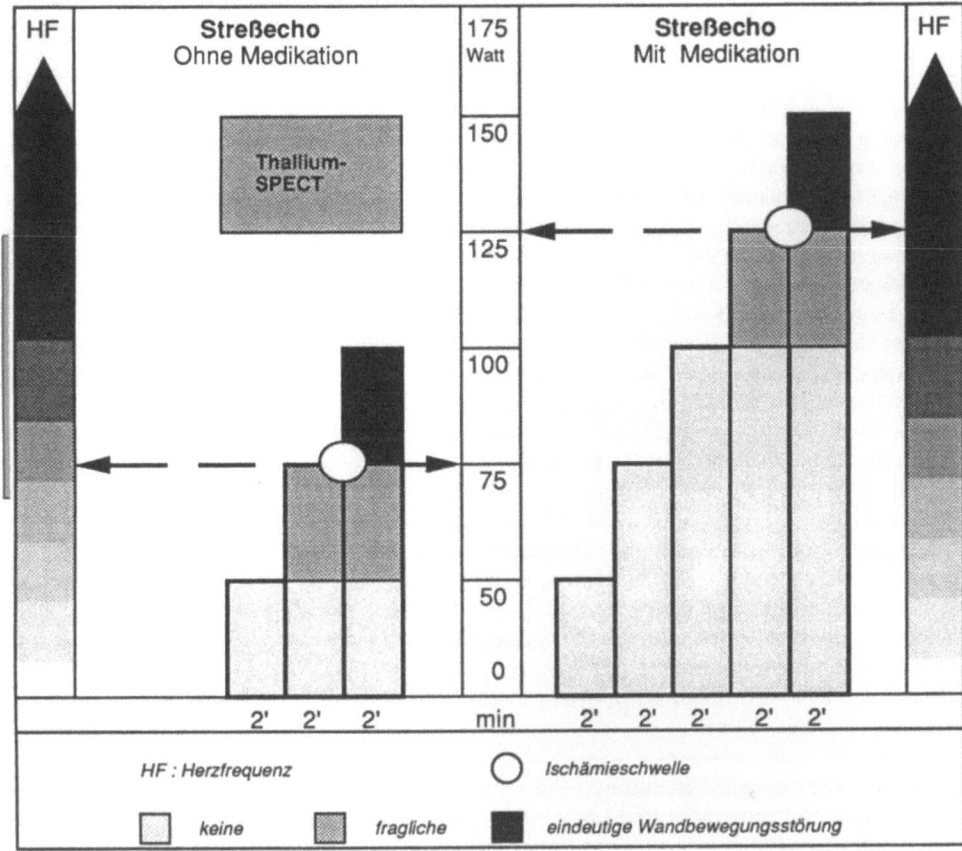

Abb. 8.8. Definition der Ischämieschwelle mit und ohne Medikation

8.3.3 Streßechokardiographiemethoden unter rehabilitationsspezifischen Gesichtspunkten

Weltweit werden sehr unterschiedliche Methoden der Belastungsechokardiographie transthorakal wie transösophageal angewandt und verschiedene Parameter zu ihrer Befundbeurteilung herangezogen. Die isometrischen, schrittmacherinduzierten und alle transösophagealen Methoden kommen überwiegend bei wissenschaftlichen oder akutmedizinischen Fragestellungen zum Einsatz. Eine herausragende Rolle in der kardiologischen Rehabilitation kommt jedoch den pharmakologischen und vor allem den dynamisch-ergometrischen Techniken zu.

8.3.3.1 Dynamische Streßechokardiographie

Pathophysiologisch erfolgt die Ischämieprovokation bei der körperlichen Belastung über eine ausgeprägte Steigerung des myokardialen Sauerstoffverbrauchs durch Zunahme von Herzfrequenz, Blutdruck und Inotropie. Diese Methode, in Deutschland überwiegend in

Form der Fahrradergometrie durchgeführt, bedient sich des standardisierten diagnostischen Belastungsprotokolls mit Beginn bei 25 bzw. 50 W, Steigerung alle 2 Minuten um 25 W bis zum Auftreten ischämischer Wandbewegungsstörungen bzw. - meist später einsetzend - der allgemein anerkannten Abbruchkriterien. Voraus geht die Registrierung von Ruhe-Cineloops, je nach Technik in Linksseitenlage, sitzender, halbsitzender oder liegender Position (eigene Technik), unmittelbar nach Abbruch der Belastung erfolgt die Post-exercise-Registrierung. Diese sollte nach etwa 30 bis 60 Sekunden beendet sein, um abklingende belastungsinduzierte Wandbewegungsstörungen nicht zu übersehen. Unbedingt anzustreben ist ein kontinuierliches Echomonitoring bis zur Peak-Belastung, um den Beginn dieser Ischämiekriterien erfassen und damit die Ischämieschwelle festlegen zu können.

Ist beim individuellen Patienten mit unklaren Belastungs-EKG-Befunden oder Diskrepanzen zu seinen Beschwerden zu rechnen (Abb. 8.7), so kann bei entsprechender Organisation die Belastung primär in Kombination mit dieser Ultraschalltechnik in Form der dynamischen Streßechokardiographie eingesetzt werden.

Die *Auswertungsrate* schwankt in der neueren Literatur je nach Methodik und Patientengut zwischen 80 und 95% (siehe Kapitel 3.1.7). In unserem Labor mit einer hinsichtlich der Echogenität eher ungünstigen Patientenselektion erreichen wir eine zufriedenstellende Beurteilungsqualität während der Peak-Belastung immerhin bei 86% aller Patienten und damit prinzipiell die Möglichkeit, in pathologischen Fällen die Ischämieschwelle definieren zu können. Durch den Vergleich der in optimierter Linksseitenlage gewonnenen Ruhe- mit Post-exercise-Loops läßt sich die Auswertungsrate zum Ischämienachweis bzw. -ausschluß auf 90% steigern. Überraschenderweise bessert sich nicht selten die Echogenität unter der Belastung, so daß durch den zusätzlichen Vergleich der Ruhe- und Peak-Aufnahmen, gewonnen in halbsitzender Position, die Gesamtauswertungsrate bei 94% liegt.

> Eine herausragende Bedeutung erlangt die dynamische Streßechokardiographie im Rahmen der stationären und ambulanten Bewegungstherapie sowie der umfassenden sozialmedizinischen Beurteilung durch die Möglichkeit, die Ischämieschwelle festlegen zu können. Sie bedient sich der weltweit verbreitetsten, jedem Patienten vertrauten, weitgehend standardisierten und auf die Belastungen des täglichen Lebens übertragbaren Methode der Fahrrad- bzw. Laufbandergometrie. Sie erfaßt Ischämiekriterien innerhalb der sogenannten Ischämiekaskade nicht nur theoretisch, sondern in der täglichen Routine noch deutlich vor dem Auftreten ischämischer ST-Senkungen in Form von regionalen Relaxations- und vor allem Kontraktionsstörungen. Diese Tatsache trägt zur Sicherheit des Verfahrens bei und erlaubt eine präzise Beschreibung der Ischämieschwelle. Diese basiert dann auf einer das gesamte kardiovaskuläre System in alltagsnaher Form belastenden Untersuchung.

8.3.3.2 Pharmakologische Streßechokardiographie

Im Unterschied zu den dynamisch-ergometrischen Methoden werden die pharmakologischen Verfahren in optimierter Linksseitenlage in Ruhe, das heißt ohne körperliche Belastung, durchgeführt. Bei den *Dipyridamol-Techniken* erfolgt die Ischämieprovokation *pathophysiologisch* vorwiegend über eine intrakoronare Adenosin-Akkumulation, die zu einer ausgeprägten Koronardilatation und damit massiven Erhöhung der Koronarreserve führt mit der Folge eines Steal-Effektes zuungunsten stenosierter Gefäßareale. Der myokardiale Sauerstoffverbrauch verändert sich nur unwesentlich als Resultat einer lediglich geringen Inotropiezunahme und eines leicht abfallenden Druck-Frequenz-Produkts bei mäßigem Blutdruckabfall und leichter Herzfrequenzsteigerung. Bei der *Dobutamin-Technik* erfolgt die Ischämieauslösung *pathophysiologisch* in Ruheposition des Patienten über eine Steigerung des myokardialen Sauerstoffverbrauchs durch Erhöhung des Druck-Frequenz-Produktes und eine ausgeprägte Inotropiezunahme.

Obwohl keine körperliche Belastung erfolgt, wurde auch mit den pharmakologischen Streßtests versucht, eine gewisse Graduierung der Ischämiereaktion herauszuarbeiten. Die Kriterien zur Einschätzung des Schweregrades einer Ischämiereaktion sind identisch mit denen der dynamischen Streßechokardiographie, ergänzt durch die für eine Ischämieinduktion benötigte pharmakologische Dosis (ischämieauslösende Dosis). Ein gewichtiger Nachteil dieser Methoden besteht darin, daß die Schwelle des Ischämiebeginns nicht in Bezug zu einer körperlichen Belastung gesetzt werden kann. Außerdem ist für klinische Entscheidungen und eine kompetente Beratung von Patienten das mit einem bestimmten Druck-Frequenz-Produkt einhergehende Belastungsniveau, auf dem ischämische Wandbewegungsstörungen auftreten, wichtiger als der alleinige Ischämienachweis.

> Bei den *pharmakologischen*, aber auch bei den *isometrischen* und *schrittmacherinduzierten Techniken* ist der für sportmedizinische und sozialmedizinische Beratung und Beurteilung überaus wichtige Bezug auf eine einigermaßen alltagsnahe und das gesamte kardiovaskuläre System einbeziehende Belastungsform nicht gegeben. Hierin besteht eine der wesentlichsten Limitationen dieser Methoden unter rehabilitationsspezifischen Gesichtspunkten. In allen Fällen unzureichender körperlicher Belastbarkeit stellen sie jedoch eine wertvolle Alternative zu den aktiven Techniken dar.

In Abb. 8.9 haben wir versucht, den Stellenwert streßechokardiographischer Techniken im Spektrum der kardiologisch-rehabilitativen Funktionsdiagnostik zusammenzufassen.

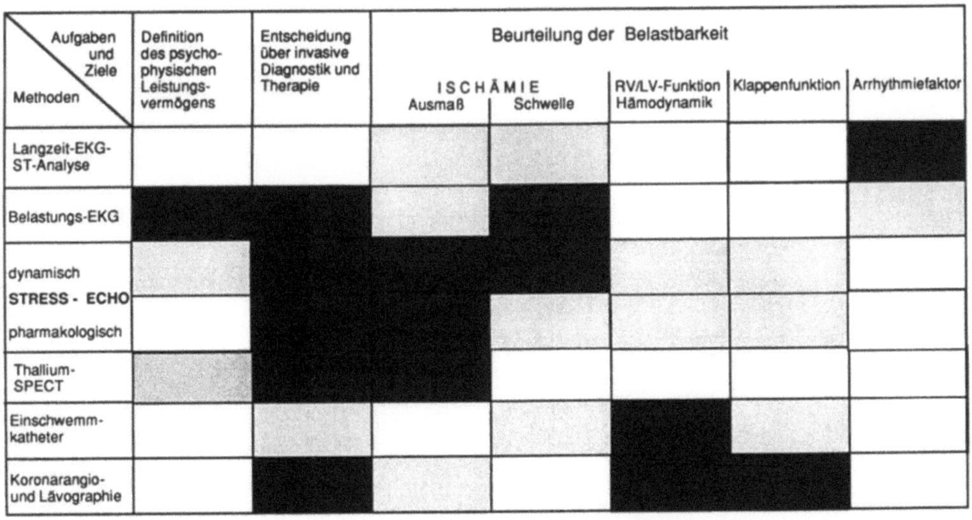

Aufgaben und Ziele / Methoden	Definition des psychophysischen Leistungsvermögens	Entscheidung über invasive Diagnostik und Therapie	Beurteilung der Belastbarkeit				
			ISCHÄMIE Ausmaß	Schwelle	RV/LV-Funktion Hämodynamik	Klappenfunktion	Arrhythmiefaktor
Langzeit-EKG-ST-Analyse			▒				■
Belastungs-EKG	■	■	■	■			▒
dynamisch STRESS - ECHO	▒	■	■	■	▒	▒	
pharmakologisch		■	■	▒	▒		
Thallium-SPECT	▒	■	■	▒			
Einschwemmkatheter	▒	■			■	▒	
Koronarangio- und Lävographie		■	▒		▒	■	

Abb. 8.9. Stellenwert der Streßechokardiographie im Spektrum der Funktionsdiagnostik in der kardiologischen Rehabilitation
Weißes Feld: keine Bedeutung, hellgraues Feld: geringe Bedeutung, dunkelgraues Feld: große Bedeutung

Literatur zu Kapitel 8.3

1. Haug G, Lang G, Tretter N, Berghoff A (1993) Stellenwert der Streß-Echokardiographie in der kardiologischen Rehabilitation. In: Gehring J, von Bibra H, Echokardiographische Diagnostik bei koronarer Herzkrankheit. Steinkopff Darmstadt, S. 133–146
2. Haug G, Lang G, Tretter N, Berghoff A (1994) Dynamic Stress-Echocardiography: New method to assess exercise capacity free of ischemia in stationary and outpatient coronary training groups. Int J of Sportsmedicine, in press
3. Haug G, Lang G, Tretter N, Berghoff A (1994) Dynamische Streßechokardiographie: Neue Methode zur Beurteilung der ischämiefreien Belastbarkeit in stationärer Bewegungstherapie und ambulanten Herzgruppen. Z Sportmedizin, im Druck

Weitere Studien zum Stellenwert streßechokardiographischer Techniken in der kardiologischen Rehabilitation sind bisher nicht publiziert worden. Die folgenden Vorträge liegen als Abstractband des jeweiligen Kongresses vor und können beim Herausgeber angefordert werden:

Destro A (1993) Dipyridamole-echo in rehabilitation. 1st International Symposium on Stress Echo, Pisa
Haug G, Lang G, Berghoff A (1993) Stress Echo in Cardiac Rehabilitation: Diagnostic Advantage of a Combined Supine and Half-Sitting Exercise Protocol. 1st International Symposium on Stress Echo, Pisa
Haug G, Lang G, Berghoff A (1992) Exercise echocardiography in cardiac rehabilation. valuable tool for diagnostic, therapy and sociomedical judgement. 5th Worl Congress of Cardiac rehabilitation, Bordeaux
Haug G, Lang G, Berghoff A (1994) Dynamische Streßechokardiographie in der kardiologischen Bewegungstherapie: Stellenwert zur Steuerung rehabilitativer Trainingsprogramme bei unklarem Belastungs-EKG. Vortrag II. Europäisches Symposium „Quantifizierung von rehabilitativen Trainingsprogrammen", Wien

9 Dynamische Streßechokardiographie: Praktische Durchführung

Die dynamische Streßechokardiographie ist sicherlich unter allen Techniken die Methode mit der größten Aussagekraft und Übertragbarkeit ihrer Ergebnisse auf Alltagssituationen. Sie ist aber auch ohne Zweifel am schwierigsten zu erlernen. Insbesondere zu Beginn erfordert sie ein gehöriges Maß an Frustrationstoleranz. Wir wollen daher alle Leser unsere Begeisterung an der Methode spüren lassen und ermuntern, sich mit dieser Technik vertraut zu machen und sie in ihr funktionsdiagnostisches Repertoire aufzunehmen. Es lohnt sich! Das folgende Kapitel will dazu durch detaillierte praktische Anleitungen Hilfestellung geben.

9.1 Anmeldung zur Untersuchung

Jede Anmeldung zu einer dynamischen Streßechokardiographie erfordert zunächst eine klare Indikationsstellung. Je präziser die Indikation gestellt wird, desto gezielter kann die Fragestellung an die Untersuchung formuliert und umso klinisch relevanter können ihre Befunde interpretiert werden. In diesem Zusammenhang möchten wir einige typische Fragestellungen erläutern:

Zu den häufigsten Problemstellungen des klinischen Alltags gehört sicherlich die Frage nach dem Vorliegen einer koronaren Herzkrankheit. Sie zielt letztlich auf eine Ausschlußdiagnostik. Wer diese Frage stellt, muß wissen, was diese Technik methodisch bedingt leisten kann und was nicht. Wie in Kapitel 2 dargelegt, ist in Abhängigkeit vom koronarangiographischen Stenosegrad ein unterschiedlich hohes Maß an körperlicher Belastung erforderlich, um mit hoher Sensitivität belastungsinduzierte Ischämien aufdecken zu können. Im klinischen Alltag wird häufig nur eine submaximale Ausbelastung (85% der HF max (= 220-Lebensalter)) erreichbar sein. Mit dieser Belastungsform läßt sich lediglich eine hämodynamisch relevante oder signifikant stenosierende koronare Herzkrankheit (im allgemeinen Stenosen > 70%) über belastungsinduzierte Wandbewegungsstörungen diagnostizieren. Eine koronare Herzkrankheit mit Stenosen um 50% wird allenfalls bei maximaler physischer Belastung aufzudecken sein. Selbst höhergradige Stenosen können unentdeckt bleiben, wenn sie ausgeprägt kollateralisiert sind und es daher bei der gegebenen Belastung nicht zu ischämischen Wandbewegungsstörungen kommt.

> Wir müssen uns immer wieder klar machen, daß wir mit allen streßechokardiographischen Methoden nicht Koronarstenosen diagnostizieren, sondern über Störungen der regionalen Myokardkinetik Ischämiephänomene funktionell nachweisen. Von einer Streßechokardiographieuntersuchung sollten wir nicht mehr, aber auch nicht weniger erwarten als den Ausschluß oder Nachweis einer Ischämie bei einer individuell zu erreichenden Belastung!

In der Regel müßte also eine korrekte methodenspezifische Fragestellung lauten: *funktioneller Ischämienachweis?* Ist dagegen die Koronarmorphologie bekannt, so kann die Frage nach einem funktionellen Ischämienachweis je nach klinischer Erfordernis präzisiert werden. Fragen nach der *Ischämielokalisation*, z.B. bei einer Mehrgefäßerkrankung, nach dem *Ausmaß einer Ischämie*, z.B. bei einem Koronarverschluß mit insuffizienter Kollateralisation, nach *vitalem Myokard*, z.B. vor interventionellen Eingriffen, oder nach der *Ischämieschwelle* im Rahmen der Belastbarkeitsdiagnostik fokussieren die Aufmerksamkeit des Untersuchers auf das klinische Problem.

Stehen im Vordergrund des Interesses hämodynamische Fragen, so sollte dies bei der Anmeldung unbedingt erwähnt werden. Untersuchungen der systolischen und insbesondere diastolischen Ventrikelfunktion erfordern ein Belastungsprotokoll mit 3- bis 6minütigem Steigerungsintervall und die Einbeziehung streßdopplerechokardiographischer Messungen. Die Ruheuntersuchung kann dann sogleich in halbsitzender Position des Patienten erfolgen. Im Rahmen der KHK-Diagnostik sollte adäquat und methodenbezogen nach einer *ischämieinduzierten systolischen bzw. diastolischen RV-/LV-Dysfunktion* oder auch *Klappendysfunktion* gefragt werden, z.B. bei der ischämischen Papillarmuskeldysfunktion mit belastungsinduzierter Mitralinsuffizienz.

Bei Patienten mit hypertensiver Herzerkrankung oder auch Herzinsuffizienz myokardialer Genese können sich Fragen nach einer *belastungsinduzierten systolischen oder diastolischen RV- bzw. LV-Dysfunktion* ergeben, die eine streßechokardiographische Untersuchung mittels Dopplertechnik erfordern.

Zur Beurteilung von Patienten mit nativen und operierten Herzklappenerkrankungen oder mit Kardiomyopathien, wie beispielsweise einer hypertrophen obstruktiven Kardiomyopathie, kann nach der *belastungsinduzierten Gradientendynamik* gefragt werden, die mittels aktiver (dynamischer oder eventuell isometrischer) Streß(-Doppler-)echokardiographie zu beantworten ist.

> Methodenspezifische Fragestellungen erleichtern eine Befundinterpretation, die in klinischen Entscheidungsprozessen konkret weiterhelfen kann.

Zusammenfassend soll nochmals betont werden, daß eine qualifizierte streßechokardiographische Untersuchung schon mit der Formulierung der Anmeldung beginnt. In unserer Klinik verwenden wir zur Anmeldung ein Formular im Selbstdurchschreibesatz, das auch zur Befundung und Beurteilung dient (siehe Abb. 9.4). Die Übersicht in Tabelle 9.1 faßt die häufigsten methodenspezifischen Fragestellungen zusammen.

9.2 Einbestellung zur Untersuchung

Die Einbestellung der Patienten zur Streßechokardiographie erfolgt zwei bis drei Tage vor der geplanten Untersuchung. Wir besprechen mit dem Patienten ein eventuell notwendiges Absetzen antianginöser Medikamente und die erforderlichen Vorsichtsmaßnahmen in dieser „Wash-out"-Phase. Zusätzlich klären wir den Patienten nochmals über Zweck, Ablauf und Nebenwirkungen der beabsichtigten Untersuchung auf. Um eine reibungslose Organisation im Streßecholabor zu gewährleisten, bitten wir die Patienten, sich möglichst ca. eine 1/4 Stunde vor dem angegebenen Termin zur Untersuchung im Warteraum der Funktionsabteilung einzufinden.

Praxis: Dynamische Streßechokardiographie 161

Tabelle 9.1. Anmeldung zur dynamischen Streßechokardiographie. Checkliste zu methodenspezifischen Fragestellungen

---

Checkliste Anmeldung

1. **Ischämie-Diagnostik**

   ▶ Belastungsinduzierte Wandbewegungsstörung (Ischämie)?
   ▶ Ischämielokalisation?
   ▶ Ischämieausmaß?
   ▶ Ischämieschwelle?
      mit/ohne antianginöse Medikation

   ▶ Belastungsinduzierte (ischämische) RV-/LV-Dysfunktion?

   ▶ Belastungsinduzierte (ischämische) Klappendysfunktion?
   (bei Verdacht auf KHK, bei bekannter KHK vom 1-, 2- oder Mehrgefäß-Typ, bei Verdacht auf insuffiziente Kollateralisation, vor und nach revaskularisierenden Interventionen, bei Verdacht auf hämodynamisch relevante Rezidivstenose oder Bypassdysfunktion, Papillarmuskeldysfunktion mit Mitralinsuffizienz etc.)

2. **Beurteilung der systolisch-diastolischen RV-/LV-Funktion**

   ▶ Belastungsinduzierte RV-/LV-Dysfunktion?

3. **Beurteilung der Klappenfunktion**

   ▶ Belastungsinduzierte Gradienten - (Insuffizienz) - Dynamik?

9.3 Durchführung der Untersuchung

9.3.1 Vorbereitende Maßnahmen

9.3.1.1 Streßecholabor

Zunächst zu den *personellen Voraussetzungen,* die natürlich je nach Institution unterschiedlich sein werden.

Der *Untersucher* selbst sollte über eine Mindesterfahrung von circa 100 Streßechokardiographien verfügen, die er unter qualifizierter Anleitung durchgeführt hat (siehe Kapitel 11). Da die dynamische Streßechokardiographie im Grunde genommen nichts anderes darstellt als eine - wenn auch nicht einfache - echokardiographische Untersuchung während einer Fahrradergometrie, sollte ihm eine *EKG-Assistenz* zur Seite stehen, die das EKG mitregistriert. Der Untersucher muß jedoch die Möglichkeit haben, mindestens 3 EKG-Ableitungen am EKG-Gerät bzw. an einem Monitor selbst beobachten zu können. Das am Echogerät eingeblendete einkanalige EKG-Signal läßt zwar Herzrhythmusstörungen erkennen, genügt jedoch nicht zur Beurteilung von Veränderungen der ST-Strecken. Zwar treten unter belastungsinduzierter Ischämie regelhaft Wandbewegungsstörungen zeitlich vor ST-Streckensenkungen auf, im Falle eingeschränkter Schallbedingungen ist jedoch auf Wandbewegungsstörungen als einzigem Ischämieparameter kein Verlaß. Dieses Problem wird in Kapitel 9.3.2.3 bei den Abbruchkriterien eingehend besprochen. Das nach den Ergometrierichtlinien standardisierte ST-Monitoring ist daher auch für eine dynamisch-aktive Streßechokardiographie unerläßlich (siehe auch Kapitel 3). Wünschenswert, aber weder unbedingt erforderlich noch überall realisierbar, ist die Anwesenheit eines zweiten Arztes, der das Ergometrie-EKG während der dynamischen Streßechokardiographie beobachtet.

Die *gerätetechnischen Voraussetzungen* hängen noch mehr als die personellen Voraussetzungen von den finanziellen, räumlichen, herstellerspezifischen und organisatorischen Gegebenheiten der jeweiligen Institution ab. Wir wollen uns daher im folgenden auf grundlegende Empfehlungen, Anregungen und Tips beschränken.

Selbstverständlich ist die in jedem Ergometrielabor übliche *Notfallausrüstung* erforderlich. Ein Defibrillator und alle für eine Reanimation notwendigen Medikamente und Hilfsmittel müssen vorhanden und einsatzbereit sein.

Für streßechokardiographische Untersuchungen genügt prinzipiell ein *Echokardiographiegerät* mit gut auflösender 2-D-Technologie. Streßdopplerechokardiographische Untersuchungen erfordern eine cw- und pw-Dopplereinrichtung. Die Farbdopplertechnik ist zwar keine unabdingbare Voraussetzung, jedoch eine große Erleichterung für solche Messungen. Zur Aufzeichnung der Cineloops wird ein *Videogerät* in VHS oder besser S-VHS-Qualität benötigt, sofern nicht ohnehin ein direkter Datentransfer in einen angeschlossenen *Streßechoauswertungscomputer* erfolgt. Einzelheiten zu Hard- und Software der Streßechokardiographiesysteme sind in Kapitel 3 beschrieben. Abb. 9.1 zeigt einen Blick in unser eigenes Streßecholabor mit einem Farbdopplerechokardiographiegerät, dem angeschlossenen Streßecho-Auswertungscomputer, dem elektrisch verstellbaren Liegendergometer, das sowohl die Lasterhöhung als auch die EKG-Registrierung automatisch steuert, und der Notfallausrüstung.

Zu Beginn einer Untersuchung werden die Patientendaten am Echogerät eingegeben, eine Videokassette eingelegt, die Streßecho-Auswertungseinheit aktiviert und die noch verfügbare *Speicherkapazität überprüft*.

Für die *Fahrradergometrie* empfehlen wir ein Liegendergometer, bei dem der Patient zur Belastung in eine halbsitzende Position gebracht werden kann. Ein Sitzendfahrrad ist

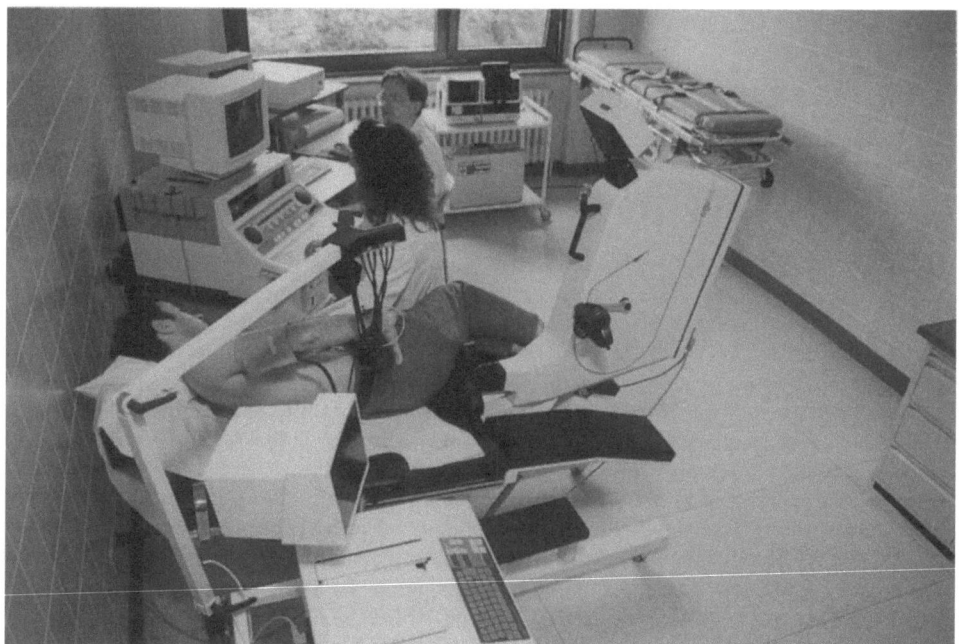

Abb. 9.1. Streßechokardiographielabor

zur dynamischen Streßechokardiographie nur bedingt geeignet, da eine stabile Oberkörperposition nicht gewährleistet ist, was das Anschallen sehr erschwert. Als Liegendergometer kann prinzipiell jedes herkömmliche System verwendet werden. Vorteilhaft ist jedoch eine *Liege mit langem Rückenteil* für einen stabilen und damit ruhigen Oberkörper in einer halbsitzenden Position von circa 45° (Abb. 9.2a).

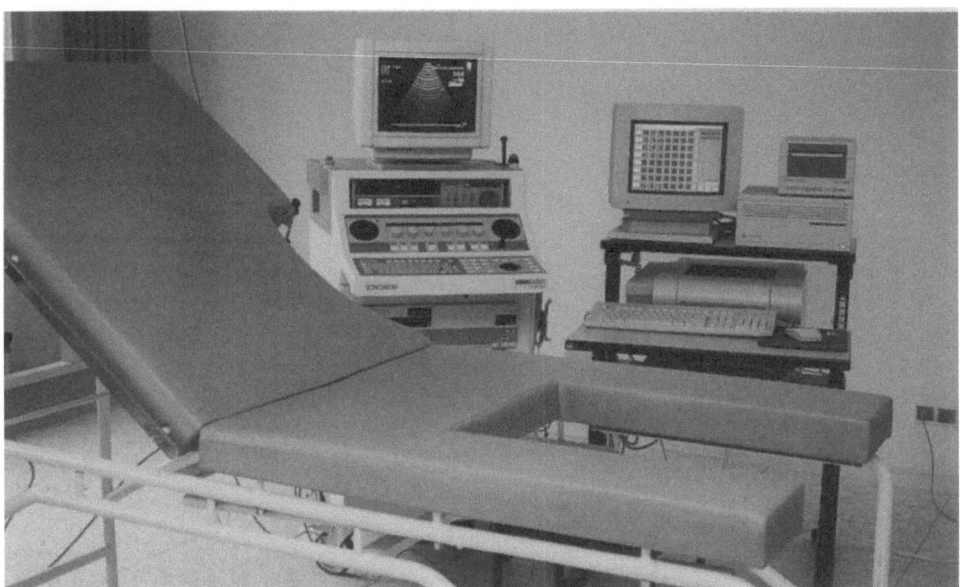

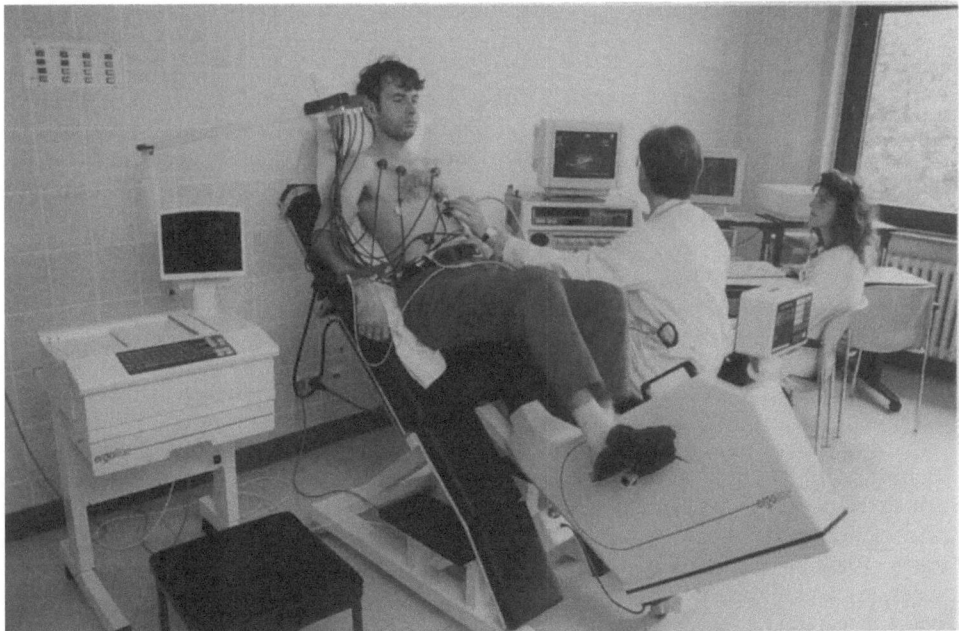

Abb. 9.2a. Älteres Liegend/Halbsitzendergometer mit langem Rückenteil
b. Elektrisch verstellbares Liegend/Halbsitzendergometer

164 Praxis: Dynamische Streßechokardiographie

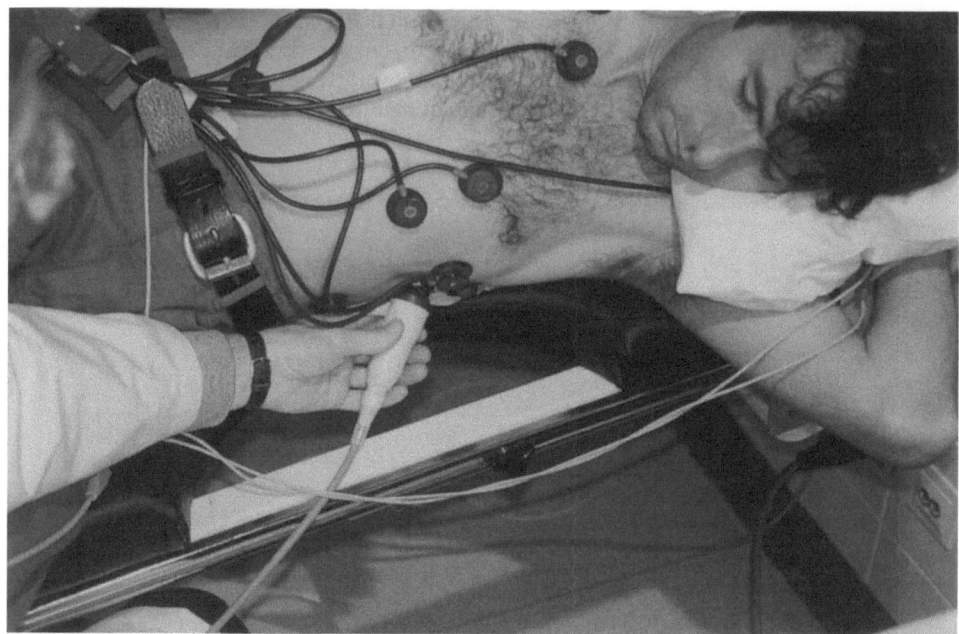

c

Abb. 9.2c. Position des Untersuchers bei der dynamischen Streßechokardiographie: Ausschnitt in der Auflagefläche des Liegend/Halbsitzendergometers

> Besonders bequem und anwenderfreundlich sind Geräte mit einer elektrischen stufenlosen Höhenverstellung des Sattels und der gesamten Liege von waagerechter bis 45°-Position (Abb. 9.2b).

Das Anschallen in Ruhe in Linksseitenlage kann durch einen in Herzhöhe angebrachten *Ausschnitt in der Auflagefläche* wesentlich erleichtert werden (Abb. 9.2a u. c). Ein solcher Ausschnitt kann auch nachträglich ohne großen Aufwand in jeder Polsterwerkstätte leicht und kostengünstig angebracht werden. Derzeit erproben wir den Prototyp einer optimierten Streßechokardiographie-Liege. Sie verfügt bereits über einen entsprechenden Liegenausschnitt, erlaubt eine elektrisch stufenlose Höhenverstellung des Sattels und des gesamten Systems (s. Abb. 9.2b) und ermöglicht zusätzlich zur Optimierung des Echofensters eine per Fußschalter regelbare elektrische Seitwärtsneigung des gesamten Ergometrie-Systems um maximal 20 Grad. Ein *höhenverstellbarer Stuhl mit Rollen* erleichtert dem Untersucher das Nachfahren während der Positionsänderungen des Patienten wesentlich und ermöglicht ein entspanntes Halten des Transducers.

An dieser Stelle sei noch ein Wort gesagt zur Position des Untersuchers während der Streßechokardiographie. Jeder, der bisher auf der rechten Seite der Liege sitzend mit der rechten Hand über den Patienten hinweggreifend echokardiographisch untersucht hat, sollte sich umgewöhnen, will er zukünftig dynamische Streßechokardiographien durchführen. Während der körperlichen Belastung ist ein Herumgreifen über den fahrradfahrenden Patienten zwar prinzipiell möglich, aber unpraktikabel. Sitzt der Untersucher jedoch auf der linken Seite der Liege, hängt er nicht über dem tief atmenden und schwitzenden Patienten und kann den Transducer ganz entspannt in der linken Hand halten (Abb. 9.2b und c).

> Während einer dynamischen Streßechokardiographie sollte der Untersucher auf der linken Seite der Ergometerliege sitzen und mit der linken Hand den Transducer führen.

9.3.1.2 Patientenvorbereitung

Im klinischen Alltag empfehlen wir, die Patienten zur dynamischen Streßechokardiographie in halbstündlichen Abständen zu bestellen. Für einen reibungslosen Organisationsablauf sollten sich die Patienten *etwa eine 1/4 Stunde vor dem geplanten Termin im Warteraum* einfinden. Sind Wechselkabinen oder ähnliches vorhanden, kann in dieser Zeit schon der Oberkörper frei gemacht werden und damit die Untersuchung ohne Verzögerung pünktlich beginnen. Günstig sind *feste Schuhe* wie Sportschuhe, um bei höheren Belastungen sicher treten zu können.

Nachdem der Patient das Liegendergometer bestiegen hat, werden in Linksseitenlage die *EKG-Armklammern* des Echogerätes befestigt. Armklammern lassen sich wesentlich schneller anbringen als Klebeelektroden und helfen bei meist völlig ausreichendem EKG-Signal Zeit und Müll einzusparen. Nach Abspeicherung der Ruhe-Loops wird der Patient aufgefordert, sich in Rückenlage zurückzudrehen. *Im Liegen und in Rückenlage* erfolgt die *Höheneinstellung des Sattels,* bevor dieser durch das Körpergewicht belastet ist, und ein kurzes Probetreten. Dann wird der Patient mit Hilfe der elektrischen Verstellung in die *halbsitzende Position* gefahren, in der die korrekte Ergometereinstellung nochmals überprüft wird. Erst nach Abspeicherung der *Ruhe-Loops auch in halbsitzender Position* werden die EKG-Elektroden angelegt, wobei sich eine *Saugelektrodenanlage* sehr bewährt hat. Das Ansaugen von Gel in die Sauganlage sollte aber unbedingt vermieden werden, weil es die Saugelektroden verkleben und verstopfen kann. Jetzt kann während der *Ruheblutdruckmessung das Ruhe-EKG* geschrieben werden.

> Das Ultraschallgel sollte nicht auf die Brustwand aufgetragen werden, sondern in kleinen Mengen ausschließlich auf den Schallkopf. Das bei der Einstellung der optimalen Schallfenster mit dem Transducer auf die Brustwand übertragene Gel markiert so für die EKG-Assistenz die auszusparenden und damit zu modifizierenden Stellen für das Plazieren der Elektroden.

Während dieser vorbereitenden Maßnahmen erklären wir dem Patienten nochmals den Untersuchungsablauf und wiederholen die Aufforderung, sich bei Beschwerden sofort bemerkbar zu machen. Wir erläutern insbesondere das Verhalten unmittelbar nach Abbruch der Untersuchung, damit das Drehen in die Linksseitenlage und Heranrutschen an die Kante über den Liegenausschnitt der Auflagefläche möglichst zügig und doch ruhig vonstatten geht. Damit sind die vorbereitenden Maßnahmen, die Tabelle 9.2 zusammenfassend auflistet, abgeschlossen.

9.3.2 Testdurchführung

9.3.2.1 Ruhephase

Wie schon bei der Patientenvorbereitung erwähnt, speichern wir in der Ruhephase Cineloops in zwei Ergometerpositionen ab. Nach Anlegen der EKG-Klammern des Echogerätes erfolgt die Registrierung zunächst in nahezu waagerechter Ergometerstellung

Tabelle 9.2. Checkliste zu den vorbereitenden Maßnahmen der dynamischen Streßechokardiographie

Checkliste vorbereitende Maßnahmen
Personelle Voraussetzungen
Untersucher
evtl. EKG-Assistenz
evtl. 2. Arzt für die Ergometrie
Gerätetechnische Voraussetzungen
Notfallausrüstung inclusive Defibrillator
(Farbdoppler-)Echokardiographiegerät
(S-)VHS-Videorekorder und Kassetten
Streßechospeicher- und Auswertungseinheit
EKG-12-Kanal-Gerät mit (Saug-)Elektroden
Fahrrad-Liegendergometer, eventuell elektrisch verstellbar
Patientenvorbereitung
▶ Feste (Sport-)Schuhe
▶ Ruhe-Loops in Linksseitenlage
▶ Satteleinstellung in Rückenlage im Liegen
▶ Probetreten in halbsitzender Position
▶ Ruhe-Loops in halbsitzender Position
▶ Elektroden modifiziert anlegen
▶ Ruhe-EKG- und Ruheblutdruckmessung
▶ Start der Belastung

und Linksseitenlage des Patienten, der dazu ganz an die Kante der Auflagefläche und über den Liegenausschnitt rückt. Wir registrieren möglichst die Standardschnitte Vierkammerblick (4CV), Zweikammerblick (2CV), die apikale lange Achse (apLAX) und die parasternale kurze Achse in Höhe der Papillarmuskeln (SAXmid). Danach dreht sich der Patient zurück in Rückenlage. Nach erfolgter Satteleinstellung fahren wir in die halbsitzende 45° Position. In dieser Stellung speichern wir erneut die oben genannten Standardschnitte ab.

Wir empfehlen, sich in der Ruhephase bewußt Zeit für die Suche günstiger Schallfenster zu nehmen und durch minimale Variationen der Transducerposition die Darstellung der lateralen Wandsegmente zu optimieren, um eine möglichst klare Endokardabgrenzung zu erreichen.

> In dieser Phase prägen wir uns Endokardverdickung und Myokardkinetik in jedem Wandsegment genau ein und notieren Abweichungen in Form vorzeitiger Relaxationen, Hypo-, A- oder Dyskinesien. Dies fokussiert die Aufmerksamkeit auf neu hinzukommende bzw. neu auftretende Wandbewegungsstörungen, optimiert die Beurteilungsqualität der Schnitte und damit die Befundinterpretation.

Selbst für den erfahrenen Untersucher ist es immer wieder erstaunlich, welch enorme Verschiebung der Anschallebene die Veränderung der Körperlage aus der liegenden zur halbsitzenden Position hervorrufen kann. Vor allem bei Adipösen kann es vorkommen, daß der Vierkammerblick perimammillär gut zugänglich ist, im Halbsitzen dieser Standardschnitt aber im 3. ICR links parasternal gefunden wird! Meist ist in sogenannter optimierter Linksseitenlage eine gute apikale Anlotung möglich, manchmal allerdings erst aus atypischer axillärer Transducerstellung. In Einzelfällen kann jedoch apikal kein befriedigendes Schallfenster gefunden werden. Dann gelingt es gelegentlich recht gut, die parasternale lange und kurze Achse darzustellen. Ist auch dies nicht möglich, gilt der Patient allgemein als nicht ausreichend schallbar. In dieser Situation das Handtuch zu werfen und die Streßechokardiographie als nicht durchführbar zu erklären, wäre jedoch falsch! Die Erfahrung lehrt, daß die Suche nach einem Schallfenster in halbsitzender Position dann oft genug von Erfolg gekrönt ist.

Eine weitere Möglichkeit, die Auswertungsrate schlecht schallbarer Patienten zu erhöhen, besteht darin, sie subxiphoidal anzuloten. In Ruhe öffnet sich ein subxiphoidales Schallfenster zum Herzen oft erst in halbsitzender Position und meist erst in tiefer Inspiration. In der Ruhephase kann der Patient fast immer in Inspiration den Atem solange anhalten, bis die Ruhe-Loops abgespeichert sind. Entgegen aller Vorurteile kann die subxiphoidale Anschallebene auch unter Belastung sehr oft beibehalten werden, trotz der Beinarbeit des Patienten. Den meisten Patienten gelingt ein jeweils 2 bis 3 Sekunden langes Atemanhalten in Inspiration zur Bildspeicherung jeweils einer Schnittebene recht gut. Die Echofenster werden mit steigender Belastung und zunehmender Atemtiefe immer besser. Das Wissen um diese Streßechophänomene und das Ausschöpfen ihrer Möglichkeiten ist eine Erklärung für die „unglaubhaft" hohen Auswertungsraten in Labors mit jahrelanger Streßechoerfahrung.

Zielt die Streßechokardiographie nicht auf eine Beurteilung der Wandkinetik im Rahmen der Ischämiediagnostik, sondern beispielsweise auf die Untersuchung der Gradientendynamik mittels Dopplertechnik, sind auch hier wichtige Beobachtungen zu erwähnen. Vorwiegend bei adipösen Patienten mit Mitralklappenersatz kann es vorkommen, daß sich bei der Echountersuchung in Ruhe der Einflußjet in den linken Ventrikel bei apikaler Anlotung in Linksseitenlage in einem ungünstigen Winkel zum Dopplerstrahl befindet. Auch in dieser Situation muß auf eine beabsichtigte streßdopplerechokardiographische Untersuchung der Gradientendynamik keinesfalls verzichtet werden. Wir beobachten immer wieder in halbsitzender Position ein Aufrichten des Einflußjets in einen günstigeren Meßwinkel zum Dopplerstrahl, der einwandfreie Messungen in Ruhe und unter Belastung zuläßt. Für eine Streß(-Doppler-)echokardiographie genügen ja in der Regel Ruhemessungen der gewünschten Flußprofile in der Position, in der belastet wird, also in halbsitzender Position. Wichtig ist, ein möglichst parallel zum Dopplerstrahl ausgerichtetes Flußsignal zu untersuchen. Eine Optimierung des „sample volume" kann mittels Farbdopplertechnik vorgenommen werden. Da streß*doppler*echokardiographische Untersuchungen noch nicht zu den Routinetechniken zählen, gehen wir auf Einzelheiten in diesem Kapitel nicht weiter ein. Grundlagen streßdopplerechokardiographischer Techniken und ihrer Beurteilung sind in Kapitel 2 und 4 näher beschrieben.

> Sollte unter Ruhebedingungen an den üblichen Anlotstellen kein befriedigendes Fenster zu finden sein, würden wir auf keinen Fall die Untersuchung beenden, sondern trotzdem beginnen! Nicht selten öffnet sich auf der ersten Belastungsstufe plötzlich und erstaunlicherweise ein passables Echofenster, das sich häufig noch durch kurze Inspirationsmanöver verbessern läßt. Dann dient die Myokardkinetik der ersten Belastungsstufe quasi ersatzweise als Ruhe-Loop zum Vergleich mit den Aufnahmen auf der Höhe der Belastung. Auf diese Weise vorzugehen und auch alternative Schallfenster unter Belastung mit heranzuziehen erfordert einigermaßen Übung, überrascht aber durch Echobilder unerwartet guter Beurteilungsqualität und ist mehr als einen Versuch wert!

Ist das Ruhe-EKG geschrieben und die Ruheblutdruckmessung ausgelöst, endet die Ruhephase und die Belastung wird gestartet.

9.3.2.2 Belastungsphase

Gemäß dem gewählten Belastungsprotokoll (siehe Kapitel 3.1.2) beginnen wir die Untersuchung mit 25 oder 50 W und steigern 2- oder 4minütig um 25 W. Grundsätzlich streben wir ein kontinuierliches Echomonitoring während der gesamten Belastungsphase an. Im Falle des diagnostischen Ergometrieprotokolles führen wir die Abspeicherung der genannten Standardschnitte jeweils in der 2. Minute einer jeden Belastungsstufe durch, beim Protokoll zur Beurteilung der Belastbarkeit in der 2. und 4. Minute.

Der typische Ablauf einer diagnostisch-ergometrischen Streßechokardiographie ist in Abb. 9.3 schematisch dargestellt.

▶ Die Untersuchung erfolgt unter laufender visueller echokardiographischer Kontrolle mindestens bis zur 4. Minute nach Abbruch der Belastung. Optimal ist eine ebenfalls kontinuierliche Videodokumentation. Die digitale Computerabspeicherung der wichtigsten Standardschnitte (4CV, 2CV, apLax, midSax) erfolgt in halbsitzender Position in der 2. Minute einer jeden Belastungsstufe und so schnell wie möglich nochmals unmittelbar „post exercise" in liegender Linksseitenlage.

Verfügen Sie nicht über ein System, das die noch verbleibenden Minuten und Sekunden in jeder Belastungsstufe am Bildschirm anzeigt, so kann die EKG-Assistenz anhand einer mitlaufenden Stoppuhr den Beginn jeder 2. Belastungsminute ansagen, während der dann die Abspeicherung erfolgt. Optimal ist ein System mit programmierter Laststeuerung, das automatisch in vorgegebenen Intervallen die Belastung erhöht, den Blutdruck mißt, die EKG-Registrierung auslöst, dem Untersucher auf einem Monitor den ST-Trend anzeigt und ein graphisch-tabellarisches Schlußprotokoll ausdruckt.

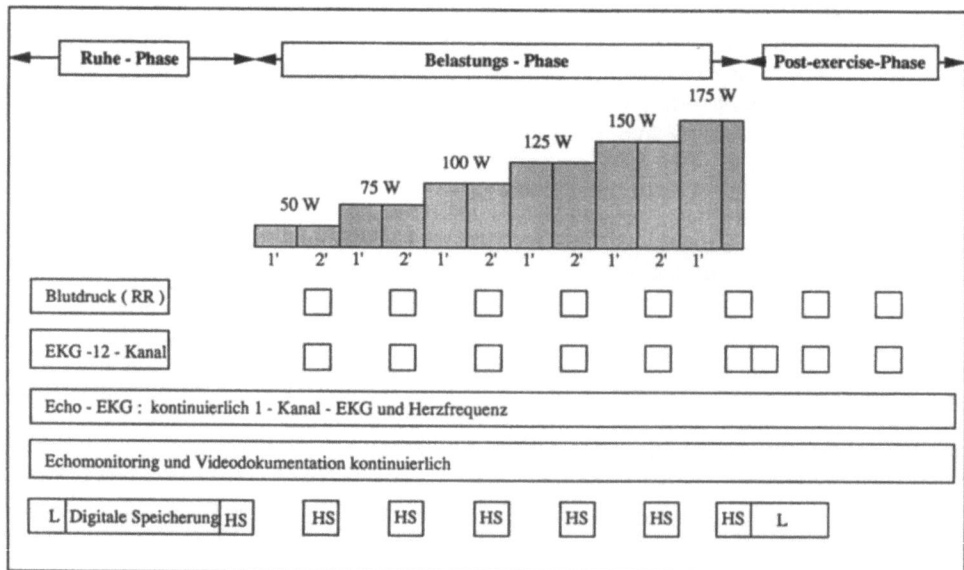

Abb. 9.3. Schematischer Untersuchungsablauf einer dynamischen Streßechokardiographie mit diagnostischem Belastungsprotokoll (L=liegend, HS=halbsitzend)

> Zur kontinuierlichen echokardiographischen Wandbewegungsanalyse hat es sich bewährt, alle standardisierten apikalen Schnittebenen und dazwischenliegenden Projektionen von der apikalen Anlotstelle aus durch stetiges Drehen des Schallkopfes zu beobachten.

Sofern auch auf die Erfassung diastolischer Relaxationsstörungen Wert gelegt wird, ist es zu empfehlen, diese in M-mode-Technik zu dokumentieren. Durch seine wesentlich höhere Bildauflösung gelingt die Darstellung der nur wenige Millisekunden anhaltenden vorzeitigen Wandauswärtsbewegung innerhalb der sogenannten isovolumischen Relaxationsphase (siehe auch Kapitel 4.2.3).

Weiter erfolgt während der Untersuchung

▶ eine ständige Herzfrequenzkontrolle und ein 3-Kanal-EKG-Monitoring,

▶ eine Blutdruckkontrolle in 2minütigen Intervallen, eventuell automatisch gesteuert, in den letzten 30 Sekunden jeder 2minütigen Belastungsstufe sowie 2 und 4 Minuten nach Belastungsabbruch,

▶ eine 12kanalige EKG-Registrierung, eventuell automatisch gesteuert, ebenfalls in den letzten Sekunden einer jeden Belastungsstufe und in der 2. und 4. Erholungsminute.

> Die Peak-exercise-Phase ist der wichtigste Augenblick der Untersuchung. Unter Umständen sind nur in dieser Phase beginnende Wandbewegungsstörungen zu erkennen, die wenige Sekunden nach Abbruch der Belastung schon wieder verschwunden sind.

Mit zunehmender Übung und Erfahrung gelingt es, die wichtigsten Standardprojektionen in immer kürzerer Zeit „post-exercise" abzuspeichern. Zu Beginn der individuellen Lernphase kann dies zwei, ja zweieinhalb Minuten in Anspruch nehmen, in geübter Hand läßt sich diese Zeitspanne, passable Schallbedingungen einmal vorausgesetzt, auf unter 30 Sekunden reduzieren.

> Nicht die Abspeicherung optimaler Cineloops ist oberstes Ziel einer Streßechokardiographieuntersuchung, sondern eine visuell beurteilte und videodokumentierte Wandbewegungsanalyse, für deren Befundung und Interpretation der jeweilige Untersucher geradesteht.

Je ausgeprägter sich ischämieinduzierte Wandbewegungsstörungen in der Peak-Phase entwickelt haben, desto länger halten diese in die Post-exercise-Phase hinein an und umgekehrt. An dieser Stelle sei noch eine klinisch wichtige Anmerkung zum Abklingen belastungsinduzierter Ischämiephänomene gemacht. Unter steigender Belastung kommen die bei der Beschreibung der Ischämiekaskade (siehe Kapitel 2.2.2) genannten Ischämiezeichen nicht nur in der Theorie, sondern im streßechokardiographischen Alltag tatsächlich nacheinander zur Beobachtung. Störungen der Myokardkinetik werden bei guter Schallbarkeit aller Segmente regelhaft vor ST-Senkungen im mitlaufenden EKG und vor Angina-pectoris-Beschwerden der Patienten beobachtet.

> Das pathophysiologische Konzept der Ischämiekaskade erklärt die Beobachtung, daß in der Post-exercise-Phase Ischämiephänomene in der gleichen Reihenfolge abklingen, in der sie aufgetreten sind.

Diese pathophysiologischen Gesetzmäßigkeiten sind auch in der täglichen Routine zu beobachten, wenn nach Belastungsabbruch der gesteigerte Koronarfluß zurückgeht, sich die belastungsinduzierte Flußinhomogenität und damit der transstenotische Gradient abbaut, sich damit das Mißverhältnis zwischen Substratbedarf und Substratangebot vermindert und schließlich hierdurch ausgelöste Störungen der regionalen Myokardkinetik abklingen. Dann erst gehen auch die ST-Senkungen langsam zurück und mit ihnen oder kurze Zeit danach auch die Angina-pectoris- und Dyspnoe-Beschwerden der Patienten. Die Beobachtung dieser pathophysiologischen Phänomene „realtime" macht diese Methode so faszinierend und sicher.

Sind die methodenspezifischen Ischämiephänomene abgeklungen, die ST-Strecken normalisiert und der Patient vier bis fünf Minuten nach Abbruch beschwerdefrei, so ist die Belastungsphase beendet.

9.3.2.3 Abbruchkriterien

Die Abbruchkriterien bei der dynamischen Streßechokardiographie unterscheiden sich zunächst nicht von denen der Fahrradergometrie. Standardisierte streßechospezifische Abbruchkriterien in allgemein verbindlicher Form sind bisher von den kardiologischen Fachgesellschaften nicht herausgegeben worden. In unserem Patientengut konnten wir beobachten, daß auf dem Boden signifikanter Koronarstenosen regelhaft Wandbewegungsstörungen unter belastungsinduzierter Ischämieinduktion vor ischämischen (!) ST-Streckensenkungen zur Beobachtung kommen. Voraussetzung ist allerdings eine gute Echogenität. In diesem Zusammenhang muß als Kriterium einer ausreichenden Schallbarkeit die einwandfreie Beurteilung aller Wandsegmente gefordert werden. Nur unter dieser Voraussetzung sind neue Wandbewegungsstörungen als Ischämieparameter und damit als Abbruchkriterium bei einer Vielzahl klinischer Situationen mit unspezifischen ST-Streckensenkungen zulässig. Klinische Abbruchkriterien, wie sie für jede ergometrische Untersuchung gelten, haben jedoch auch dann Vorrang vor Wandbewegungsstörungen.

Ist die Koronarmorphologie bekannt und steht beispielsweise die Frage nach einer Rezidivstenose im Raum, so können ausgeprägte ST-Streckensenkungen auch ohne signifikante Restenosierung auftreten. In diesem Fall kann die Aufmerksamkeit des Untersuchers auf das diesem Versorgungsgebiet entsprechende Wandsegment fokussiert werden. Ist dieses einwandfrei beurteilbar, gilt bei uns die Wandbewegungsstörung als Ischämiekriterium, und wir belasten unabhängig von auftretenden ST-Senkungen, selbstverständlich unter Beachtung klinischer Abbruchindikationen.

Streßechospezifische Abbruchkriterien können sich aber auch aus der Beobachtung der Ventrikelvolumina ergeben. Wird das endsystolische Volumen unter der Belastung größer, muß unter anderem eine diffuse koronare Dreigefäßerkrankung vermutet werden. Diese manifestiert sich nach unserer Erfahrung gelegentlich nur in einer globalen Hypokinesie, aber eben oft nicht in einer segmentalen Wandbewegungsstörung (siehe auch Kapitel 7.3).

Solange noch keine allgemein verbindlichen Empfehlungen zu methodenspezifischen Abbruchkriterien vorliegen, sollten die in der Ergometrie üblichen Kriterien beachtet werden. Nach diesen Richtlinien darf im Einzelfall bei großer Erfahrung und in der Klinik auch über die ST-Grenzwerte belastet werden. Dies gilt sicherlich im übertragenen Sinne auch für die Streßechokardiographie, die ja einen ihrer Indikationsschwerpunkte in der differentialdiagnostischen Abklärung unspezifischer ST-Senkungen (Hypertonie, Digitalis, Mitralklappenprolaps, aber auch nach PTCA) von ischämischen Kammerendteilveränderungen besitzt. Die Beobachtung der Myokardkinetik stellt in diesen Fällen einen zusätzlichen Sicherheitsfaktor im Rahmen der Ischämiediagnostik dar (Tabelle 9.3).

Tabelle 9.3. Checkliste zu Abbruchkriterien in der dynamischen Streßechokardiographie

---

Checkliste Abbruchkriterien

1. **Subjektive Abbruchkriterien in der Ergometrie ***
   ▶ Schwindel
   ▶ Ataxie
   ▶ Progrediente Angina pectoris
   ▶ Progrediente Dyspnoe

2. **Objektive Abbruchkriterien in der Ergometrie**
   ▶ Progrediente Arrhythmien
   ▶ Progrediente Erregungsleitungsstörungen **
   ▶ Progrediente Erregungsrückbildungsstörungen
       ST-Streckensenkung horizontal über 0,2 mV ***
       ST-Streckenhebung progredient oder monophasisch
   ▶ Progredienter Blutdruckabfall
       unzureichender Blutdruckanstieg (weniger als 10mmHg pro Belastungsstufe)
   ▶ Progredienter übermäßiger Blutdruckanstieg ****

3. **Objektive methodenspezifische Abbruchkriterien in der dynamischen Streßechokardiographie**
   ▶ Neu auftretende Wandbewegungsstörungen *****
       nur unter Beachtung der Abbruchkriterien unter 1 und 2, allerdings ist eine Fortsetzung der Belastung trotz signifikanter ST-Streckensenkungen möglich bei
       ▶ einwandfreier Beurteilbarkeit aller Wandsegmente
       ▶ gleichbleibenden bis sich verkleinernden Ventrikelvolumina
       ▶ qualifiziertem Untersucher
       ▶ eher nur in der Klinik

*   Für diesen Punkt gilt: In der Klinik ist eine Fortsetzung der Ergometrie möglich, in der Praxis ist eher der Abbruch der Belastung zu empfehlen.
**   Patienten mit Linksschenkelblock sollten nur submaximal belastet werden, in der Klinik ist eine höhere Belastung eher vertretbar.
***   Eine Fortsetzung der Belastung bei stärkerer ST-Senkung ist nur bei speziellen klinischen Fragestellungen zu empfehlen, z.B. wenn bestimmte Interventionen (Medikamente, Angioplastie) überprüft werden sollen.
**** Aus der bisherigen Literatur sind Komplikationen durch zu hohen Blutdruck während der Ergometrie nicht bekannt. Daher ist die Angabe eines oberen Grenzwertes schwierig. Bei Trainierten werden systolische Druckwerte über 250 mmHg nicht selten beobachtet, für Leistungen oberhalb 300 W sind sie typisch.
***** Hierfür existieren noch keine allgemein verbindlichen Richtlinien seitens der kardiologischen Fachgesellschaften. Im Zweifelsfall gelten die unter 1. und 2. aufgeführten und allgemein anerkannten Abbruchkriterien!
* - **** modifiziert nach Löllgen H und Ulmer H-V (1985) Ergometrie-Empfehlungen zur Durchführung und Bewertung ergometrischer Untersuchungen. Klin Wochenschr 63: 651-677

Unter der Voraussetzung einer einwandfreien Beurteilbarkeit aller Wandsegmente sind neue Wandbewegungsstörungen als streßechokardiographisches Ischämie- und damit Abbruchkriterium bei der Vielzahl klinischer Situationen mit unspezifischen ST-Senkungen zulässig. Klinische Abbruchkriterien, wie sie für jede ergometrische Untersuchung gelten, müssen selbstverständlich auch dann zur Beendigung der Untersuchung führen, wenn der Untersucher keine methodenspezifischen Ischämiekriterien erkennen kann!

Daraus leitet sich die Empfehlung ab, bei Schallfensterproblemen oder instabiler R-Zacken-Triggerung unter der Belastung eher auf eine digitale Abspeicherung zu verzichten und umso mehr die Aufmerksamkeit auf die „on line"-Wandbewegungsanalyse zu richten.

9.3.3 Nachsorgemaßnahmen

Wird die dynamische Streßechokardiographie in der oben geschilderten Weise durchgeführt, ist eine spezielle Nachsorgephase, wie sie bei den pharmakologischen Tests nötig ist, prinzipiell nicht erforderlich.

Verläuft jedoch eine belastungsinduzierte Ischämiereaktion protrahiert und klingt sie trotz Nitrogabe nur sehr verzögert ab, so beobachten wir die zurückgehenden echokardiographischen, elektrokardiographischen und klinischen Ischämiezeichen kontinuierlich bis zu ihrem völligen Verschwinden. Der Patient verbleibt dann noch eine weitere Viertelstunde im Streßecholabor bzw. einem Nebenraum unter klinischer Beobachtung. Bei weiterer Beschwerdefreiheit sollte vor der Entlassung des Patienten aus dem Echolabor nochmals ein vollständiges 12-Kanal-Ruhe-EKG geschrieben werden. Der nachbetreuende Arzt wird über den Verlauf informiert und der Patient aufgefordert, bei erneuten Beschwerden unverzüglich Bescheid zu geben.

Bei unkompliziert verlaufener Untersuchung sind die Patienten angehalten, ihre pausierte Medikation nach vorher festgelegtem Schema wieder einzunehmen und sich noch für eine halbe Stunde auszuruhen.

9.4 Befunderstellung

In der klinischen Routine bevorzugen wir seit Jahren die handschriftliche Befunderstellung auf einem Formblatt mit Selbstdurchschreibesatz (Abb. 9.4). Dies hat mehrere Gründe:

Unser Formblatt dient gleichzeitig als Anmeldeformular. Es enthält wichtige klinische Daten wie Vorgeschichte, Diagnose, methodenspezifische Fragestellung und Angaben zur aktuellen Medikation (siehe auch 9.1).

Die handschriftliche Reporterstellung auf einem solchen Vordruck ist zeitsparend. Durch Ankreuzen, Unterstreichen und Ausfüllen sind die wichtigsten Kenndaten der ergometrischen Belastung präzisiert und Wandbewegungsstörungen in wenigen Worten formuliert. Der erfahrene Untersucher ist in der Lage, die meisten Streßechokardiographien schon während der Untersuchung verläßlich zu beurteilen und den Befund unmittelbar nach Belastungsende zu erstellen. In der Regel kann der Patient den Befund sogleich mitnehmen, sei es auf die Station oder bei ambulanten Patienten zum betreuenden Arzt.

Während wir den Befund formulieren, erläutern wir dem Patienten die Ergebnisse und unsere Interpretation unter Berücksichtigung der methodenspezifischen Einschränkungen.

Eine semiautomatisierte Reportgenerierung ist mit den modernen Streßechocomputern in eleganter Weise möglich. Eine saubere Reporterstellung erfordert jedoch zeitraubende Vorarbeiten bei der Formatierung und Zusammenstellung der Textbausteine und einen Untersucher mit Zeit und Begeisterung für die Arbeit am Computer. In den meisten Institutionen ist der Zeitfaktor sicherlich ein Problem, die Computerfaszination nur auf wenige Kollegen beschränkt und daher der generellen Einführung dieser Art der Befundung Grenzen gesetzt. In den meisten Streßecholabors hat sich daher für die Routine die handschriftliche Befunderstellung durchgesetzt.

Praxis: Dynamische Streßechokardiographie 173

REHABILITATIONSKLINIK HOCHSTAUFEN DER BFA

83455 Bayerisch Gmain **Belastungs-(Streß-)Echokardiographie**

Fragestellung (Vorbefunde) :

Termin :

U-Nr.:

Thallium-SPECT am .... in ....

Befund :

Fahrradergometrie Beginn mit 25 - 50 W. Steigerung um 25 W alle 2 - 6 min.
in halbsitz. Position: Maximale Belastung : .... W über 1 - 2 min.
Ruhe-HF .... / min. Max.-HF .... / min.
Ruhe-RR .... mmHg Max.-RR .... mmHg
ST-Senkung: - keine- signifikant bei .... W - in der Erholungsphase
Abbruchkriterien: AP - Dyspnoe - ST-Senkung - ....
Erschöpfung - überhöhter Blutdruck - ....

Belastungs-Echo:

Level	o.B.	SERP	Systol. WBST	Δ P mean / HR
Ruhe				............/............
Post ....'.....''				............/............
Peak 50 W				............/............
75 W				............/............
100 W				............/............
125 W				............/............
150 W				............/............
175 W				............/............

Beurteilung Belastungs - Echokardiographie:
Normalbefund : o Kein Nachweis einer regionalen Wandbewegungsstörung.
o Keine Zunahme präexistenter Wandbewegungsstörungen.
o Anstieg des Ruhe - Gradienten von ......mmHg (HF....../ min.) auf ....mmHg (HF.. ...../min.)
entsprechend einer funktionellen Stenose - Komponente Grad I .

Pathologischer Befund : Auf der .... Watt-Stufe bei einer HF von .... / min. (Ischämieschwelle)
o Nachweis bzw. Zunahme einer vorzeitigen endsystolischen Relaxation (SERP):........................
....
o Nachweis einer systolischen Wandbewegungsstörung ....
....
o Anstieg des Ruhegradienten von .... mmHg (HF ..... / min) auf ....mmHg (HF...../min.)
entsprechend einer funktionellen Stenosekomponente Grad II - III.

Belastungsmodus : o Die Belastung erfolgte als Fahrradergometrie in halbsitzender Position ohne - mit -
Medikation. Die Maximalbelastung betrug .... W bei einer HF von .... / min. und
einem RR von .... mmHg. Signifik. ST-Senkungen traten - nicht - auf bei ...... W,
Abbruchkriterium war ....

Empfehlung : o Trainingspulsfrequenz ca........ / min. ohne - mit - Medikation
(- 10 % unter Ischämieschwelle - entsprechend einer funktionellen Stenosekomponente Gr.I)
o Cave weitere Belastungen ! o Invasive Diagnostik bzw. Therapie diskutieren

Datum .... Untersucher ....OA ....

Abb. 9.4. Befundformular

10 Pharmakologische Streßechokardiographie mit Dipyridamol und Dobutamin: Praktische Durchführung

10.1 Anmeldung zur Untersuchung

Die Anmeldung in unserer Klinik erfolgt mit den von uns speziell für die Dipyridamol- und Dobutamin-Streßechokardiographie entworfenen Untersuchungsprotokollen (Abb. 10.1 und 10.2), die von den betreuenden Stationsärzten ausgefüllt werden. Die stichwortartige Zusammenfassung der Anamnese und aktuellen Beschwerden sowie Ergebnisse der vorausgegangenen Untersuchungen in dem ersten Teil des Untersuchungsprotokolls erweist sich unserer Erfahrung nach für den Untersucher als sehr hilfreich, damit er sich während der Untersuchung besonders auf spezielle Fragestellungen konzentrieren, aber auch frühzeitig auf mögliche Komplikationen achten kann. Sie ermöglicht außerdem, das Ergebnis der Untersuchung in den gesamten klinischen Rahmen zu stellen und damit weitere Entscheidungen für diagnostische bzw. therapeutische Maßnahmen individuell zu treffen.

10.2 Einbestellung zur Untersuchung

Auf jeder Pflegestation und in der Ambulanz befindet sich das Formular „Patientenvorbereitung" (Abb. 10.3), wobei wesentliche Vorbereitungsmaßnahmen mit genauen Anweisungen (Diätvorschrift, Medikamenteneinnahme, venöser Zugang etc.) zu finden sind. Damit hat das Pflegepersonal die Möglichkeit, notwendige Vorbereitungsvorgänge zu überprüfen, bevor der Patient zur Untersuchung geschickt wird, um eine unnötige Verzögerung des Untersuchungsablaufes zu vermeiden.

10.3 Durchführung der Untersuchung

10.3.1 Vorbereitende Maßnahmen

10.3.1.1 Streßecholabor

Für die pharmakologische Streßechokardiographie ist folgende gerätetechnische (siehe auch unter Kapitel 3.2.2) und medikamentöse Ausrüstung zu empfehlen:

Gerätetechnische Ausrüstung:
▶ 2-Dimensional-Echokardiographiegerät mit angeschlossenem Videorecorder
▶ Computer zur digitalen Verarbeitung der abgeleiteten Echokardiogramme mit einem speziellen Software-Programm für die Streßechokardiographie.

Kreiskrankenhaus St. Marienberg, Med. Klinik II/Kardiologie, 38350 Helmstedt
Chefarzt Dr. med. B.R. Schwartz

Dipyridamol-Echokardiographie-Test (DET)

Untersuchungs-Nr.: ....

Pat.-Name und Vorname .... **Geburtsdatum:** ....

☐ Station .... ☐ Ambulanz Körpergewicht: ....kg

**Aktuelle Beschwerden
und Vorgeschichte:**

Belastungs-EKG: mit antianginöser Therapie   ja ☐   nein ☐
                    Digitalis   ja ☐   nein ☐
                    ☐ nicht durchführbar wegen.......................................
Stufenweise Belastung bis ....Watt über ....Min.
max. HF:.............../min,   max. Blutdruck: ....mmHg

Angina pectoris: ☐ ja   ☐ keine   ☐ fraglich

ST-Streckensenkungen in: ....max.:.............mV
Herzrhythmusstörungen:

===

DET-BEFUND: ☐ pathologisch   ☐ unauffällig
vorbestehende WBS:
neu aufgetr. WBS in :
nach 1.Fraktion (0,56 mg/kg/KG i.v.): ☐
nach 2.Fraktion (0,28 mg/kg/KG i.v.): ☐

Blutdruck: vor DET ....mmHg; während DET ....mmHg; nach DET ....mmHg;
Herzfrequenz: vor DET ..../min.;während DET ..../min.;nach DET ..../min.

EKG-Veränderungen:

Nebenwirkungen bzw. Komplikationen: ☐ keine

Blutdruckabfall ☐   Angina pectoris ☐   Kopfdruck   ☐
                                           bzw. Kopfschmerzen
sonstige Beschwerden:

Gegenmaßnahmen: ☐ Nitrogabe   ☐ Theophyllingabe

                    ☐ Sonstige

Beurteilung:

Untersuchungsdatum: ....   Untersucher: ....

Abb. 10.1. Untersuchungsprotokoll

Kreiskrankenhaus St. Marienberg, Med. Klinik II/Kardiologie, 38350 Helmstedt
Chefarzt Dr. med. B.R. Schwartz

Dobutamin-Echokardiographie-Test

Untersuchungs-Nr.: ....

Pat.-Name und Vorname .... Geburtsdatum: ....

☐ Station .... ☐ Ambulanz Körpergewicht: .... kg

**Aktuelle Beschwerden
und Vorgeschichte:**

Belastungs-EKG: mit antianginöser Therapie   ja ☐   nein ☐

Digitalis   ja ☐   nein ☐

☐ nicht durchführbar wegen...

Stufenweise Belastung bis ....Watt über ....Min.
max. HF:.............../min, max. Blutdruck: ....mmHg

Angina pectoris: ☐ ja   ☐ keine   ☐ fraglich

ST-Streckensenkungen in: ....max.:............mV
Herzrhythmusstörungen:
===

Dobutamin-Gabe (über Perfusor mit 50 ml = 250 mg; 1 ml = 5000 µg):

Blutdruck:

initial   3 Min. mit 5 µg/kgKG/min (= .... ml/h) RR .... mmHg; HF: ...../min
danach in Abständen
von   3 Min.   10 µg/kgKG/min (= .... ml/h) RR .... mmHg; HF: ...../min
             20 µg/kgKG/min (= .... ml/h) RR .... mmHg; HF: ...../min
             30 µg/kgKG/min (= .... ml/h) RR .... mmHg; HF: ...../min
             40 µg/kgKG/min (= .... ml/h) RR .... mmHg; HF: ...../min

Atropin-Gabe: ....   RR .... mmHg; HF: ...../min
===

Echokardiographie-Befunde:

vorbestehende WBS:
neu aufgetretene WBS:
___

EKG-Veränderungen:
Stenokardische Beschwerden:
Komplikationen:
___

Beurteilung:

Untersuchungsdatum: ....   Untersucher: ....

Abb. 10.2. Untersuchungsprotokoll

- 6- bzw. 12-Kanal-EKG mit 3-Kanal-Monitor.
- Blutdruckmeßgerät (am besten mit automatischer Intervall-Blutdruckmessung).

Empfehlenswert:
- Pulsoxymetrie.

Ausrüstung für Notfallsituationen:
- Defibrillator.
- Beatmungsbeutel mit Maske; möglichst auch Intubationsbesteck; O_2-Anschluß, Absauggerät.
- Fahrbare Untersuchungsliege (zweckmäßig in Notfallsituationen, um den Patienten ohne Zeitverzögerung auf die Intensivstation fahren zu können).

Medikamentöse Ausrüstung:
Antidote: Theophyllin   für Dipyridamol   β-Rezeptorenblocker für Dobutamin
            0,24 g i. v.   z. B. Propanolol i.v.
                                                 0,1 mg/kg KG.

Weitere Medikationen für Notfallsituationen:
Nitrospray, Atropin, Suprarenin, u. a. Volumenersatz- bzw. Kochsalz- oder Elektrolytlösungen.

Vorbereitung der Testsubstanzen:
Dipyridamol in Form von intravenöser Injektionslösung ist derzeit in Deutschland z.B. unter dem Handelsnamen z. B. Persantin (1 Ampulle = 2 ml = 10 mg) zu erhalten.

Für das Aufziehen der ersten Dipyridamol-Dosis braucht man 10-ml-Spritzen, für die zweite Dosis sind meist jedoch 5-ml-Spritzen ausreichend. Damit ist auch eine mögliche Verwechslung der Spritzen besser zu vermeiden. Da Dipyridamol in der Regel insgesamt mit nicht mehr als 15-20 ml zu verabreichen ist, bereitet die kontinuierliche intravenöse Gabe per Hand kein wesentliches Problem.

Dobutamin ist im Handel als Trockensubstanz z. B. unter den Namen Dobutrex und Dobutamin Giulini zu erhalten, beide in einer Dosis von 250 mg/Injektionsflasche. Die Menge wird in 10 ml Aqua dest., physiologischer Kochsalzlösung oder 5%iger Glukoselösung aufgelöst und für die Applikation mittels Perfusor weiter verdünnt auf 50 ml (1 ml verdünnte Lösung = 5000 μg Dobutamin). Die zu verabreichenden Dosen werden vor der Untersuchung nach bekanntem Körpergewicht ausgerechnet und in das Untersuchungsprotokoll (Abb. 10.2) in ml/h eingetragen.

Mit Hilfe von Dosierungstabellen, die wir für unser Streßecholabor erstellt haben, können auch Dipyridamol- und Dobutamindosierungen nach Körpergewicht abgelesen werden (Tabellen 10.1 und 10.2).

10.3.1.2 Patientenvorbereitung

Vor der Untersuchung werden alle Patienten über die Untersuchungsmethode aufgeklärt und ihr Einverständnis zu der Untersuchung schriftlich dokumentiert.

> Wichtig ist auch an dieser Stelle anzumerken, daß Dipyridamol und Dobutamin trotz zunehmender Verbreitung der Untersuchungsmethode noch nicht ausdrücklich vom Bundesgesundheitsamt als pharmakologische Testsubstanzen zugelassen sind.

① DIPYRIDAMOL-ECHOKARDIOGRAPHIE-TEST (DET)
② DOBUTAMIN-ECHOKARDIOGRAPHIE-TEST

Patientenvorbereitung

① Dipyridamol-Echokardiographie-Test

Zwölfstündige Karenz von Tee, Kaffee oder Cola, deren Xanthingehalt die Wirkung von Dipyridamol beeinträchtigen kann.

Patienten, die Xanthinderivate, z.B. Theophyllin, wegen ihrer obstruktiven Lungenerkrankung einnehmen müssen, sind deswegen für diese Untersuchung nicht geeignet.

Medikamente, die eine antianginöse Wirkung haben, z.B. Nitrate, Calciumantagonisten, ß-Rezeptorenblocker, ACE-Hemmer, Molsidomin, können möglicherweise DET ebenfalls beeinträchtigen. Sie sollten entsprechend der Wirkungsdauer (Halbwertzeit) vor der Untersuchung pausiert werden.

Patienten sollten am Tag der Untersuchung mindestens vierstündige Nahrungskarenz einhalten.

Venenzugang am rechten Arm (grüne Viggo mit rotem Stöpsel oder 3-Wegehahn)

Zum Mitbringen zur Untersuchung:

- 2 Pck. Persantin^R-Ampullen (10 Ampullen)
- Krankenblatt

Nach der Untersuchung, falls Beschwerden, z.B. Kopfdruck bzw. -schmerz, Übelkeit, Stenokardien usw. auftreten, bitte Stationsarzt unverzüglich verständigen.

Als Antidot: Theophyllin 0,24 g i.v. (z.B. Bronchoparat 1 Amp.). Danach müßte Patient(in) in wenigen Minuten beschwerdefrei sein. Bei anhaltenden Beschwerden (Stenokardien) Nitrospray-Gabe und EKG erneut schreiben lassen (Cave: Koronarspasmus).

② Dobutamin-Echokardiographie-Test

Die Patienten sollten am Tag der Untersuchung eine mindestens vierstündige Nahrungskarenz einhalten. Eine antianginöse Therapie sollte ebenfalls möglichst (entsprechend der Halbwertzeit) vor der Untersuchung pausieren. Bei Vorliegen gleichzeitiger antihypertensiver Indikation kann die Medikation nach Rücksprache mit dem Stationsarzt belassen werden. Die Theophyllin-Medikation kann weitergeführt werden.

Venenzugang am rechten Arm (grüne Viggo mit rotem Stöpsel oder 3-Wegehahn)

Zum Mitbringen zur Untersuchung:

- 250 mg Dobutrex^R-Injektionsflasche in 50 ml Aqua dest. bzw. Kochsalzlösung aufgelöst und in 50 ml Perfusor vorbereitet
- Krankenblatt

Nach der Untersuchung, falls Beschwerden, z.B. Herzrhythmusstörungen, Stenokardien auftreten, bitte den Stationsarzt unverzüglich verständigen.

Kreiskrankenhaus St. Marienberg
Med. Klinik II - Kardiologie
Chefarzt Dr. B. R. Schwartz

Abb. 10.3. Formular „Patientenvorbereitung"

Tabelle 10.1. Dipyridamol-Dosierungstabelle für den Dipyridamol-Echokardiographietest

Dipyridamol

Körpergewicht	1. Dosis 0,56 mg/ kg KG	2. Dosis 0,28 mg/ kg KG	Körpergewicht	1. Dosis 0,56 mg/ kg KG	2. Dosis 0,28 mg/ kg KG
kg	(mg)	(mg)	kg	(mg)	(mg)
50	28	14	76- 79	44	22
51-54	30	15	80- 83	46	23
55-58	32	16	84- 86	48	24
59-61	34	17	87- 90	50	25
62-65	36	18	91- 93	52	26
66-68	38	19	94- 97	54	27
69-72	40	20	98-100	56	28
73-75	42	21			

Anmerkungen:
1 Ampulle Persantin (2 ml) = 10 mg Dipyridamol
Aus technischen Gründen werden die oben genannten Dosierungen so gewählt, daß sie für die Applikation besser vorbereitet werden können. Die sich dabei ergebenden Dosierungsdifferenzen bei den einzelnen Körpergewichten bis maximal + 2,16 mg und - 0,72 mg/gesamte Dosis/Patient können in Kauf genommen werden. Mit einer Beeinflussung des Testergebnisses ist bei den geringen Dosisverschiebungen nicht zu rechnen.

Bei dem Aufklärungsgespräch werden die Patienten über die diagnostische Bedeutung des Testes, den Ablauf und vor allem die Komplikationsmöglichkeiten der Untersuchung (siehe Abbruchkriterien in Kapitel 10.3.2.3 und Tabelle 10.3) informiert.

Vor der *Dipyridamol-Echokardiographie-Untersuchung* werden alle antianginösen Medikationen entsprechend der Halbwertzeit abgesetzt. Die Beibehaltung der antianginösen Medikationen sollte wegen nachweislicher Beeinflussung des Testes (23, 13) in der Regel nur bestimmten Fragestellungen z. B. Verlaufskontrolle unter Therapie, vorbehalten bleiben. Kompromisse müssen eingegangen werden bei Medikamenten, die z. B. als Antihypertensiva notwendig sind und gleichzeitig antianginös wirken.

> Die Patienten dürfen mindestens 12 Stunden vor der Dipyridamol-Untersuchung keine Nahrung mit Xanthingehalt wie Kaffee oder Tee zu sich nehmen, da die Wirkung von Dipyridamol dadurch beeinträchtigt werden kann (28, 38). Patienten, die wegen ihrer chronisch obstruktiven Lungenerkrankung Xanthinderivate (Theophyllin einnehmen müssen, werden von der Untersuchung ausgeschlossen; Alternative: Dobutamin-Echo.

> Bei der echokardiographischen Untersuchung mit Dobutamin gibt es kontroverse Meinungen über die antianginöse Therapie vor allem mit β-Rezeptorenblocker (15, 16, 20, 21, 29, 32, 33, 34). Wir selbst ziehen es vor, die Untersuchung möglichst ohne antianginöse Therapie durchzuführen. Die Einnahme von Xanthinderivaten kann bei der Untersuchung mit Dobutamin weitergeführt werden.

Im allgemeinen wird empfohlen, daß die Patienten 4 Stunden vor der Untersuchung Nahrungskarenz einhalten. Aus diesem Grunde ist es überhaupt für die Patienten, insbesondere Diabetiker, günstiger, die Untersuchung in den frühen Vormittagsstunden durchzuführen.

Tabelle 10.2. Dobutamin-Dosierungstabelle für den Dobutamin-Echokardiographietest

Dobutamin					
Körpergewicht	5	10	20	30	40 µg/kg KG/min
	umgerechnet in ml/h für Perfusor-Applikation*				
kg	ml/h	ml/h	ml/h	ml/h	ml/h
50	3,0	6,0	12,0	18,0	24,0
51-52	3,1	6,2	12,4	18,6	24,8
53-54	3,2	6,4	12,8	19,2	25,6
55	3,3	6,6	13,2	19,8	26,4
56-57	3,4	6,8	13,6	20,4	27,2
58-59	3,5	7,0	14,0	21,0	28,0
60	3,6	7,2	14,4	21,6	28,8
61-62	3,7	7,4	14,8	22,2	29,6
63-64	3,8	7,6	15,2	22,8	30,4
65	3,9	7,8	15,6	23,4	31,2
66-67	4,0	8,0	16,0	24,0	32,0
68-69	4,1	8,2	16,4	24,6	32,8
70	4,2	8,4	16,8	25,2	33,6
71-72	4,3	8,6	17,2	25,8	34,4
73-74	4,4	8,8	17,6	26,4	35,2
75	4,5	9,0	18,0	27,0	36,0
76-77	4,6	9,2	18,4	27,6	36,8
78-79	4,7	9,4	18,8	28,2	37,6
80	4,8	9,6	19,2	28,8	38,4
81-82	4,9	9,8	19,6	29,4	39,2
83-84	5,0	10,0	20,0	30,0	40,0
85	5,1	10,2	20,4	30,6	40,8
86-87	5,2	10,4	20,8	31,2	41,6
88-89	5,3	10,6	21,2	31,8	42,4
90	5,4	10,8	21,6	32,4	43,2
91-92	5,5	11,0	22,0	33,0	44,0
93-94	5,6	11,2	22,4	33,6	44,8
95	5,7	11,4	22,8	34,2	45,6
96-97	5,8	11,6	23,2	34,8	46,4
98-99	5,9	11,8	23,6	35,4	47,2
100	6,0	12,0	24,0	36,0	48,0

* Dobutamin-Gabe über Perfusor (50 ml = 250 mg; 1 ml = 5000 µg Dobutamin)

10.3.2 Testdurchführung

10.3.2.1 Ruhephase

Die Untersuchung der Patienten erfolgt in Linksseitenlage mit angehobenem Oberkörper (ca. 30°). Echokardiographisch werden apikale Schnittebenen (4-, 2-Kammerblick) sowie die parasternalen Längs- und Kurzachsenschnitte aufgezeichnet. Bei normaler Kinetik des linken Ventrikels kann eine zusätzliche M-mode-Aufzeichnung über dem linken Ventrikel manchmal von Nutzen sein, wenn es später während der Untersuchung um den Nachweis einer „diastolischen Relaxationsstörung" in den entsprechenden Segmenten geht. Man hat dadurch eine gute zusätzliche Vergleichsmöglichkeit und Dokumentation (siehe auch Kapitel 4.2.3).

Die oben genannten Echokardiogramme in der Ruhephase werden sowohl per Videorecorder als auch digitalisiert im Computer gespeichert.

Kontrolliert werden vor der pharmakologischen Untersuchung
▶ Blutdruck- und Herzfrequenz.
▶ 12-Ableitungs-EKG.
▶ gegebenenfalls Sauerstoffsättigung (Pulsoxymetrie).

Die Pulsoxymetrie sollte nicht am gleichen Arm wie die Intervall-Blutdruckmessung angelegt werden, da falscher Sauerstoff-Alarm wegen des Abdrückens der Gefäße ausgelöst wird.

> Die Qualität der Wiedergabe der einzelnen digitalisierten Herzzyklen ist von der Qualität des abgeleiteten Echo-Monitor-EKG abhängig, da das Cineloop R-Zacken getriggert ist. Die R-Zacke ist deswegen optimal einzustellen.

10.3.2.2 Pharmakologische Streßphase

Mit Dipyridamol
Die pharmakologische Untersuchung mit Dipyridamol beginnt mit einer „low dose" von 0,56 mg/kg KG intravenös über 4 Minuten (27). Danach folgen 4 Minuten Pause und dann bei fehlenden Zeichen einer Myokardischämie (neu aufgetretene Wandbewegungsstörungen, Angina pectoris oder ST-Streckensenkung) eine zweite Dosis von 0,28 mg/kg KG über 2 Minuten (gesamte Maximal-Dosis 0,84 mg/kg KG „high dose") (26).

Die Untersuchung erfolgt unter
▶ laufender visueller echokardiographischer Kontrolle bis 5 Minuten nach der zweiten Dipyridamolgabe. Dabei sollten eine kontinuierliche Videoaufnahme und digitale Computerspeicherung der jeweiligen Herzzyklen im apikalen Vier- und Zwei-Kammerblick- sowie in den parasternalen Längs- und Kurzachsenschnittebenen nach der 4. und 10. Minute sowie 5 Minuten nach verabreichter Gesamtdosis erfolgen.
▶ ständiger Herzfrequenz- und Blutdruckkontrolle (Blutdruckkontrolle alle 2 Minuten bei automatischer Blutdruckmessung, ansonsten mindestens nach der 4. und 10. Minute sowie 5 Minuten nach verabreichter Gesamtdosis)
▶ kontinuierlichem 3-Kanal-EKG-Monitoring mit den Ableitungen x/y/z modifiziert nach Frank.
▶ 12-Ableitungs-EKG-Kontrolle unmittelbar nach Beendigung der Untersuchung.

Atropinaddition:
Die Atropin-Addition wurde in letzter Zeit von einigen Untersuchern zur Anhebung der Herzfrequenz bei dem Dipyridamol-Echokardiographietest praktiziert, um damit die Sensitivität des Testes zu verbessern. Die Ergebnisse der Untersuchungen müssen zunächst abgewartet werden. Da Dipyridamol als Wirkprinzip nicht den maximalen myokardialen Sauerstoffverbrauch benutzt (11), sondern primär den Steal-Effekt mit Perfusionsumverteilung zuungunsten der stenosierten Gefäßareale (siehe auch Kapitel 2.1.2), erscheint die Atropin-Addition theoretisch problematisch.

Mit Dobutamin
Während die Dipyridamol-Dosierungen nach Picano weitgehend von den meisten Untersuchern akzeptiert worden sind, ist die Verabreichung von Dobutamin für die pharmakologische Streßechokardiographie von Untersucher zu Untersucher sowohl in der Stufendosierung als auch in der Dauer der Stufendosierungen etwas unterschiedlich (1, 3, 4, 5, 6, 12, 16, 19, 30, 32, 33, 36). Eine entscheidende Verbesserung der Sensitivität bzw. Reduktion der Nebenwirkungen bei den einzelnen oben genannten verschiedenen Dosierungsschemata ist jedoch nicht erkennbar. Erst in letzter Zeit ist eine Besserung der Sensitivität bei ebenfalls tolerablen Nebenwirkungen unter Atropinaddition in der letzten Dosierungsstufe zur Anhebung der Herzfrequenz in den submaximalen bis maximalen Bereich zu erzielen (20, 21).

> Da die Herzfrequenz bei dem Dobutamin-Echokardiographietest die wichtigste physiologische Determinante zur Myokardischämie-Induktion ist, stellt die Atropinaddition eine sinnvolle Ergänzung zu der Dobutamininfusion dar.

Die echokardiographische Untersuchung mittels Dobutamininfusion beginnt bei uns mit einer „low dose" von 5 µg/kg KG/min, danach erfolgt alle 3 Minuten eine Dosissteigerung auf 10, 20, 30 und maximal 40 µg/kg KG/min („high dose"). Am Ende dieser letzten Infusionsstufe wird zusätzlich bei fehlenden Myokardischämie-Zeichen (neu aufgetretene Wandbewegungsstörungen, pektanginöse Beschwerden, ST-Streckensenkungen) Atropin intravenös in einer Dosis von 0,25 mg bis maximal 1 mg unter kontinuierlicher Fortsetzung der Dobutamininfusion über weitere 5 Minuten gegeben (modifiziert nach 20), falls noch keine submaximale Herzfrequenz (= 85% der altersabhängigen Ausbelastungsherzfrequenz) erreicht worden ist.

Ergebnisse jüngster Untersuchungen mittels *„low dose"-Dobutamin-Echokardiographie* (5-10 µg/kg KG/min) lassen außerdem eine zunehmende Bedeutung dieser Methode zum Nachweis myokardialer Vitalität erkennen (2, 17, 30).

Die Untersuchung erfolgt unter:
▶ laufender visueller echokardiographischer Kontrolle bis 5 Minuten nach der letzten Infusionsstufe. Dabei möglichst kontinuierliche Videoaufnahme und digitale Computerspeicherung der jeweiligen Herzzyklen am Ende jeder Infusionsstufe bzw. unmittelbar nach jeder Dosissteigerung und 5 Minuten nach Infusionsende.
▶ ständiger Herzfrequenz- und Blutdruckkontrolle nach jeder Dosissteigerung und 5 Minuten nach Infusionsende.
▶ kontinuierlichem 3-Kanal-EKG-Monitoring mit den Ableitungen x/y/z modifiziert nach Frank.
▶ 12-Ableitungs-EKG-Kontrolle unmittelbar nach Untersuchungsende.

Schematische Zusammenfassungen der beiden pharmakologischen echokardiographischen Untersuchungen werden in Abb. 10.4 und Abb. 10.5 dargestellt.

184 Praxis: Pharmakologische Streßechokardiographie

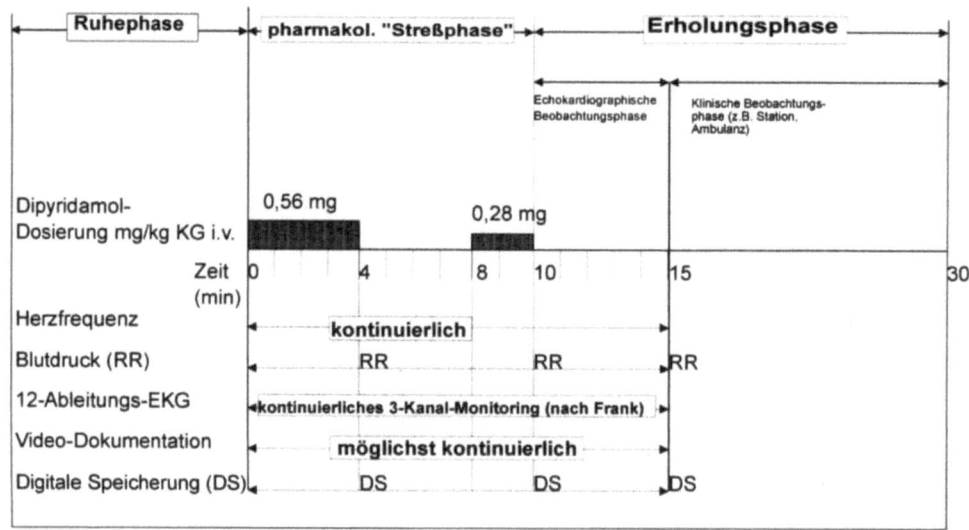

Abb. 10.4. Schematische Darstellung des Untersuchungsablaufes beim Dipyridamol-Echokardiographietest

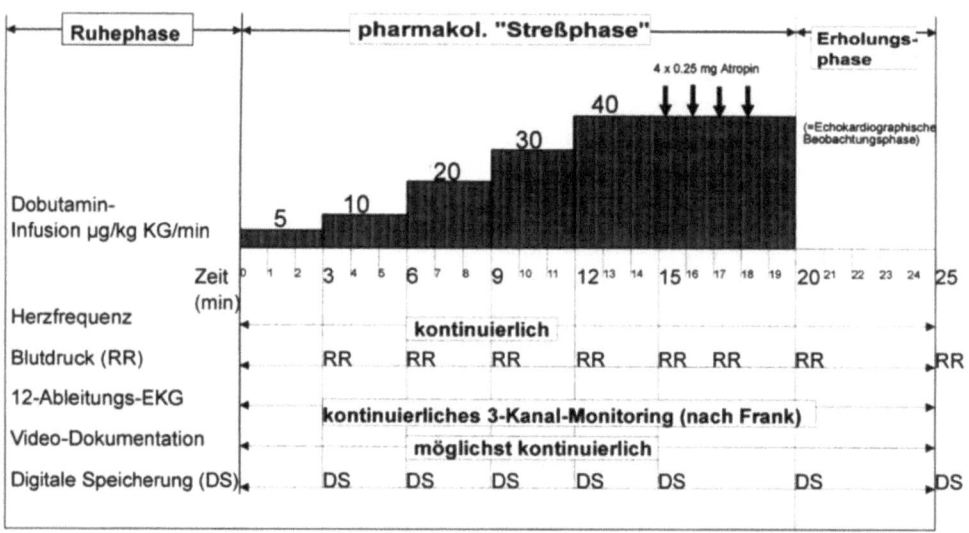

Abb. 10.5. Schematische Darstellung des Untersuchungsablaufes beim Dobutamin-Echokardiographietest

Generelle Anmerkungen zu den beiden pharmakologischen Streßphasen:

> Unter laufender echokardiographischer Kontrolle werden hauptsächlich der apikale Vierkammer- und Zweikammerblick im Wechsel dargestellt. Damit lassen sich die wichtigsten linksventrikulären Myokardsegmente von der einen Anlotungsstelle aus lediglich durch Drehen des Schallkopfes am besten erfassen (7).

Die komplette Darstellung der verschiedenen Ebenen mit digitaler Speicherung erfolgt sonst zu den bekannten oben genannten jeweiligen Zeitpunkten.

Bei diskreter diastolischer Relaxationsstörung empfiehlt sich zusätzlich eine M-mode-Aufzeichnung über dem linken Ventrikel. Damit läßt sich in der Regel durch die hohe Bildauflösung eine abnorme Wandbewegung vor allem bei anfänglich unauffälliger Kinetik des linken Ventrikels gut dokumentieren (10).

> Gelegentlich können gerade in der pharmakologischen Phase Schwierigkeiten mit der EKG-Triggerung auftreten, weswegen dann vorübergehend keine optimalen digitalen Bilder zu speichern sind. Wir empfehlen in solchen Situationen auf die digitalen Bilder zu verzichten. Man kann sich dann sicher mit der kontinuierlichen Video-Dokumentation begnügen, um sich während der laufenden Untersuchung besser auf die möglichen Wandbewegungsstörungen zu konzentrieren.

Der Vorteil der korrigierten orthogonalen Ableitungen ist, daß wenig Platz vom echokardiographischen Fenster weggenommen wird und trotzdem eine orientierende Erfassung der elektrischen Potentialveränderungen sowohl im Vorderwand- als auch im Hinterwandbereich möglich ist (8, 9, 14, 35).

Die häufig empfohlene „kontinuierliche 12-Kanal-EKG-Kontrolle" finden wir in der Praxis nicht sehr praktikabel, zumal die Wertigkeit der ST-Strecken-Analyse in der koronaren Ischämie-Diagnostik gerade im Rahmen der Streß-Echokardiographie von untergeordneter Bedeutung ist. So ist denn auch kein tatsächlicher Abbruch der Untersuchung aufgrund alleiniger ST-Streckensenkungen in den meisten bisherigen Publikationen angegeben. Wir selbst haben bisher noch keine Untersuchung allein wegen signifikanter ST-Streckensenkungen ohne Stenokardien abgebrochen, ohne daß die Wandbewegungsstörungen dabei nicht miterfaßt wurden (siehe auch Kap. 9.3.2.3). Die wesentliche Bedeutung der kontinuierlichen EKG-Kontrolle liegt hier vielmehr in der Rhythmusüberwachung. Daher glauben wir, daß es berechtigt ist, von dem platzverdrängenden 12-Ableitungs-EKG auf die kontinuierliche 3-Kanal-Ableitung nach Frank ausweichen zu können.

10.3.2.3 Abbruchkriterien

Die pharmakologische Untersuchung muß unter folgenden Bedingungen abgebrochen werden:

▶ *Manifestation einer Myokardischämie:*
Neu aufgetretene Wandbewegungsstörungen, Angina pectoris, ST-Strecken-Senkung > 0,2 mV oder -Hebung > 0,1 mV, wobei pektanginöse Beschwerden und ST-Streckenveränderungen in der Regel erst nach vorausgegangenen regionalen Wandbewegungsstörungen zu beobachten sind (22, 39).

▶ *Komplikationen im Sinne verstärkter pharmakologischer Nebenwirkungen:*

Dipyridamol	Dobutamin
Bradykarde Herzrhythmusstörungen z. B. höhergradige AV-Blockierungen, Asystolie (18, 24) selten ventrikuläre Herzrhythmusstörungen (24)	Vorhofflattern/-flimmern Supraventrikuläre Tachykardien, komplexe ventrikuläre Herzrhythmusstörungen (4, 6, 16, 33)
Symptomatischer bzw. syst. Druckabfall < 100 mmHg	Syst. Druck > 220 mmHg Diast. Druck > 120 mmHg oder syst. Druckabfall > 20 mmHg im Vergleich zum Ausgangswert (29, 33)

▶ Allgemeine Intoleranz gegenüber der pharmakologischen Untersuchung, z. B. unerträgliche Kopfschmerzen, Übelkeit.
▶ Beim Dobutamin-Echokardiographietest kann, falls keine Abbruchkriterien vorliegen, die Untersuchung nach der jeweiligen Infusionsstufe beendet werden, bei der die altersabhängige submaximale Herzfrequenz (85% der maximalen Herzfrequenz (= 220 minus Lebensalter)) erreicht worden ist.
Die in unserem Labor beobachteten Nebenwirkungen und Angaben aus der Literatur sind in Tabelle 10.3. zusammengefaßt.

10.3.3 Nachsorgemaßnahmen

Für den Untersucher ist die Untersuchung zunächst mit Beendigung der echokardiographischen Beobachtungsphasen (siehe Abb. 10.4. und 10.5.) beendet. Die Nachsorgemaßnahmen beginnen dann mit der klinischen Beobachtungsphase bzw. nach Abbruch der Untersuchung.
Bei dem *Dipyridamol-Echokardiographie-Test* dauert die Erholungsphase 20-30 Minuten, gerechnet nach der Verabreichung der letzten Dipyridamol-Dosis. Nach den eben erwähnten Zeiten sind die gesamten Kreislaufparameter wieder normalisiert (37).
Während der klinischen Beobachtungsphase befinden sich die Patienten entweder auf der Station oder in der Ambulanz.

> Falls unter der Dipyridamol-Streßechokardiographie Beschwerden, z. B. Kopfdruck bzw. Kopfschmerzen, Übelkeit oder Stenokardien auftreten, wird Theophyllin als Antidot in einer Dosis zunächst von ca. 120 mg bis 240 mg intravenös gegeben (daher ist auch sinnvoll, den Venenzugang erst nach der klinischen Beobachtungsphase zu entfernen).
> Stenokardien, die (meist zwei bis sechs Minuten) nach vorausgegangener Theophyllingabe auftreten, sind sehr wahrscheinlich auf Koronarspasmen zurückzuführen (25). Hier ist die Nitrogabe die Therapie der Wahl. Eine EKG-Verlaufskontrolle ist erforderlich.

Vorgehen bei Abbruch der Untersuchung:
▶ Antidotgabe (Theophyllin 0,24 g i. v.).
▶ Dabei möglichst fortlaufende echokardiographische Kontrolle.
▶ Blutdruckkontrolle, gegebenenfalls aktuelles EKG.
▶ Bei symptomatischer Hypotonie ohne Zeichen einer Myokardischämie genügt in den meisten Fällen die regulatorische Reperfusion durch Beinhochlagerung.

Tabelle 10.3. Nebenwirkungen bei pharmakologischer Untersuchung mit Dipyridamol und Dobutamin.

Dipyridamol-Nebenwirkungen	n = 204
Wärmegefühl, Druckgefühl im Kopf, Kopfschmerzen, beschleunigte und vertiefte Atmung, pectanginöse Beschwerden	96 (46%)
davon Antidot-Gabe – erforderlich – nicht erforderlich	69 (33%) 27 (13%)
Hypotone Blutdruckveränderungen, die zum frühzeitigen Abbruch der Untersuchung führten	4 (2%)
Keine Beschwerden	104 (52%)

Ergebnisse eigener Untersuchungen (n = 204 Patienten) vom Oktober 1991 bis Dezember 1992. An dieser Stelle ist anzumerken, daß wir bei weiteren 120 echokardiographischen Untersuchungen mit Dipyridamol im Jahr 1993 eine prolongierte Myokardischämie bei Hypotension und eine plötzlich aufgetretene langanhaltende Asystolie mit erfolgreicher Reanimation sahen.

Dobutamin-Nebenwirkungen	n = 61*	n = 78*
Angina pectoris	11 (18%)	
Atypische thorakale Beschwerden	7 (11%)	
Kribbelgefühl	11 (18%)	
Nasenbluten	4 (6%)	
Systolischer Druckabfall > 10 mmHg		11 (10%)
Systolischer Druckanstieg > 200 mmHg		6 (5%)
Ventrikuläre Herzrhythmusstörungen		10 (9%)**
Unifokale ventrikuläre ES	10 (16%)	
ventrikuläre Couplets	1 (1,5%)	
Supraventrikuläre ES	5 (8%)	
Keine Beschwerden	36 (59%)	

* Angabe nach Epstein (6) und Boccanelli (4). ** dabei zwei Episoden von nicht anhaltenden ventrikulären Tachykardien. Weitere Nebenwirkungen s. Abbruchkriterien (10.3.2.3) und Nachsorge-Maßnahmen (10.3.3).

▶ Bei symptomatischer Hypotonie und Zeichen einer prolongierten Myokardischämie trotz zusätzlicher Nitratetherapie ist neben den physikalischen Maßnahmen erfahrungsgemäß häufig eine Substitutionstherapie mit Volumenersatzmittel unter strenger EKG- und Kreislaufüberwachung unumgänglich. In solchen Situationen ist eine kurzfristige Überwachung auf der internistischen Intensivstation angebracht.
▶ Bei bradykarder Herzrhythmusstörungen z. B. Sinusbradykardie, höhergradigen AV-Blockierungen, Asystolie, die auch unter bzw. nach Theophyllin-Injektion auftreten können (24), sollte während weiterer erforderlichen Maßnahmen z. B. Reanimationsmaßnahmen Theophyllin (0,24 g) i.v. ggf. auch als zweite Dosis langsam weitergegeben werden. Eine vorübergehende Überwachung mit EKG-Monitoring auf der internistischen Intensivstation ist hier zu empfehlen.

Beim *Dobutamin-Echokardiographie-Test* ist die Erholungsphase - aufgrund der kurzen Halbwertzeit von Dobutamin (2-3 Minuten) - gleichzusetzen mit der echokardiographischen Beobachtungsphase. Die meisten Herzrhythmusstörungen bilden sich nach Beendigung der Dobutamininfusion innerhalb der Erholungsphase weitgehend zurück. Einmalig wurde asymptomatisches Vorhofflimmern 3 Stunden nach Infusionsende berichtet (33).

Arterielle Hypotension, die unter Dobutamininfusion ohne begleitende Wandbewegungsstörungen auftritt, ist nicht mit einer relevanten ischämischen koronaren Herzkrankheit oder einer ungünstigen Prognose assoziiert (31). Übrigens gibt es beim Dobutamintest bei digitalisierten Patienten eine positive EKG-Reaktion, die immer unspezifisch ist.

Supraventrikuläre Tachykardien, Vorhofflimmern/-flattern und nicht anhaltende ventrikuläre Tachykardien, die zum Abbruch der Untersuchung führen, sistieren in der Regel spontan nach Beendigung der Infusion; selten ist hier eine Kardioversion erforderlich (4, 16, 33). Bei asymptomatischen Herzrhythmusstörungen ist deshalb zunächst eine abwartende Haltung zu empfehlen. Eine vorübergehende Überwachung mit kontinuierlichem EKG-Monitoring bis zur Normalisierung der Herzrhythmusstörung ist dennoch notwendig.

Bei symptomatischen tachykarden Herzrhythmusstörungen bzw. prolongierten Stenokardien und gleichzeitiger Wandbewegungsstörung ohne Besserung auf Nitrogabe ist hier eine zusätzliche Antidotgabe mit einem β-Rezeptorenblocker, z. B. Propanolol 0,1 mg/kg KG i. v. indiziert. In solchen Situationen ist ebenfalls eine vorübergehende Überwachung auf der internistischen Intensivstation zu empfehlen.

10.4 Befunderstellung

Da die pharmakologischen Untersuchungen bei ruhig liegendem Patienten durchgeführt werden, sind die echokardiographischen Aufzeichnungen in der Regel mit guter Qualität zu erhalten.

Sie gestatten uns deshalb, die linksventrikulären segmentalen Wandbewegungsstörungen bereits während der Untersuchung optimal zu beurteilen. Diese Feststellung finden wir insofern bedeutsam, als potentielles Nichterkennen der Wandbewegungsstörungen während der Untersuchung eine gefährliche Verstärkung und Verlängerung der Myokardischämie zur Folge haben kann. Wir bemühen uns daher möglichst, Wandbewegungsstörungen während der Untersuchung durch fortlaufende echokardiographische Kontrolle zu erfassen. Dies hat den Vorteil, die fragliche segmentale Wandbewegungsstörung durch variierte Schnittebenen besser dokumentieren oder sie ausschließen zu können. In der digitalisierten Bildspeicherung, wo lediglich wenige Schnitte während der gesamten Untersuchung wiedergegeben und u.U. die möglichen Wandbewegungsstörungen nicht gezielt aufgenommen worden sind, ist eine Nachbewertung manchmal problematisch. Es besteht in solchen Situationen vielmehr die Gefahr, Wandbewegungsstörungen hineinzuinterpretieren. Mit der Beendigung der Untersuchung steht für uns deshalb auch gleichzeitig meistens fest, ob ein Test „positiv" oder „negativ" ist. Hier ist aber dann auch die Einschränkung der Methode erkennbar, die eben sehr von der Untersuchererfahrung abhängig ist.

Die zusätzliche Computerauswertung der digitalen Bildspeicherung ist dennoch in folgender Hinsicht sinnvoll:
▶ Sie ermöglicht eine Detailerkennung der Ausdehnung der segmentalen Wandbewegungsstörungen zur genaueren Erstellung des Wandbewegungsstörungs-Indexes, der u.U. für therapeutische Überlegungen zu Interventionsmaßnahmen und Verlaufskontrollen von Bedeutung sein kann.

▶ Sie bietet eine einfachere visuelle Kontrollmöglichkeit für den Untersucher selbst bzw. für den zu konsultierenden zweiten Untersucher.
▶ Sie stellt eine platzsparende optimale Dokumentationsform dar. Die Speicherung mit der Speicherplatte ist jedoch sehr kostenintensiv. Durch Inkaufnahme eines geringen Qualitätsverlustes kann die Speicherung durch Erwerb eines Videokonverters und einer Videokarte wieder in die kostensparende Videoform übertragen werden.

Zu der Befund-Auswertungsmodifikation wird auf Kapitel 4 hingewiesen.

Zur Reporterstellung ziehen wir die handschriftliche Form auf Formularvordruck vor (Abb. 10.1. und 10.2.). Da die Untersuchungsprotokolle bei uns gleichzeitig auch für die Anmeldung verwendet werden, enthalten sie bereits die wesentlichen Vorinformationen über die Patienten. Ein Vervollständigen durch den Untersucher ist nicht mehr notwendig. Die Ergebnisse der Untersuchung und das Procedere können dann an entsprechenden Stellen unter geringem Zeitverlust eingetragen werden.

Literatur zu Kapitel 10

1. Akosah KO, Porter TR, Simon R, Funai JT, Minisi AJ, Mohanty PK (1993) Ischemia-induced regional wall motin abnormality is improved after coronary angioplasty: demonstration by dobutamine stress echocardiography. J Am Coll Cardiol 21: 584-589
2. Barilla F, Gheorghiade M, Alam M, Khaja F, Goldstein S (1991) Low-dose dobutamine in patients with acute myocardial infarction identifies viable but not contractile myocardium and predicts the magnitude of improvement in wall motion abnormalities in response to coronary revascularization. Am Heart J 122:1522-1531
3. Berthe C, Pierard LA, Hiernaux M, Trotteur G, Lempereur P, Carlier J, Kulbertus HE (1986) Predicting the extent and location of coronary artery disease in acute myocardial infarction by echocardiography during dobutamine infusion. Am J Cardiol 58:1167-1172
4. Boccanelli A, Piazza V, Greco C, Zanchi E, Cecchetti C, Pontillo D, Pellanda JJ, Risa A, Baragli D, Prati PL (1993) Dobutamine stress echocardiography in the diagnosis of coronary artery disease. Gior ital di cardiol 23: 19-28 (abstract)
5. Cohen JL, Greene TO, Ottenweller J, Binenbaum SZ, Wilchfort SD, Kim CS (1991) Dobutamine digital echocardiography for detecting coronary artery disease. Am J Cardiol 67: 1311-1318
6. Epstein M, Gin K, Sterns L, Pollick C (1992) Dobutamine stress echocardiography: initial experience of a Canadian centre. Can J Cardiol 8: 273-279
7. Erbel R, Schweitzer P, Lambert H, Henn G, Meyer J, Krebs W, Effert S (1983) Echoventriculography - a simultaneus analysis of two dimensional echocardiography and cineventriculography. Circulation 67: 205-215
8. Frank E (1956) An accurate clinically practical system for spatial vectorcardiography. Circulation 13: 737
9. Heinecker R (1980) EKG in Praxis und Klinik. Thieme Stuttgart, New York. S 40
10. Jacobs JJ, Feigenbaum H, Corya BC, Phillips JF (1973) Detection of left ventricular asynergy by echocardiography. Circulation 48: 263
11. Kadatz R (1959) Die pharmakologischen Eigenschaften der neuen coronarerweiternden Substanz 2,6-Bis(diaethanolamino)-4,8-dipiperidino-pyrimido (5, 4-d) pyrimidin. Arzn Forsch 9: 39-45
12. Lalka SG, Sawada SG, Dalsing MC, Cikrit DF, Sawchuk AP, Kovacs RL, Segar DS, Ryan T, Feigenbaum H (1992) Dobutamine stress echocardiography as a predictor of cardiac events associated with aortic surgery. J Vasc Surg 15: 831-840
13. Lattanzi F, Picano E, Bolognese L, Piccinino C, Sarasso G, Orlandini A, Abbate-A L (1991) Inhibition of dipyridamol-induced ischemia by antianginal therapy in humans. Correlation with exercise electrocardiography. Circulation 83: 1256-1262
14. Lemmerz AH (1970) Atlas des EKG nach Frank. Karger, Basel
15. Marcovitz PA, Armstrong WF) 1992) Accuracy of dobutamine stress echocardiography in detecting coronary artery disease. Am J Cardiol 69: 1269-1273
16. Marcovitz PA, Armstrong WF (1991) Dobutamine stress echocardiography: diagnostic utility. Herz 16: 372-378
17. Marzullo P, Parodi O, Reisenhofer B, Sambuceti G, Picano E, Distante A, Gimelli A, Abbate-A L (1993) Value of rest thallium-201/technetium-99 m sestamibi scans and dobutamine echocardiography for detecting myocardial viability. Am J Cardiol 71: 166-172

18. Mazeika P, Nihoyannopoulos P, Joshi J, Oakley CM (1992) Uses and limitations of high dose dipyridamole stress echocardiography for evaluation of coronary artery disease. Br Heart J 67: 144-149
19. Mazeika PK, Nadazdin A, Oakley CM (1992) Dobutamine stress echocardiography for detection and assessment of coronary artery disease. J Am Coll Cardiol 19:1203-1211
20. McNeill AJ, Fioretti PM, El-Said SM, Salustri A, Forster T, Roelandt JR (1992) Enhanced sensitivity for detection of coronary artery disease by addition of atropine to dobutamine stress echocardiography. Am J Cardiol 70: 41-46
21. McNeill AJ, Fioretti PM, El-Said SM, Salustri A, de-Peyter PJ, Roelandt JR (1992) Dobutamine stress echocardiography before and after angioplasty. Am J Cardiol 69:740-745
22. Nesto RW, Kowalchuck GJ (1987) The ischemic cascade: Temporal sequence of haemodynamic, electrocardiographic and symptomatic expressions of ischemia. Am J Cardiol 57: 23C-27C
23. Osterspey A, Jansen W, Weldin S, Tauchert M, Hilger HH (1982) Medikamentöse Beeinflußbarkeit des Dipyridamol-Tests. Therapiewoche 32: 3533
24. Osterspey A, Jansen W, Tauchert M, Eigl J, Höpp H, Behrenbeck DW, Hilger HH (1983) Stellenwert des Dipyridamol-Tests in der Diagnostik der koronaren Herzkrankheit. Dtsch med Wschr 108: 1469-1475
25. Picano E, Lattanzi F, Masini M, Distante A, Abbate-A L (1988) Aminophylline termination of dipyridamole stress as a trigger of coronary vasospasm in variant angina. Am J Cardiol 62: 694-697
26. Picano E, Lattanzi F, Masini M, Distante A, Abbate-A L (1986) High dose dipyridamole echocardiography test in effort angina pectoris. J Am Coll Cardiol 8: 848-854
27. Picano E, Distante A, Masini M, Morales MA, Lattanzi F, Abbate-A L (1985) Dipyridamole echocardiography test in effort angina pectoris. Am J Cardiol 56: 452-456
28. Picano E (1989) Dipyridamole-echocardiography test: historical background and physiologic basis. Europ Heart J 10: 365-376
29. Pierard LA, Berthe C, Albert A, Calier J, Kulbertus HE (1989) Haemodynamic alterations during ischaemia induced by dobutamine stress testing. Eur Heart 10: 783-790
30. Pierard LA, De-Landsheere CM, Berthe C, Rigo P, Kulbertus HE (1990) Identification of viable myocardium by echocardiography during dobutamine infusion in patients with myocardial infarction after thrombolytic therapy: comparison with positron emission tomography. J Am Coll Cardiol 15: 1021-1031
31. Rosamond TL, Vacek JL, Hurwitz A, Rowland AJ, Beauchamp GD, Crouse LJ (1992) Hypotension during Dobutamine tress echocardiography: initial description and clinical relevance. Am Heart J 123: 403-407
32. Salustri A, Fioretti PM, Pozzoli MM, McNeill AJ, Roelandt JR (1992) Dobutamine stress echocardiography: its role in the diagnosis of coronary heart disease. Eur Heart J 13: 70-77
33. Sawada SG, Segar DS, Ryan T, Brown SE, Dohan AM, Williams R, Fineberg NS, Armstrong WF, Feigenbaum H (1991) Echocardiographic detection of coronary artery disease during dobutamine infusion. Circulation 83:1605-1614
34. Schröder K, Völler H, Hansen B, Levenson B, Wilkenshoff U, Schröder R (1992) Streß-Echokardiographie als Routine-Untersuchung bei koronarer Herzkrankheit. Dtsch med Wschr 117: 1583-1588
35. Schwendel V (1989) Technische und methodische Grundlagen der Elektrokardiographie. In Csapo G, Kalusche D: Konventionelle und intrakardiale Elektrokardiographie. Ciba-Geigy, S. 50
36. Segar DS, Brown SE, Sawada SG, Ryan T, Feigenbaum H (1992) Dobutamine stress echocardiography: correlation with coronary lesion severity as determined by quantitative angiography. J Am Coll Cardiol 19:1197-1202
37. Spitzbarth H (1959) Kreislaufanalytische und klinische Studien über 2,6-Bis (diaethanolaminol) - 4,8-dipiperidino-pyrimido (5,4-d) pyrimidin. Arzn Forsch 9: 59-61
38. Tauchert M (1977) Der Dipyridamol-Test als Suchmethode bei koronarer Herzkrankheit. Internist 18: 588-593
39. Upton MT, Rerych SK, Newman GE, Port S, Cobb FR, Jones RH (1980) Detecting abnormalities in left ventricular function during exercise before angina and ST-segment depression. Circulation 62: 341-349

11 Streßechokardiographie-Kurse

11.1 Konzeption und Durchführung

Die eigenverantwortliche Durchführung streßechokardiographischer Untersuchungen erfordert, wie jedes neue diagnostische Verfahren, ein Mindestmaß an Kenntnissen, Erfahrungen und Fertigkeiten. Gut dokumentierte Studien an international anerkannten Referenzinstitutionen zur sogenannten Lernkurve bei der Aneignung dieser neuen Methode belegen die Bedeutung, die dem Erwerb dieser Voraussetzungen für eine verläßliche Beurteilung streßechokardiographischer Untersuchungen zukommt (1, 2, 3).

Dazu gehören nicht nur eingehende Grundkenntnisse zur Pathophysiologie und zu den verschiedenen Belastungsarten und Streßprotokollen, zu Indikation und Kontraindikation einzelner streßechokardiographischer Techniken und ihrem Stellenwert im Spektrum der kardiologischen Funktionsdiagnostik unterschiedlicher Anwendungsgebiete, sondern auch besondere Kenntnisse, Erfahrungen und Fertigkeiten über die Auswertung und Beurteilung streßechokardiographisch gewonnener Parameter der normalen und gestörten Myokardkinetik und über Vorbereitung, praktische Durchführung und Nachsorge streßechokardiographischer Untersuchungen.

Während des jahrelangen Einsatzes in der klinischen Routine, unter ständiger Rückkopplung durch eine Vielzahl koronarangiographischer Befunde und hunderter parallel durchgeführter nuklearkardiologischer Untersuchungen, kristallisierten sich bestimmte Wissensinhalte und praktische Fähigkeiten heraus, die uns als Qualifikationskriterien zur eigenverantwortlichen Durchführung streßechokardiographischer Techniken unerläßlich erscheinen. Die Weitergabe dieser theoretischen und praktischen Erfahrungen an einen größeren Kollegenkreis war schließlich nur über die Einrichtung von Seminaren und Intensivkursen möglich.

Tabelle 11.1. Streßechokardiographieseminar und Intensivkurs (Rehabilitationsklinik Hochstaufen der BfA - Bayerisch Gmain): Kursprogramm

Kursprogramm

1. **Grundlagen der Streßechokardiographie**
   - ▶ Pathophysiologische Basis streßechokardiographischer Techniken
     Streßmodi, normale und pathologische Myokardkinetik und Flußdynamik
   - ▶ Streßechokardiographiemethoden
     Streßmodifikationen und -protokolle, Voraussetzungen, Zeitbedarf und Auswertungsraten
   - ▶ Indikationen, Differentialindikationen und Kontraindikationen streßechokardiographischer Techniken
   - ▶ Streßechokardiographieauswertung
     Auswertungsmodi, Beurteilungsparameter der Myokardkinetik und Flußdynamik, Ischämiekriterien, Schweregradindikatoren
   - ▶ Stellenwert streßechokardiographischer Methoden im Spektrum kardiologischer Funktionsdiagnostik unterschiedlicher Anwendungsgebiete

2. **Praktische Durchführung in den Streßecho-Labors**
   Einführung in die praktischen Übungen
   Untersuchung von 4 bis 6 Patienten durch die Teilnehmer

   Schlußbesprechung und Ausgabe der Teilnahmebescheinigungen

Die Konzeption dieser Kurse basiert auf der Vermittlung bestimmter Qualifikationskriterien, die in Kapitel 11.2 detailliert beschrieben werden und erfolgt in einem theoretischen und praktischen Kursteil von derzeit insgesamt 8 Stunden Dauer (Tabelle 11.1).

> Im theoretischen Kursteil werden eingehende Kenntnisse und Erfahrungen vermittelt zur pathophysiologischen Basis streßechokardiographischer Techniken, zu den verschiedenen Streßechokardiographiemethoden, ihren Testprotokollen und Abbruchkriterien, zu ihrer Auswertung und Beurteilung, zu Indikationen und Kontraindikationen und zum Stellenwert einzelner Techniken im Spektrum der kardiologischen Funktionsdiagnostik unterschiedlicher Einsatzgebiete.
>
> Im praktischen Kursteil können die Teilnehmer die vorbereitenden Maßnahmen kennenlernen und Untersuchungen unter Anleitung eines qualifizierten Kursleiters selbst durchführen und befunden. Sie haben damit die Gelegenheit, eigene Erfahrungen zu sammeln und praktische Fertigkeiten zu erwerben.

Seit April 1993 führen wir nach dieser Konzeption mehrfach im Jahr Streßechokardiographieseminare und Intensivkurse in Zusammenarbeit mit der Akademie für Ärztliche Fortbildung der Landesärztekammer Bayern durch. Solche Streßechokardiographiekurse unterscheiden sich jedoch im praktischen Teil - bedingt durch die Methode - grundlegend von anderen ultraschalldiagnostischen Kursen. Da eine Streßechokardiographieuntersuchung je nach gewählter Technik mindestens eine halbe Stunde dauert, muß die Zahl der Kollegen pro Kursleiter konsequenterweise sehr begrenzt werden, soll jeder Teilnehmer wenigstens ein bis zwei komplette Untersuchungen unter Anleitung selbst durchführen können. Unsere Kurse sind daher als Intensivkurse konzipiert und werden im praktischen Teil in 2 bis 3 Streßechokardiographielabors mit 2 bis 3 Kursleitern und maximal 4 bis 6 Kollegen pro Kursleiter durchgeführt. Dieses Vorgehen erlaubt es, die Kurse trotz kleiner Teilnehmerzahlen mit einem noch vertretbaren Aufwand zu organisieren, gewährleistet einen intensiven kollegialen Erfahrungsaustausch und ein Maximum an gegenseitiger Motivation und Informationsvermittlung.

11.2 Qualifikationskriterien zur eigenverantwortlichen Durchführung streßechokardiographischer Untersuchungen

Im Kapitelverzeichnis dieses Buches spiegeln sich letztlich die Grundkonzeption, der Aufbau und die Inhalte des theoretischen und praktischen Teils der Intensivkurse wider. Das Buch will die erforderlichen besonderen Kenntnisse vermitteln, die in den Kursen durch den Erwerb eigener erster Erfahrungen und praktischer Fertigkeiten ergänzt werden.

Zum Zeitpunkt der Drucklegung dieses Buches sind seitens offizieller Gremien noch keine Qualifikationsvoraussetzungen gemäß § 135 Abs. 2 SGB V zur Durchführung von Untersuchungen in der Ultraschalldiagnostik (Ultraschall-Vereinbarung) für die Streßechokardiographie herausgegeben worden. Vorbehaltlich noch zu schaffender gesetzlicher Regelungen und Richtlinien seitens der kardiologischen Fachgesellschaften sowie Bestimmungen der Ärztekammern und der kassenärztlichen Vereinigungen möchten wir auf der Grundlage der einschlägigen Literatur und der eigenen Erfahrung im folgenden die Qualifikationskriterien präzisieren, die unseres Erachtens notwendige Voraussetzung sind zur eigenverantwortlichen Durchführung streßechokardiographischer Untersuchungen:

Tabelle 11.2. Streßechokardiographieseminar und Intensivkurs (Rehabilitationsklinik Hochstaufen der BfA - Bayerisch Gmain): Qualifikationskriterien

Qualifikationskriterien	
▶ Kenntnisse	▶ Eingehende Kenntnisse, Erfahrungen und Fertigkeiten
Vermittlung und Erwerb von Kenntnissen über die * pathophysiologische Basis streßechokardiographischer Techniken, * verschiedenen Streß- und Belastungsarten, * normale und gestörte Myokardkinetik und Flußdynamik, * verschiedene Auswertungsarten, * Bedeutung streßechokardiographischer Routinetechniken im Spektrum der kardiologischen Funktionsdiagnostik unterschiedlicher Anwendungsgebiete	Vermittlung, Erwerb und Nachweis besonderer Kenntnisse über die ** gängigen Streßechokardiographiemethoden, ** ihre Belastungs- bzw. Streßmodifikationen und -protokolle, ** Beurteilung streßechokardiographisch gewonnener Parameter der normalen und pathologischen Myokardkinetik, ** Indikationen, Differentialindikationen und Kontraindikationen Erwerb und Nachweis besonderer Erfahrungen und Fertigkeiten in der ** praktischen Durchführung dynamischer und pharmakologischer streßechokardiographischer Techniken

▶ *Erwerb der fachlichen Befähigung nach der Weiterbildungsordnung*
Soweit die Weiterbildungsordnung in einem Fachgebiet für eine Weiterbildung in der Ultraschalldiagnostik den Erwerb eingehender Kenntnisse, Erfahrungen und Fertigkeiten vorschreibt, sollte die fachliche Befähigung durch die Vorlage ausreichender Zeugnisse gemäß den einschlägigen Bestimmungen als nachgewiesen gelten.

▶ *Erwerb der fachlichen Befähigung in einer ständigen oder begleitenden Tätigkeit*
Für eine klinisch relevante Streßechokardiographie-Befundinterpretation erscheint eine internistisch bzw. kardiologisch orientierte Mindestweiterbildung unabdingbare Voraussetzung. Eingehende Kenntnisse in der m-mode- und 2-D-Technik sind erforderlich, aber auch Kenntnisse in der Doppler- und Farbdopplertechnik sind wünschenswert. Zusätzlich sollten 100 Streßechokardiographien selbständig durchgeführt, dokumentiert und befundet worden sein. Es erscheint sinnvoll, diese Untersuchungen entsprechend den bekannten Richtlinien für andere Ultraschall-Untersuchungen während einer begleitenden Tätigkeit unter Anleitung eines qualifizierten Weiterbilders zu erbringen. Soweit eine fachliche Qualifikation nicht Bestandteil der Weiterbildungsordnung ist, sollte diese durch eine ständige oder begleitende Tätigkeit bei einem ermächtigten Arzt erworben werden können.

▶ *Erwerb der fachlichen Befähigung durch Ultraschall-Kurse*
Sind die oben genannten fachlichen Voraussetzungen nicht gegeben, sollte die fachliche Befähigung durch die Teilnahme an Streßechokardiographiekursen erworben werden können. Wie oben erwähnt, lagen bei Drucklegung dieses Buches verbindliche Qualifikationsvoraussetzungen seitens offizieller Gremien noch nicht vor. Bis solche Regelungen getroffen sind, führen wir die als Grundkurs konzipierten Intensivkurse in Form einer eintägigen Veranstaltung von 8stündiger Dauer durch, da die Kurse auf Teilnehmer mit nachgewiesenen eingehenden Kenntnissen und Erfahrungen in der 2-D-Echokardio-

graphie beschränkt sind. Es erscheint sinnvoll, in einem Aufbaukurs unter Einschluß praktischer Übungen die geforderten Kenntnisse und Fähigkeiten zu korrigieren und zu verbessern bzw. dieses Ziel duch eine Hospitation bei einem qualifizierten Arzt zu erreichen und in einem Abschlußkurs die fachlichen Anforderungen an die in der geforderten Zahl selbständig erbrachten Untersuchungen zu vervollständigen und zu überprüfen.

▶ Die *gerätetechnischen Voraussetzungen* sind in Kapitel 3.3 vorbehaltlich entsprechender Richtlinien seitens der oben genannten Gremien beschrieben.

In Tabelle 11.2. ist aufgelistet, welche Kenntnisse (markiert mit einem *) zur eigenverantwortlichen Streßechokardiographieuntersuchung unseres Erachtens notwendig sind und welche eingehenden Kenntnisse, Erfahrungen und Fertigkeiten (markiert mit zwei **) erworben und nachgewiesen werden sollten.

Literatur zu Kapitel 11

1. Orlandini A, Picano E, Lattanzi F, Marini C, Distante A (1990) Stress echocardiography and the human factor: the importance of being expert. J Am Coll Cardiol 15: 52A
2. Picano E, Lattanzi F, Orlandini A, Marini C, L'Abbate A (1991) Stress Echocardiography and the Human Factor: The Importance of Being Expert. J Am Coll Cardiol 17: 666-669
3. Picano E (1992) Stress Echocardiography. Springer Berlin, Heidelberg, New York, London, Paris, Tokyo, Hong-Kong, Barcelona, Budapest, pp 70-72

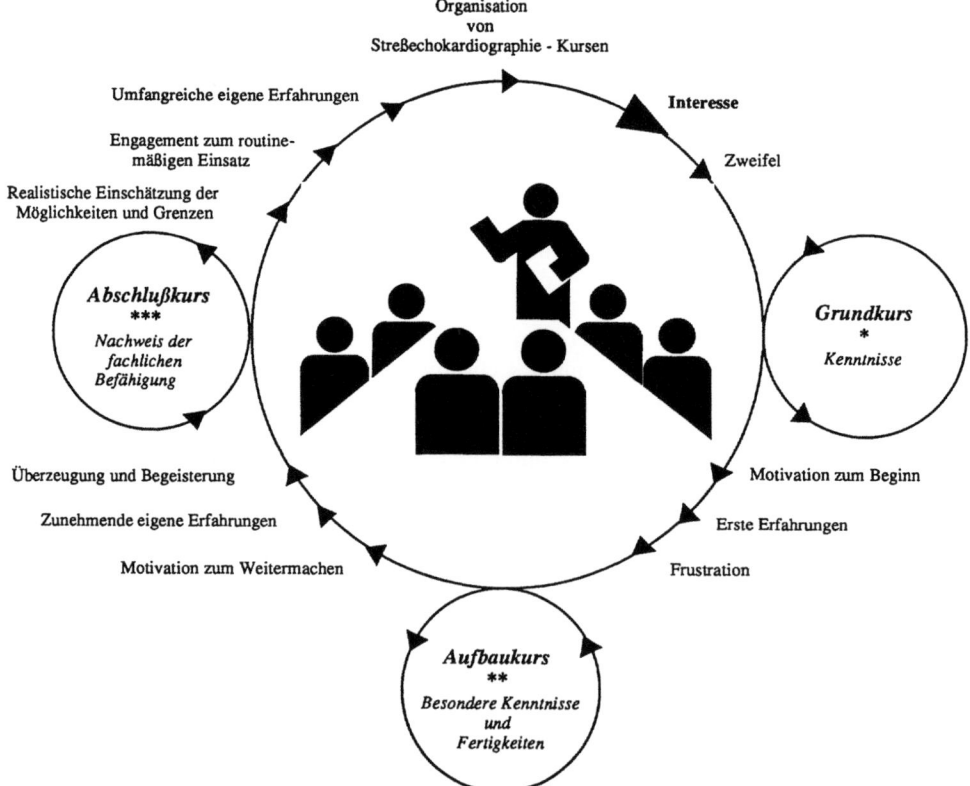

Stichwortverzeichnis

Abbruchkriterien 53, 113f., 143, 170f., 185f.
-, klinische 170
-, methodenspezifische 170
-, standardisierte 170
Abrechnungsmöglichkeit 149
Abschlußkurs 194
Abspeicherung 168
Abstoßung, Verdacht auf 139, 143
Abstoßungsdiagnostik 107
Abstoßungsmarker 139
Abstoßungsmonitoring 139
Abstoßungsreaktion 139
- nach Herztransplantation 139
ACE-Inhibitoren 93
Achsenkorrektur 88
Adenosin 7,42ff., 115f.
-, Kontraindikationen 114f.
-, Nebenwirkungen 114f.
-, Sicherheit 115
-, Untersuchungsprotokoll 44
Akinesie 75ff., 148
Akutkrankenhaus 133
Amyloidinfiltration 92
Angina pectoris 146, 148, 182, 185
Angioplastie 135f.
Anmeldeformular 172
Anmeldung 159, 175, 189
Aortenklappenersatz 94, 106, 151
-, peri- u. postop. Beurteilung 127
Aortenklappengradient b. Belastung 94
Aortenklappenstenose 92, 94, 106, 151
-, Beurteilung d. berufl. Zukunft 144
Arbutamin 47
Arrhythmiefaktor 150
Assistenzperson 149
Asthma bronchiale 40
Asystolie 186f.
Atropin 8, 59, 178, 147f.
- u. Dipyridamol 41
- u. Dobutamin 46
Atropin-Addition 8, 116, 183
Aufbaukurs 194
Aufklärungsgespräch 180
Ausdauersportler 89
Ausflußbahngradient, linksventrikulärer 106
Ausflußbahnobstruktion, dynam. systol. 106
Auswertung, computergestützte 146, 188
Auswertungseinheit 63
Auswertungsmodifikationen 61ff.
Auswertungsrate, dynam. Streßechok. 35f., 156, 167
-, pharmakol. Streßechokardiographie 55

Auswurffraktion 84, 89f., 139
-, Berechnung 82
AV-Blockierungen 186f.

„backscatter" 66
Befähigung, fachliche 193
Befundbeurteilung 69
Befundinterpretation 69
Belastbarkeit 1
-, Beurteilung 31, 121, 149
-,- der postoperativen 144
-, ischämiefreie 104
Belastung, Definition 1
-, dynamische 5
-, isometrische 6, 58
-, Klappengradient 106
Belastungs(-Doppler-)echokardiographie 2, 106
Belastungs-EKG 122
Belastungsdyspnoe 146f.
Belastungsechokardiographie 1
-, dynamische 104f.
Belastungsgradienten 94f.
Belastungsmodifikationen 26ff.
Belastungsphase, dynam. Streßechok. 168ff.
Belastungsprotokolle 29ff.
Belastungsstufe, ischämieauslösende 78
Belastungsuntersuchungen, sportmedizinische 82
Beobachtungsphase, klinische 186
berufliche Situation bei Aortenklappenstenose 144
- - Klappenersatz 107
Beschwerden, pektanginöse 185
Betablockertherapie 148
Betarezeptorenblocker 93, 178, 180, 188
Bewegungsmuster 75
Bewegungsstörung, Typ der 78f.
Bewegungstherapie 151
Blutdruckkontrolle 169
Blutdruckmessung 182f.
Blutdruckmeßgerät 178
Blutfluß, koronarer 5f., 36, 123ff.
-, transmuraler 9, 11, 102
Blutflußinhomogenitäten 36
Bypass-Dysfunktion, V. a. 101
Bypass-Operation 93, 101, 146

Centerline-Methode 65, 87f., 141
Cineloop-Technik, digitale 63

Stichwortverzeichnis

Computerauswertung 146, 188
Cor pulmonale, Schweregradbeurteilung 107

Datentransfer 32, 63
Defibrillator 178
Definition Streß(-Doppler-)echokardiographie 2
- Streßechokardiographie 1
Dehnbarkeit 91f.
Dehnbarkeitsstörung 92
diastolische Dysfunktion 21
diast. Flußdynamik 104ff.
diast. Funktion, normale 18ff.
diast. Funktionsparameter, prognost. Bedeut. 92
diast. Funktionsstörung 92
diast. Flußprofil 91
diast. Volumen 82ff.
Diätvorschrift 175
Digitalispräparate 93
Dipyridamol 6f., 39, 178ff., 182f.
Dipyridamol-Ergometrie 42
Dipyridamol-Streßechokardiographie 40f., 100, 105, 113ff., 123ff., 134, 147f., 182f.
- u. Atropin 41
--, Untersuchungsprotokoll 42
-, Dosierung 178, 180
-, High-dose- 182
-, Indikationen 113
-, Komplikationen 186
-, Kontraindikationen 114f.
-, Low-dose- 182
-, Nebenwirkungen 114f., 187
-, Sicherheit 113
-, Untersuchungsprotokoll 40, 175f.
Diuretika 93
Dobutamin 7, 44, 178ff., 183f.
Dobutamin-Streßechokardiographie 44ff., 100ff., 105, 134, 147f., 183f.
- u. Atropin 46
--, Untersuchungsprotokoll 50
-, Dosierung 178, 181
-, High-dose- 116, 183
-, Komplikationen 186
-, Kontraindikationen 116f.
-, Low-dose- 126, 183
-, Nebenwirkungen 116f., 187
-, Untersuchungsprotokoll 48, 175, 177
„Doppler Tissue Imaging"-Technik 66, 73
Dosierungstabellen 178
Dreigefäßerkrankung 170
Druck, thorakaler 148
Druck-Frequenz-Produkt 5, 58
Druckabfall, systolischer 186
Durchführbarkeit, dynamische Streßechok. 35
-, pharmakologische Streßechok. 53f.

dynamische Streßechokard., siehe Streßechokard., dynamische
Dysfunktion, belastungsinduzierte diastol. 160
-,- systolische 160
-, diastolische 21
-, ischämieinduzierte diastolische 160
-,- systolische 160
-, ischämische linksventrikuläre 104
-, linksventrikuläre, siehe linksventr. Dysfunkt.
-, rechtsventrikuläre, siehe rechtsventr. Dysfunkt.
-, systolische 21
Dyskinesie 75ff., 148
Dyspnoe 148

echo-computertomographische Verfahren 14
Echokardiographie, dreidimensionale 14
-, transösophageale 59
-,-, schrittmacherinduzierte Methoden 122
Echokardiographiegerät 31, 162, 175
-, „on line"-Beurteilung 61
Eingefäßerkrankungen 89
Einschwemmkatheteruntersuchung 126f.
Einstromgeschwindigkeit, frühdiast. max. 18
-, frühdiastolische mittlere 18
-, spätdiastolische maximale 18
-, spätdiastolische mittlere 18
Ejektionsdynamik 104
Ejektionsfraktion 14f., 140
EKG-Assistenz 34, 161
EKG-Kontrolle, kontinuierliche 185
EKG-Monitoring 182f.
EKG-Registrierung 169
EKG-Triggering 185
Erbrechen 114
Ergometer, elektrisch verstellbares 27
Ergometrie halbsitzend 26ff., 147
Ergometrie u. Dipyridamol 42
Ergonovin-Test 8
Erholungsphase 89f., 186, 188
-, Normalwerte 88f.

Fahrradergometrie halbsitzend 26
- im Liegen 26
- im Sitzen 25f.
- kombiniert liegend u. halbsitzend 27ff.
Flußdynamik, diastolische 104ff.
-, systolische 105
Flußinhomogenität 4
Flußintegral, frühdiastolisches 141
Flußparameter, transmitrale 92
Flußprofil, diastolisches 91
-, transtrikuspidales 92
Frauen, Angina-pectoris-Beschwerden 146
Freizeitaktivitäten, Pat. mit Klappenersatz 107

Frequenzanstieg, fehlender 148
Frühabstoßung, Erkennung 139
Funktion, linksventrikuläre, siehe linksventr. Funktion
Funktionsdiagnostik, kardiologische 121ff.
-,-, Rehabilitation 149
Funktionsparameter, diastolische 92
Funktionsstörung, diastolische 92

Gerätetechnik, dynam. Streßechokard. 31ff., 162
-, pharmakologische Streßechokard. 47ff., 175, 178
-, Qualifikationskriterien 194
Gewebecharakterisierung 66f.
-, radiofrequenzanalytische 32
Gradient im linksventr. Ausflußtrakt 106
Gradientendynamik 31, 106, 127, 151, 167
-, belastungsinduzierte 160
Gradientenverlauf 144
Grauwert-Histogrammanalyse 66
Grauwert-Texturanalyse 66
Grundkurs 193

Halbachsenverkürzung 82
Handdynamometer 6, 58
„handgrip"-Test 58
Hard- und Softwaresysteme, Cineloop-Technik 63
Hämodynamik, zentrale 93, 150ff.
Herzfrequenzkontrolle 169
Herzfrequenzmessung 183
Herzgruppen, ambulante 151
Herzindex 14, 89
Herzinsuffizienz 7, 21, 91, 93
Herzklappenerkrankungen 94, 106f.
Herzklappenersatz 143f.
-, Beurteilung d. Op.ergebnisses 144
-, Beurteilung d. Prognose nach 144
Herzklappenrekonstruktion 143f.
Herzkrankheit, hypertensive 92, 105
-, koronare 90, 92f., 99ff., 140, 159
Herzminutenvolumen 14f., 90
Herzrhythmusstörungen 188
-, ventrikuläre 186
Herztransplantation 139ff.
-, Abstoßungsreaktion 139
-, peri- u. postop. Nachsorge 107
-, Z. n. 140
Herztransplantierte 92
Herzvitien 92
„hibernating myocardium" 102f., 126
„hibernation" 102
High-dose-Dipyridamol 182
High-dose-Dobutamin 116, 183

Hitzegefühl 148
Hochleistungssportler 83
Hochleistungstraining 92
HOCM 106
Hospitation 194
Hyperkinesie 75ff.
hypertensive Herzkrankheit 92, 105
Hypertonie 92, 105, 146
Hypertrophie 92
-, linksventrikuläre 105f.
Hyperventilationstest 8
Hypokinesie 75ff., 90, 148
Hypotension 188
Hypotonie 148, 186

Indikationen 99ff.
-, Dipyridamol-Streßechokard. 100, 113
-, Dobutamin-Streßechokard. 100f.
-, dynamische Streßechodard. 159
-, erweiterte 105ff.
Insuffizienz, myokardiale 107, 151
Interobserver-Variabilität 81f.
Intraobserver-Variabilität 81
Ischämie 3
-, Ausmaß 160
-, periinfarzielle 101
Ischämiediagnostik 30f., 152ff., 167
Ischämieerholungszeit 79
Ischämiefaktor 150, 152ff.
Ischämiekaskade 9ff., 138f., 152
Ischämiekriterien, objektive 100, 104, 125
Ischämielokalisation 159
Ischämiemarker 36, 76, 128
Ischämienachweis, funktioneller 128, 159
-, objektiver 125
Ischämieparameter, objektive 100, 104
Ischämiereaktion, Schweregradbeurteilung 78f.
Ischämieschwelle 8, 104, 123, 125, 152, 160
Ischämiescreening 100ff.

Kaffee 180
kardiologische Praxis 145ff.
--, apparative Einrichtung 149
--, kardiologische Rehabilitation 149ff.
--, Funktionsdiagnostik 149
Kardiomyopathie 92, 146
-, hypertroph obstruktive 106
-, hypertrophe 146
Kardioversion 188
Kinderkardiologie, Belastbarkeit 107
Klappendysfunktion 160
-, ischämieinduzierte 104
Klappenfunktion 94ff., 150f.
Klappengradient, transprothetischer 106

-, transvalvulärer 106
Kollateralisation 102f., 125, 128
Kollateralzirkulation 103
Kombination pharmakol. Streßtests 8
Kontraindikationen 113ff.
-, Adenosin 114f.
-, Dipyridamol-Streßechokard. 114f.
-, Dobutamin-Streßechokard. 116f.
-, dynamische Streßechokard. 113f.
Konturfindung, automatische 66
Kopfdruck 148
Kopfschmerzen 186
Koronarangiographie 127f., 145
Koronarangioplastie 135
Koronararterienverschluß, funktioneller 103
koronare Herzkrankheit 90, 92f., 99ff., 140, 159
Koronarographie 146
Koronarreserve 3, 5f., 103
Koronarspasmen 115, 186
Körperposition 90

Langzeit-EKG-ST-Analyse 122
Laststeuerung, programmierte 168
Laufband 147
Laufbandergometrie 25, 29
Leistungsfähigkeit 1
Leistungsvermögen 1
Lernkurve 191
Lernphase 169
Linkshypertrophie 106, 146
Linksschenkelblock 146
Linksseitenlage 147, 182
linksventrikuläre Dysfunktion 21f., 92
--, belastungsinduzierte 160
--, ischämieinduzierte 104, 160
linksventr. Funktion 82ff., 91ff., 150ff.
--, normale 14ff.
linksventr. Hinterwand, Relaxation 141
linksventr. Hypertrophie 105f.
--, physiologische u. pathologische 105
Low-dose-Dipyridamol-Streßechokard. 182
Low-dose-Dobutamin-Streßechokard. 126, 183
Lungenerkrankung, chron. obstrukt. 40, 180
Lysetherapie 133f.

M-mode-Technik 169
Medikamenteneinnahme 175
Medikation, antianginöse 104, 180
Mehrgefäßerkrankungen 89, 125, 159
-, koronare 101
Methoden der Streßechokardiographie 25ff.
Metoprolol 148
Mitralinsuffizienz 104

Mitralklappenersatz 96, 106, 127, 151, 167
Mitralklappenrekonstruktion 96, 106, 127, 151
Mitralklappensprengung 106
Mitralklappenstenose 94f., 106
Mitralklappenvalvuloplastie 96, 106
Mitralvitien 151
Mundtrockenheit 148
Myokard, vitales 126, 160
Myokardinfarkt, akuter 133f.
-, Lokalisation u. Ausdehnung 133
Myokardischämie, regionale 87f.
Myokarditis 92, 146
Myokardkinetik 3, 9ff., 61, 72, 75, 102, 104f.
-, Auswertungsmethoden 67ff.
Myokardszintigraphie 145f.

Nach-Belastungsphase
(siehe auch Post-exercise-Phase) 89
Nachlastsenker 106
Narbe, komplette transmurale 102
Nebenwirkungen 54, 133ff., 187
Niereninsuffizienz 92
Nitrolingual-Spray 148
Nitrospray 178
Normokinesie 75ff., 90
Notfallausrüstung 31, 162, 178

„off line"-Beurteilung, visuelle 62f.
„on line"-Beurteilung, visuelle 61f.
„on line"-Konturfindung, automatische 67
Operationsindikation, Klappenersatz 107
Organisationsablauf 165

Patientenaufklärung 52
Patienteneinverständnis 178
Patientenselektion 35
Patientenvorbereitung, dyn. Streßechok. 165
-, pharmakol. Streßechok. 165, 175, 178ff.
Peak-Belastung 36
Perfusionsinhomogenitäten 13
Perfusionstracer 36, 125, 154
Perfusionsumverteilung 183
Perikarditis 146
Persantin 178
personelle Voraussetzungen, dyn. Streßechok. 34, 161
--, pharmakol. Streßechok. 50f.
Positronenemissionstomographie (PET) 123f.
Post-exercise-Phase
(siehe auch Nach-Belastungsphase) 35f.
Postinfarktphase 105
Praxis, kardiologische 145ff.
Probanden, trainierte 83, 90
Probanden, untrainierte 82f., 90

Prognose 134, 149, 188
-, Abschätzung 121
-, Beurteilung 70, 105
PTCA 93, 99, 101
Pulsoxymetrie 178, 182

Qualifikationskriterien 191ff.
Quantifizierung, akustische 139, 141
-,-, kontinuierliche 67

Radial-Achsen-Methode 87
Radial-wall-motion-Methode 65
Radiantenmethode 87
Radiantenverkürzung 82, 90
Radiofrequenzsignalanalyse 66, 67
Rechtsschenkelblock 146
rechtsventr. Dysfunktion, belastungsinduzierte 160
--, ischämieinduzierte 160
rechtsventr. Funktion 150ff.
rechtsventr. Schlagvolumen 15
Rehabilitation, kardiologische 149ff.
Rekanalisation 101
Relaxation 91f.
-, d. linksventr. Hinterwand 141
Relaxationsphase, isovolumische 18, 106, 169
Relaxationsstörungen 61, 72, 92, 169
-, diastolische 182, 185
Relaxationszeit, isovolumetrische 141
Reporterstellung 189
-, handschriftliche 172
Reportgenerierung, semiautomatisierte 172
Reproduzierbarkeit 82
Rhythmusstörungen 147f.
Risikoabschätzung 70
Risikostratifizierung 105, 121, 133, 135
Ruhephase, dynam. Streßechok. 165ff.
-, pharmakol. Streßechok. 182ff.

Sauerstoffverbrauch, myokardialer 5, 183
Saugelektrodenanlage 165
Schallfenster, eingeschränktes 26
-, Suche 166
Schallfensterprobleme 172
Schlagvolumen 14, 90
-, Berechnung 82
-, rechtsventrikuläres 15
Schlagvolumenindex 89
Schweregradbeurteilung d. Ischämiereaktion 78f.
Schweregradeinteilung 70, 79, 94f.
Segmente, Zahl d. betroffenen 78
Segmentenmodell 67, 70
16-Segmenten-Modell 68

Sehstörungen 148
Sensitivität 125
-, dynamische Streßechok. 35f.
-, Koronarangiographie 128
-, pharmakologische Streßechok. 55f.
SERP-Phänomen 72ff., 103
SERP-Zeichen 72
SPECT 123ff.
Speicherplatte 189
Spezifität 125
-, dynamische Streßechok. 35f.
-, Koronarangiographie 128
-, pharmakologische Streßechok. 55f.
Sportler 83, 105
ST-Streckensenkung 146, 182f., 185
Steal-Effekt 183
Steal-Phänomen 39, 42
Stenokardien 186
Stenosekomponente, funktionelle 94
Stimulationstests, elektrophysiologische 8
Stressoren 1
Streß(-Doppler-)echokardiographie, aktive 2
-, aktiv-dynamische 106
-, aktiv-isometrische 106
-, Definition 2
Streß, Definition 1
-, psychomentaler 6
Streßechokardiographie, aktive 1
-, Auswertungseinheit 32, 162
-,-, Hard- u. Software 32
-, Definition 1
-, dynamische 5, 25ff.
-,-, Abbruchkriterien 113f., 170f.
-,-, Auswertungsraten 35f., 156
-,-, Durchführbarkeit 35
-,-, Gerätetechnik 31ff., 162
-,-, Indikationen 100f., 103, 159
-,-, Kontraindikationen 113
-,-, Nebenwirkungen 113
-,-, personelle Voraussetzungen 34, 161
-,-, Sensitivität 35f.
-,-, Sicherheit 113
-,-, Spezifität 35f.
-,-, Verträglichkeit 35
-,-, Zeitbedarf 34
Streßechok., elektrophysiologische 58f.
-, isometrische 58
-, passive 1
-, pharmakologische 6f., 39ff.
-,-, Abbruchkriterien 53, 185f.
-,-, Auswertungsraten 55
-,-, Durchführbarkeit 53f.
-,-, Gerätetechnik 47ff.
-,-, Indikationen 101
-,-, Kontraindikationen 113ff.
-,-, Nebenwirkungen 54, 113ff., 187
-,-, personelle Voraussetzungen 50f.

-,-, Sensitivität 55f.
-,-, Spezifität 55f.
-,-, Verträglichkeit 53ff.
-,-, Zeitbedarf 51f.
Streßechok., psychomentale 59
-, transösophageale Techniken 59f.
Streßecholabor, dynam. Streßechok. 161ff.
-, pharmakologische Streßechok. 175
Streßtests, Kombination pharmakologischer 8
Streßtests, mentale 59
stunning myocardium" 102f., 126, 134
Suprarenin 178
systolische Flußdynamik 105
systolische Funktion, normale 14ff.

Tachykardie 148
-, supraventrikuläre 186, 188
-, ventrikuläre 188
Tee 180
Teleskopdynamometer 58
Thallium 13
Thallium-Myokard-Szintigraphie 123ff.
Thallium-SPECT-Untersuchung 13
Theophyllin 115, 148, 178, 186
Therapie, medikamentöse 93
Therapieeffekte, Dokumentation 107
Therapiestudien, medikamentöse 151
Trainingsprogramme, Steuerung 151
Trainingszustand 82, 90
Transducerstellung 166
transösophageale Techniken 59f.

Ultraschallrohdaten 66f.
-, Transfer 32
Untersucher 34, 36, 161
Untersuchung, Anmeldung 159
Untersuchungsintervall 34
Untersuchungsprotokoll 189
Untersuchungszeit 146
Übelkeit 114, 186

venöser Zugang 175
Ventrikelflächen 82
Verträglichkeit, dynam. Streßechok. 35

-, pharmakologische Streßechok. 53ff.
„viable myocardium" 49, 134
Videobandanalyse, „off line"-Beurteilung 62f.
Videogerät 32, 162, 175
Videokarte 189
Videokonverter 189
Vitalität, myokardiale 183
Volumen, diastolisches 82ff.
-, enddiastolisches 82f., 89
-, endsystolisches 82, 89
Volumenänderungskurven 139
Volumenbestimmung 82, 84
Volumenersatzlösung 178, 187
Volumenindex, endsystolischer 84
Volumenparameter 15, 21
Volumetrie 15
Volumina, Berechnung 82
Vorhofflattern 186, 188
Vorhofflimmern 186, 188
Vorhofstimulation 59
Vorlastsenker 106

„wall motion scoring" 70
Wandbewegung 9, 12
-, eingeschränkte 76
Wandbewegungsanalyse 63, 67, 141
-, regionale 66
Wandbewegungsscore 69f., 78f., 82
Wandbewegungsstörungen 71ff., 87, 104,
    147f., 182f., 185, 188
-, Befundmuster ischämischer 75f.
-, segmentale 188
Wanddickenzunahme 9, 12, 61, 71
Wandkinetik 36, 123f.
Wandverdickung, Normalwerte 87
Weiterbildungsordnung 192
Wenckebach-Phänomen 59
Wirtschaftlichkeit 149

Xanthinderivate 180

Zeitbedarf, dynam. Streßechok. 34
-, pharmakologische Streßechok. 51

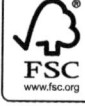

MIX
Papier aus verantwortungsvollen Quellen
Paper from responsible sources
FSC® C105338

If you have any concerns about our products,
you can contact us on
ProductSafety@springernature.com

In case Publisher is established outside the EU,
the EU authorized representative is:
**Springer Nature Customer Service Center GmbH
Europaplatz 3, 69115 Heidelberg, Germany**

Printed by Libri Plureos GmbH
in Hamburg, Germany